AF347447

DE
LA PROSTITUTION

DANS

LA VILLE DE PARIS.

820

Chez le même Libraire :

HYGIÈNE PUBLIQUE,

ou

MÉMOIRES SUR LES QUESTIONS LES PLUS IMPORTANTES

DE L'HYGIÈNE, APPLIQUÉE AUX PROFESSIONS ET AUX TRAVAUX
D'UTILITÉ PUBLIQUE ;

PAR A.-J.-B. PARENT-DUCHATELET.

Paris, 1836, 2 forts vol. in-8°, avec 18 planches. Prix : 16 fr.

Principales questions traitées dans cet ouvrage :

1° Considérations sur le Conseil de Salubrité de Paris ; 2° des obstacles que les préjugés médicaux apportent à l'assainissement des villes ; 3° conditions que doivent présenter les hôpitaux destinés à des vieillards infirmes ; 4° moyens proposés pour respirer impunément les gaz délétères et pénétrer avec facilité dans les lieux qui en sont remplis ; 5° recherches sur la rivière de Bièvre ; 6° essais sur les cloaques ou égouts de la ville de Paris, envisagés sous le rapport de l'hygiène publique ; 7° rapport sur le curage et l'assainissement des égouts de Paris ; 8° de l'influence des féculeries et des émanations marécageuses sur la santé publique ; 9° des puits artésiens employés à l'évacuation des eaux infectes et à l'assainissement des fabriques ; 10° de l'influence et de l'assainissement des salles de dissection ; 11° des inhumations et des exhumations ; 12° influences des émanations putrides sur l'altération des substances alimentaires ; 13° les chantiers d'équarrissage de la ville de Paris, envisagés sous le rapport de l'hygiène publique ; 14° recherches sur les causes et la nature d'accidents développés en mer à bord d'un bâtiment chargé de poudrette ; 15° nouveaux procédés pour la dessiccation des chevaux morts et la désinfection des matières fécales ; 16° rapport sur la construction d'un clos central d'équarrissage pour la ville de Paris ; 17° sur une épuration de sang ; 18° peut-on, sans inconvénients pour la santé, laisser enfouir les animaux morts de maladies contagieuses ? 19° des améliorations à introduire dans les fosses d'aisances, leur mode de vidange et les voiries de la ville de Paris ; 20° peut-on permettre la vente, l'abattage et le débit des porcs engraissés avec de la chair de cheval ? 21° observations sur les comptoirs en étain et en marbre des marchands de vins de la ville de Paris ; 22° le rouissage du chanvre, considéré sous le rapport de l'hygiène publique ; 23° mémoire sur l'influence que le tabac peut avoir sur la santé des ouvriers ; 24° mémoire sur les débardeurs de la ville de Paris ; 25° recherches sur la véritable cause des ulcères qui affectent les extrémités inférieures d'un grand nombre d'artisans de la ville de Paris, etc.

———

PARIS. — IMPRIMERIE DE BOURGOGNE ET MARTINET,
Rue Jacob, 30.

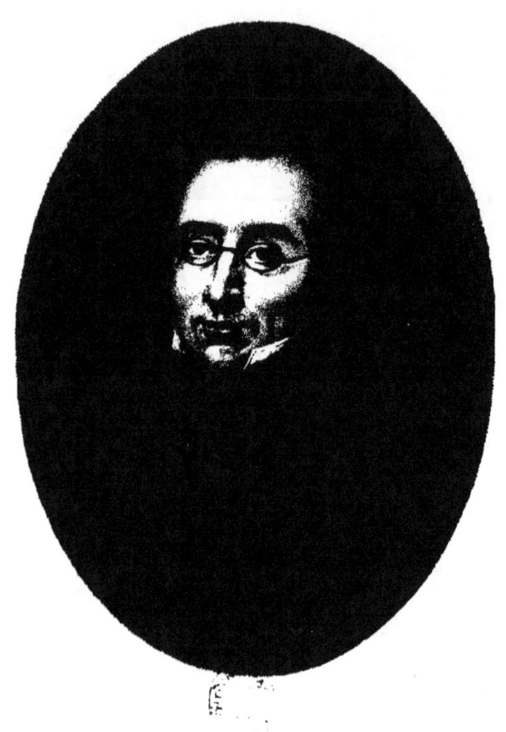

DE LA
PROSTITUTION
DANS
LA VILLE DE PARIS,

CONSIDÉRÉE SOUS LE RAPPORT

DE L'HYGIÈNE PUBLIQUE, DE LA MORALE ET DE L'ADMINISTRATION;

OUVRAGE

APPUYÉ DE DOCUMENTS STATISTIQUES

Puisés dans les Archives de la Préfecture de Police;

AVEC CARTES ET TABLEAUX,

PAR A.-J.-B. PARENT-DUCHATELET,

Membre du Conseil de salubrité de la ville de Paris, de l'Académie royale de Médecine,
de la Légion-d'Honneur, médecin de l'hôpital de la Pitié;

PRÉCÉDÉ

D'UNE NOTICE SUR LA VIE ET LES OUVRAGES DE L'AUTEUR,

PAR FR. LEURET.

Médecin de l'hospice de Bicêtre.

Deuxième édition revue et corrigée.

TOME I.

A PARIS,

CHEZ J.-B. BAILLIÈRE,

LIBRAIRE DE L'ACADÉMIE ROYALE DE MÉDECINE,

RUE DE L'ÉCOLE DE MÉDECINE, N° 13 *bis*;

A LONDRES, MÊME MAISON, 219, REGENT-STREET.

1837.

NOTICE

SUR A.-J.-B. PARENT-DUCHATELET.

———

Alexandre-Jean-Baptiste Parent-Duchâtelet naquit à
Paris le 29 septembre 1790 ; son père était correcteur de
la chambre des comptes : des services non interrompus et
une probité traditionnelle avaient conservé cette charge
dans sa famille pendant trois cents ans. Sa mère, femme
aussi distinguée par son instruction que par sa vertu, était
fille d'un notaire. Avant la révolution, cette famille était
riche ; elle jouissait de 35,000 livres de revenu, provenant de quelques biens-fonds, des honoraires attribués à
la charge de correcteur, et de droits seigneuriaux. En 1792,
ces droits et ces honoraires ayant été supprimés, la famille
Parent se retira dans une maison de campagne, appelée
le Châtelet, et située à une lieue de Montargis. Parent y
resta pendant toute son enfance, avec cinq frères et sœurs,
dont il était l'aîné. Rien ne manqua à son éducation. Il
ne recevait dans sa famille que des conseils propres à le
diriger vers le bien, et des exemples qui lui en donnaient
l'habitude, et le lui faisaient aimer. Sa première instruction ne fut pas cependant aussi complète qu'il l'aurait
voulu. La révolution n'avait rien laissé subsister de l'ancien ordre social ; il n'y avait alors d'enseignement ni
pour les lettres, ni pour les sciences, et si le jeune Parent
n'avait eu un grand amour de l'étude, s'il n'eût trouvé
dans sa famille des instituteurs capables de diriger ses
premières études, sa vie aurait peut-être été sans fruit

pour la science. Mais, dans beaucoup de choses, son père pouvait remplacer un professeur ; et, par un hasard heureux, sa mère avait appris le latin ; ce fut elle qui lui en donna les premières leçons.

Enfant, il était déjà grave et réfléchi, ne jouant presque jamais, et s'occupant toujours de choses utiles. Dans ses heures de loisir, il faisait des collections d'insectes et d'oiseaux. Il se livrait assidument à l'étude, parce qu'il s'y plaisait et parce qu'il croyait entrevoir qu'un jour il pourrait devenir le soutien de sa famille.

Il avait seize ans lorsque son père l'envoya à Paris. Il y acheva ses études en peu de temps ; et pour se conformer à la volonté de ses parents, autant que pour satisfaire son désir d'être utile à ses semblables, il embrassa la profession de médecin.

Reçu docteur en 1814, il se destinait à exercer en ville, à faire, comme on dit, de la clientelle, et il s'y livra en effet pendant quelques années; mais p'usieurs considérations l'en détournèrent. La médecine ne lui présentait pas le degré de certitude qu'il aurait désiré; bien des assertions qui lui avaient été données comme des vérités incontestables, se trouvaient démenties au lit des malades ; bien des systèmes qu'on lui avait vantés ne supportaient pas l'épreuve expérimentale à laquelle il les soumettait. Parent n'était pas sceptique, mais pour le convaincre il fallait des preuves, et il ne trouvait pas que l'on eût souvent pris la peine de les chercher. La méthode numérique n'avait pas encore été employée comme elle l'a été depuis ; et l'on ne connaissait rien qui approchât des résultats si positifs que M. Louis a obtenus de cette méthode. Toutefois Parent n'entra pas dans une nouvelle direction avant d'avoir rien tenté dans celle où il se trouvait. Il fit, de concert avec M. Martinet, de nombreuses recherches sur l'inflammation de l'arachnoïde, maladie alors peu connue et sur laquelle il publia un ouvrage fort remarquable. Malgré le mérite de cet ouvrage et l'approbation qu'il a reçue du public médical, Parent l'estimait peu et ne se faisait pas faute de le dire : il oubliait ce que son livre contenait d'utile, pour n'en voir que les imperfections. Nommé médecin de la Société philanthropique et du Bureau de charité, il en remplit les fonctions avec un religieux dévoûment ; et plus tard , quoiqu'il eût renoncé à la clientelle, il était cependant au service de tous les pauvres qui le faisaient appeler.

Lorsqu'il réfléchissait sur l'emploi de sa vie, et qu'il était à chercher quelle direction il donnerait à ses travaux, il fit la connaissance de Hallé, et lui demanda conseil.

En pareil cas, le conseil est dans la demande. Hallé, qui déjà avait eu le temps d'apprécier le mérite de Parent, l'engagea à se livrer à l'étude de l'hygiène. Dès lors s'ouvrit pour Parent une carrière nouvelle; carrière exigeant un travail long, pénible, repoussant, dangereux, mais sûr dans ses résultats, et qui profitera aux sciences, à l'industrie , à l'agriculture , et doit devenir un bienfait pour les populations. C'est la vocation de Parent, il s'y dévoue, il y mourra.

Depuis l'année 1821 jusqu'en 1836, il n'a pas cessé de s'occuper d'hygiène : il n'a pas passé un jour, je pourrais dire une heure, sans y travailler. Les mémoires et rapports qu'il a écrits sur cette science sont au nombre de 29 (1); il a laissé, en outre, complétement achevé , son ouvrage sur la *Prostitution dans la ville de Paris*, ouvrage dont il a chargé MM. Villermé, H. Gaultier de Claubry, et moi, de faire la publication.

Son premier mémoire sur l'hygiène est intitulé : *Recherches pour découvrir la cause et la nature d'accidents très graves développés en mer, à bord d'un bâtiment*

____

(1) La liste des écrits que Parent a composés se trouve à la fin de cette notice : ceux qui ont rapport à l'hygiène, viennent d'être réunis en corps d'ouvrage , sous le titre de : *Hygiène publique, ou Mémoires sur les questions les plus importantes de l'hygiène appliquée aux professions et aux travaux d'utilité publique :* Paris, 1836 , 2 vol. in-8 , avec 18 planches.

chargé de poudrette. Une cargaison de poudrette avait été expédiée de Montfaucon à la Guadeloupe. Pendant la traversée, la moitié de l'équipage mourut, l'autre moitié arriva dans un état de santé déplorable. Le ministre de la marine, informé de ce fait par le gouverneur de la colonie, s'adressa à Hallé, lui demanda quelle était la cause de ces accidents, et comment on pouvait les prévenir. C'était la première fois qu'une question semblable était faite. On pressait Hallé pour avoir une réponse. Hallé répondit ; mais sachant combien sa réponse était vague, il engagea Parent à entreprendre des recherches pour éclairer ce point d'hygiène. Ce fut pour Parent l'occasion de connaître Montfaucon. Malgré l'horrible aspect, l'insupportable puanteur de ce dépôt où sont assemblés toutes les immondices et tous les cadavres de chevaux, de chiens, de chats, que l'on tue à Paris, notre investigateur n'en fut pas rebuté. Il visita la voirie dans ses plus grands détails, il étudia toutes les opérations industrielles qui s'y pratiquent, interrogea les maîtres et les ouvriers ; enfin, sur la question qu'il avait résolu d'examiner, il voulut tout savoir, il sut tout.

Chaque année, au mois de mai, on dessèche et on amoncèle les matières solides provenant des vidanges. Ces matières fermentent, s'échauffent, quelquefois elles s'enflamment. Au mois de septembre ou d'octobre, elles se refroidissent. Pendant leur fermentation, elles répandent des gaz et des vapeurs qui ne sont pas très fétides, mais dont l'introduction dans les organes respiratoires, si elle est long-temps continuée et qu'elle se fasse dans un lieu trop étroit, peut devenir mortelle.

C'est ce qui avait eu lieu sur le vaisseau chargé de poudrette. Cette poudrette avait fermenté, et cela avec une violence d'autant plus grande, qu'elle était transportée dans un climat très chaud : les émanations qui s'en étaient élevées avaient empoisonné l'équipage.

Que faire pour prévenir un pareil malheur ? Ne plus transporter de poudrette. Mais les colonies dont le sol s'épuise ont besoin de cet engrais ; mais l'industrie qui veut de l'argent ne cessera pas ses envois. Il faut que le transport se fasse, et qu'il se fasse sans danger. Parent satisfait à cette exigence. Mêlez, en certaines proportions, le plâtre à la poudrette ; le plâtre, qui est lui-même un bon engrais, empêchera la fermentation, et l'on pourra transporter ce mélange sans inconvénient partout où l'on voudra.

Depuis l'époque à laquelle Parent écrivait son premier mémoire d'hygiène, on a trouvé des procédés préférables à celui qu'il a indiqué ; mais cela ne diminue en rien le mérite de sa découverte, et celui du service qu'il a rendu.

Au mois de janvier suivant, il lisait à l'Académie royale de médecine, un mémoire ayant pour titre : *Recherches et considérations sur la rivière de Bièvre, et sur les moyens d'améliorer son cours relativement à la salubrité publique et à l'industrie manufacturière de la ville de Paris.* Cet ouvrage a été fait en commun avec M. Pavet de Courteille. A la même époque, il préparait son *Essai sur les cloaques ou égouts de la ville de Paris, envisagés sous le rapport de l'hygiène publique et de la topographie médicale de cette ville.*

Pour composer cet *Essai*, comme il a la modestie de l'appeler, non seulement il a lu les ouvrages écrits sur les égouts, et questionné les ouvriers, mais il a voulu tout voir, et à plusieurs reprises il a parcouru chacun des égouts de Paris ; il a assisté à tous les travaux des égoutiers, qu'il a questionnés séparément et qu'il a visités dans leurs demeures, afin de savoir d'eux-mêmes tout ce qui les concerne.

Les maladies occasionnées par le séjour dans les égouts sont en petit nombre : une seule peut occasionner la mort, c'est l'asphyxie ; les autres n'offrent pas de danger, il est même rare qu'elles acquièrent un haut degré de gravité : ce sont l'ophthalmie et les rhumatismes. On s'étonne que les affections cutanées, que les ulcères aux jambes, ne soient pas comptés au nombre des maladies des égoutiers : non seulement ces hommes n'y sont pas exposés, mais ils regardent l'eau des égouts comme un remède efficace contre les plaies, les ulcères et les éruptions chroniques. Parent n'a vu d'exception à cette innocuité que dans les égouts dont le curage a été négligé pendant très long-temps. Il y a pourtant une maladie que le travail dans les égouts aggrave toujours et rend quelquefois incurable et même mortelle : c'est la syphilis. Là-dessus, les observations de Parent ne laissent pas le moindre doute. Le voisinage des lieux d'aisances produit le même résultat, ainsi que cela a été constaté à l'hôpital des Vénériens. Je dirai, à cette occasion, que le nouvel hôpital ouvert dans la rue de l'Oursine pour les malades atteints de syphilis, distant de quelques toises seulement de la rivière de Bièvre, qui est un véritable égout, me paraît peu convenablement placé. Je voudrais que l'on fît des observations comparatives entre cet hôpital et celui du Midi, soit quant à la durée du séjour des malades, soit quant à la mortalité. C'est un point d'hygiène que Parent n'eût pas manqué d'examiner et qui mérite de l'être.

L'asphyxie est fréquente dans les égouts infectés. Sur les causes de cette asphyxie, sa nature, les précautions à prendre pour la prévenir, les améliorations à faire dans le système des égouts, l'avantage et les inconvénients d'y faire passer des tuyaux de gaz hydrogène destinés à l'éclairage, Parent donne une foule de détails nouveaux et du plus grand intérêt. Il eut, quelques années après la publication de ces recherches, une grande et belle occasion de les utiliser.

Un des égouts les plus considérables de Paris, l'égout Amelot, depuis long-temps négligé, avait fini par être obstrué entièrement; l'écoulement des eaux ne se faisant plus, c'était, dans les arrondissements où passe cet égout, une inondation qui infectait les caves, les maisons, les rues. On avait essayé le curage, mais sans succès : plusieurs ouvriers y avaient été asphyxiés, et l'égout Amelot était la terreur de tous les égoutiers. Que faire ? Comme toujours, les avis furent partagés ; mais le danger était si pressant, les inconvénients du curage si bien connus, que l'administration pensait à faire creuser un nouvel égout pour remplacer celui qui était obstrué. Dépense énorme ! construction immense ! et qui n'eût pu être terminée qu'après beaucoup de temps. Cependant le préfet de police, M. Delavau, après s'être entendu avec M. de Chabrol, créa une commission, pour entreprendre et diriger, s'il y avait lieu, les travaux de curage *sans compromettre la salubrité publique ni la santé des ouvriers.* MM. d'Arcet, Girard, Cordier, Devilliers, Parton, Gaultier de Claubry, Labarraque, et Parent-Duchâtelet furent nommés membres de cette commission. M. Chevalier fut chargé, sous sa direction, de la surveillance de tous les travaux. Parent s'en occupa avec ardeur. Je ne saurais dire toutes les précautions qui furent prises, tous les soins qui furent prodigués aux ouvriers pour les empêcher de tomber malades, toute la science dont il fut donné preuve dans la direction des travaux : il suffira d'indiquer le résultat obtenu.

Dans l'espace de six mois environ, trente-deux ouvriers, dont la moitié avait été jusqu'alors étrangers aux travaux des égouts, ont extrait de l'égout Amelot et de ses embranchements, 2,150 tombereaux de matières solides et trois fois autant de matières molles ou demi-liquides. Le jour où les travaux ont cessé, ces ouvriers jouissaient tous de la santé la plus florissante, plusieurs avaient acquis une force, un embonpoint et une vigueur qu'ils n'avaient pas auparavant. Ce n'est pas tout. La dépense avait été si bien ordonnée, qu'elle ne s'était pas élevée au-delà de 33,000 et quelques cents francs, sur lesquels 9,000 seulement avaient suffi pour la conservation des ouvriers et les précautions prises pour que la population des quartiers dans lesquels se faisait le curage, n'eût pas à souffrir de cette opération.

Malgré sa modestie, Parent se plaisait à raconter un si heureux succès, mais à ses amis seulement ; devant un étranger, il se fût bien gardé d'en dire un seul mot,

On ne s'étonnera donc pas que Parent n'ait pas eu pour les égouts la répugnance que ces lieux inspirent naturellement ; je dirais presque qu'il les aimait. Il se trouvait un jour, lui Parent, homme fuyant l'éclat et le bruit, dans une fête donnée à l'Hôtel-de-Ville, et affublé du costume de rigueur. A voir tant de mouvement pour ne rien faire, tant d'empressement pour changer de place ou se montrer, il se rappelait ses précédentes soirées si utilement remplies. « J'aime cent fois mieux, dit-il bien bas à un de ses amis qui l'avait amené là, aller dans un égout que de venir à cette réunion ; on ne me verra plus ici. » Et, en effet, il tint parole.

Lors de la réorganisation de l'École de médecine, en 1823, Parent fut nommé agrégé. Il accepta cette place, qu'il n'avait pas demandée ; mais il ne fit jamais de leçons, sa timidité l'empêchait de parler en public. Cette timidité était si grande, qu'aux examens, quand ce venait à lui d'interroger, il avait peur, il tremblait. Au lieu d'intimider le candidat, c'était lui qui était intimidé. Avec une pareille disposition d'esprit, on peut juger de ce qu'il serait devenu s'il lui eût fallu concourir pour obtenir quelque place. Heureusement pour la science, plus encore que pour lui. il pouvait, sans subir cette épreuve, être appelé à faire partie du conseil de salubrité. Il fut nommé adjoint de ce conseil en 1825, par M. Delavau, alors préfet de police ; en 1832, il devint titulaire, et trois mois avant sa mort, il en avait été élu vice-président.

Les rapports que Parent a faits au conseil de salubrité sont en grand nombre : les observations qu'il y a lues sont tellement justes, ses conclusions si bien déduites, que presque toujours son avis a été adopté par ses collègues. Dans les questions les plus simples, en apparence, il trouvait quelquefois un sujet de recherches du plus haut intérêt. Chargé de décider si un fabricant qui se proposait d'exercer une industrie pouvait y être autorisé, il ne lui suffisait pas de visiter les ateliers pour juger, d'après les données scientifiques, si l'autorisation devait être accordée. Son devoir de membre du conseil de salubrité n'exigeait pas davantage ; mais son dévoûment à la science le conduisait bien au-delà. Il étudiait dans tous ses détails l'industrie sur laquelle il était consulté, visitait les ouvriers, causait avec eux, s'assurait de l'état de leur santé, prenait des renseignements sur leur longévité, sur le genre de leurs maladies. Il écrivait ses observations, et il les comptait. Les mots *souvent*, *quelquefois*, n'entraient jamais dans ses notes : il lui fallait des chiffres, et des chiffres exacts, recueillis un à un, et pouvant se servir mutuellement de contrôle. Rien n'égalait la sévérité de sa méthode. Rechercher la vérité, était pour lui une seconde religion. Aussi, quelle précision dans les faits qu'il raconte ! quelle netteté dans ses idées ! quelle sévérité dans ses conclusions ! Il faisait longuement, parce qu'il faisait bien ; et si l'on considère le grand nombre et l'importance des faits dont il a enrichi l'hygiène, la multitude d'erreurs dont il l'a débarrassée, et la méthode qu'il lui a appliquée, on peut dire que de lui date, pour cette science, une ère nouvelle.

Il fallait à Parent un moyen de répandre ses découvertes ; il songea à publier un recueil consacré à la médecine publique. M. d'Arcet qui, après avoir été son maître, était devenu son collaborateur et son ami, et pour lequel Parent professait la plus haute estime, approuva ce projet, et consentit à y travailler. MM. Esquirol, Marc et Villermé, qui de leur côté avaient formé le même projet, s'entendirent avec MM. Parent et d'Arcet ; on proposa à MM. Orfila, Kéraudren, Adelon, Andral, Barruel, Devergie, de contribuer à la rédaction de ce recueil, on voulut bien m'admettre aussi comme collaborateur, et *les Annales d'Hygiène publique et de médecine légale* furent fondées.

C'est dans ce recueil que se trouve la suite des travaux de Parent. Le premier mémoire qu'il y a fait insérer lui est commun avec M. d'Arcet ; il traite *des véritables influences que le tabac peut avoir sur la santé des ouvriers*

*occupés aux différentes préparations que l'on fait subir à
cette plante.* Tous les auteurs qui ont parlé de l'influence
du tabac sur la santé l'ont regardé comme extrêmement
nuisible. Ramazzini fait un tableau effrayant des accidents
que le tabac occasionne, soit aux ouvriers qui le préparent, soit aux personnes qui s'exposent à ses émanations.
Fourcroy assombrit encore le tableau de Ramazzini. Cadet-
Gassicourt, Tourtelle, Percy, MM. Patissier, Mérat,
appuient de l'autorité de leur nom les assertions de Ramazzini et de Fourcroy. C'est un fait établi dans la science,
que les ouvriers employés à la préparation du tabac sont
maigres, décolorés, jaunes, asthmatiques, sujets aux co-
liques, au dévoiement, au flux de sang, aux vertiges, à
la céphalalgie, au tremblement musculaire, à un véritable
narcotisme ; que l'on doit transporter hors des villes les
ateliers où l'on fabrique le tabac, à cause des incommo-
dités dont ces ateliers peuvent être l'origine. MM. d'Arcet
et Parent examinent attentivement les différentes opérations que l'on fait subir au tabac, puisent, partout où ils
en peuvent trouver, des renseignements relatifs à l'influence de ces préparations sur la santé des ouvriers, et ils
trouvent, en récapitulant leurs observations : 1° qu'il est
sans exemple qu'un individu ait été dans l'impossibilité de
supporter les émanations du tabac ; 2° que le travail du
tabac laisse les ouvriers exposés aux infirmités communes
à tous les hommes, mais qu'il n'en détermine aucune ;
3° qu'il n'apporte pas le moindre préjudice à la santé,
même chez les vieillards, car il permet à beaucoup d'ouvriers d'atteindre et même de dépasser la limite ordinaire
de la vie humaine ; 4° enfin, que l'on peut autoriser l'établissement, dans les villes, de manufactures de tabac.

Et ces conclusions sont vraies, elles demeurent acquises
à la science, car elles reposent sur des faits très nombreux,
recueillis à l'abri de toute prévention, tandis que les conclusions contraires n'avaient d'autre base que des cas exceptionnels.

Je ne ferai pas, dans cette Notice, l'analyse de tous les

travaux de Parent : ces travaux ne sont pas de ceux que l'on expose en quelques mots. Pour les connaître, il faut les lire et les méditer. Ce que je voudrais que l'on comprît bien, c'est que sa méthode était la seule qui pût conduire à constater les faits, et que seule elle offrait toutes les garanties désirables pour des conclusions solides.

Les autres ouvrages les plus importants que Parent a publiés ont eu pour objet l'équarrissage, la construction des fosses d'aisances, la recherche des maladies auxquelles sont exposés les débardeurs, la cause des ulcères qui surviennent aux artisans ; l'influence et l'assainissement des salles de dissection, et celle que les émanations putrides exercent sur les substances alimentaires; la dessiccation des chevaux morts et la désinfection des matières fécales. Tous ces travaux portent le cachet du caractère et de l'esprit de Parent : opiniâtreté dans les recherches, justesse de vues et d'inductions, clarté et convenance parfaites dans le style. Je dois mentionner aussi sa collaboration au *Rapport sur la marche et les effets du choléra-morbus dans Paris et dans le département de la Seine*, en 1832, Paris, 1834, in-4°, ouvrage sans contredit le plus remarquable de ceux qui ont été faits à l'occasion de cette maladie, et les différents articles qu'il a publiés de 1833 à 1835, dans le *Dictionnaire de l'industrie manufacturière, commerciale et agricole* (1).

Pour dire jusqu'où allait son désir de connaître la vérité, je raconterai ce qu'il fit pour décider une question qui avait été agitée à l'Académie royale de médecine, sur le rouissage du chanvre.

Le ministre de l'intérieur avait consulté l'Académie sur les inconvénients que pourrait avoir le rouissage du chanvre, dans l'eau qui alimente les fontaines de la ville du

---

(1) Ces articles, dans lesquels il traite de l'hygiène des professions dans cet important ouvrage, sont les mots *Abattage, Abattoir, Air, Alcôve, Aliment, Amphithéâtre, Asphyxie, Assainissement, Bains, Battage de tapis, Boissons, Boyauderies, Caserne, Débardeurs, Équarrissage, Échaudoirs, Egouts, Emanations, Epizooties.*

Mans. La commission nommée par cette savante compagnie fit un rapport dans lequel elle concluait que ces inconvénients étaient nuls ou presque nuls, et M. Marc, l'un des membres de cette commission, dans une consultation délibérée quelque temps auparavant, sur les routoirs de Gatteville, avait émis une opinion analogue. Parent vit là un beau sujet de recherches, il entreprit de s'y livrer. D'abord il examina l'opinion des auteurs, et il y trouva une grande opposition : chez quelques uns de l'hésitation, de l'incertitude; chez d'autres des assertions, dont quelques unes pouvaient être vraies, mais qui n'étaient pas suffisamment démontrées. Il sentit alors qu'il manquait d'expériences directes; il les entreprit, les multiplia beaucoup, et les continua pendant plus de deux années. Par ces expériences, il fut conduit à admettre que l'eau dans laquelle on fait rouir le chanvre n'est pas nuisible à la santé de ceux qui la boivent; que cette eau ne fait pas périr les poissons plus promptement que l'eau dans laquelle on aurait fait des macérations d'autres végétaux non réputés nuisibles; qu'elle n'agit pas à la manière des narcotiques; enfin, que l'air chargé des émanations de chanvre n'est pas impropre à la respiration. Il ne s'est pas borné à expérimenter sur les animaux, il a expérimenté sur lui-même et sur les personnes de sa famille; et c'est après avoir bu et fait boire impunément l'eau provenant du rouissage du chanvre; c'est après avoir couché seul d'abord, puis avec sa femme et ses enfants; après avoir fait coucher d'autres personnes, qui ont bien voulu en faire l'essai, dans une chambre garnie de chanvre roui, et arrosée de l'eau qui servait au rouissage; c'est, dis-je, après toutes ces épreuves, qu'il a tiré les conclusions dont je viens de parler.

Un dernier ouvrage, plus important que ceux dont j'ai fait mention, tant par le sujet et par l'étendue, que par la manière dont il est traité, ouvrage qui a coûté plus de huit années d'études, était sur le point d'être mis sous presse, quand Parent est tombé malade. C'est celui que

nous publions aujourd'hui ; il a pour titre : *De la Prostitution dans la ville de Paris*. Pour l'entreprendre, il fallait
à Parent plus que du courage ; il fallait le sentiment du
devoir profondément gravé dans le cœur, d'un devoir impérieux, irrésistible ; il fallait encore avoir la conscience
de la pureté de ses principes et de la sévérité de ses mœurs.
Comment, en effet, se présenter en face de la société et
lui dire : J'ai pénétré dans les lieux les plus abjects, j'ai
connu ce qu'il y a de plus immoral, j'ai conversé avec ce
qu'il y a de plus méprisable ; j'ai compté, j'ai analysé des
actions infâmes ; ce que les hommes de mauvaise vie ne
voient eux-mêmes qu'en secret, ce qu'ils cachent, je l'ai
vu, et je viens vous le raconter au grand jour ; je l'ai vu,
et je ne suis pas souillé.

Parent a fait bien des efforts sur lui-même pour terminer son travail. « J'ai trouvé, dit-il, Introduction,
dans la plupart des esprits une défaveur particulière attachée aux fonctions de tous ceux qui, d'une manière ou
d'une autre, s'occupent des prostituées ; plusieurs personnes, même *des plus éclairées*, ne m'ont pas épargné sur
cela les observations et les avis ; mais, en y réfléchissant,
je n'ai pas pu comprendre cet excès de délicatesse. Si j'ai
pu, sans scandaliser personne, pénétrer dans les cloaques,
toucher des matières putrides, passer une partie de mon
temps dans les voiries, et vivre en quelque sorte au milieu
de tout ce que les réunions d'hommes ont de plus dégoûtant et de plus abject, pourquoi rougirais-je d'aborder
un cloaque d'une autre espèce, cloaque plus immonde,
je l'avoue, que tous les autres, mais dont l'étude m'offre
l'espoir d'opérer quelque bien ? En me livrant à des recherches sur les prostituées, serais-je donc le seul que le
contact de ces malheureuses dût inévitablement ternir ?
Et si de vénérables dames qui, par leur naissance et leur
position sociale, appartiennent à tout ce que nous avons
de plus élevé, ne croient pas déroger en venant de temps
en temps au milieu des prostituées pour les instruire et
les éclairer dans les prisons et dans les infirmeries, que

dois-je craindre, moi, simple particulier, en imitant leur
conduite, et en tâchant d'arriver au même but, bien que
je suive une route qui n'est pas tout-à-fait la même? »
Non, Parent, votre réputation ne sera pas ternie par la
publication de cet ouvrage; nous vous avons connu probe
et de mœurs sévères : dans vos travaux, vous avez eu constamment pour but le bien-être matériel ou l'amélioration
morale de l'homme. Vous avez cru que la vérité devait
être connue : vous qui la connaissiez, vous l'avez dite;
vous avez bien fait : la société tout entière vous en saura
gré, vous vous êtes dévoué pour elle. À travers les turpitudes et les vices, vous avez marché, sûr de vous : l'estime
de vos concitoyens, celle de la postérité vous est acquise,
et vous la méritez.

Ce travail sur la prostitution est assurément le plus
remarquable de tous ceux qui ont été entrepris sur un
point quelconque de l'hygiène publique : il mettra le
sceau à la réputation de Parent, et le placera au premier
rang parmi les moralistes.

Pour se livrer avec plus de fruit à l'étude de l'hygiène,
Parent avait abandonné la clientèle. Il continuait cependant de visiter les pauvres : ceux-là avaient toujours droit
à ses soins. On lui avait donné, à l'hôpital de la Pitié, un
service dont il s'acquittait avec la plus grande régularité.

Cuvier disait en parlant de Hallé : « Il avait, dans un
degré éminent, le mérite de se faire aimer de ses malades;
sa bonté savait prendre toutes les formes : ceux qu'il soi-
gnait devenaient en quelque sorte ses enfants, c'était un
ami qu'ils voyaient en lui, bien plus qu'un médecin : il
fallait presque être priviligié pour lui faire accepter des
rétributions, mais il y avait un autre privilège, et le premier de tous à ses yeux, c'était celui des personnes qui
ne pouvaient pas le rétribuer : elles passaient avant toutes
les autres. » L'élève de Hallé, Parent, que nous avions
surnommé le bon Parent, méritait le même éloge que son
maître : comme lui, il était plein de charité et d'amour

pour ses semblables. Sa vie était un continuel dévoûment, une abnégation de tous les jours.

Malgré son application au travail, sa santé se soutenait assez bonne ; il n'était sujet à d'autre incommodité qu'à une congestion hémorroïdaire qui revenait plusieurs fois l'année, et à des époques presque régulières, lorsque, le 29 février 1836, après des études trop soutenues et portées jusqu'à la fatigue, il se mit au lit ; une inflammation de l'arachnoïde se déclara et prit dès le lendemain un caractère de gravité effrayant ; des symptômes de pneumonie se développèrent ensuite, et en très peu de temps un poumon tout entier devint imperméable à l'air. Ses amis, MM. Louis, Andral et Chomel, appelés près de lui, le trouvèrent, presque dès le début, dans un état désespéré ; Parent avait épuisé sa vie.

Lorsqu'il eut connu que sa mort était prochaine, il n'en fut pas troublé ; il avait vécu sachant bien qu'il devait mourir. Il demanda et reçut les secours de la religion catholique, aux préceptes de laquelle il s'était toujours conformé. L'avenir de ses enfants l'occupait beaucoup, et sa dernière recommandation fut pour eux : « Élève, dit-il à son épouse si digne de lui, élève nos enfants comme ma mère m'a élevé. Les leçons de vertu qu'elle m'a données font maintenant ma consolation et mon bonheur. »

A travers le délire qui survint pendant les derniers jours, on eut plusieurs occasions de retrouver la bonté de son cœur. Il se plaisait à répéter le nom de ceux qu'il aimait, comme pour leur dire un dernier adieu. Il se souvint et parla d'une personne avec laquelle sa famille avait eu quelque dissentiment. On comprit qu'il désirait la voir, et quand elle fut présente, il eut des paroles qui demandaient une réconciliation.

Il est mort à Paris, le 7 mars 1836, âgé de 45 ans.

Sur sa tombe, des discours ont été prononcés : par M. Villermé, au nom du conseil de salubrité ; par M. Cruveilhier, au nom de l'Académie de médecine ; par M. Double, au nom de la Société philomatique et de ses amis.

La ville de Paris regrette en lui un de ses plus utiles citoyens; l'hygiène publique a perdu le seul homme qui se fût jamais dévoué pour elle. Sa vie a été consacrée à faire le bien, il est mort avant l'âge, épuisé par l'excès du travail. Que la mémoire soit honorée! il avait ce que les sages estiment le plus, la science et la vertu.

LEURET.

LISTE DES OUVRAGES

PUBLIÉS

PAR PARENT-DUCHATELET.

1. Recherches sur l'inflammation de l'arachnoïde cérébrale et spinale, ou histoire théorique et pratique de l'arachnitis (ouvrage fait en commun avec **M. L. Martinet**). Paris 1821. 1 vol. de 612 pag.

2. Recherches pour découvrir la cause et la nature d'accidents très graves développés en mer, à bord d'un bâtiment chargé de poudrette. 1821.

3. Recherches et considérations sur la rivière de Bièvre ou des Gobelins, et sur les moyens d'améliorer son cours, relativement à la salubrité publique et à l'industrie manufacturière de la ville de Paris. — (Avec **M. Pavet de Courteille.**) 1822.

4. Essai sur les cloaques ou égouts de la ville de Paris, envisagés sous le rapport de l'hygiène publique et de la topographie médicale de cette ville. 1824.

5. Mémoire sur un moyen mécanique nouvellement proposé pour respirer impunément le gaz délétère, et pénétrer avec facilité dans les lieux qui en sont remplis. — (D'Arcet, Gaultier de Claubry.) 1829.

6. Rapport sur le curage des égouts Amelot, de la Roquette, Saint-Martin et autres, ou exposé des moyens qui ont été mis en usage pour exécuter cette grande opération, sans compromettre la salubrité publique et la santé des ouvriers qui y ont été employés 1829.

7. Mémoire sur les véritables influences que le tabac peut avoir sur la santé des ouvriers occupés aux différentes préparations qu'on lui fait subir. — (D'Arcet.) 1829.

8. Note sur les inhumations et les exhumations qui ont eu lieu à Paris, à la suite des événements du mois de juillet 1830. 1830.

9. Rapport sur la cuisson des tripées de bœufs et sur la classification de cette industrie. 1830.

10. Mémoire sur les débardeurs de la ville de Paris, ou recherches sur l'influence que peut avoir sur la santé l'immersion long-temps prolongée des extrémités inférieures dans l'eau froide. 1830.

11. Recherches sur la véritable cause des ulcères qui affectent fréquemment les extrémités inférieures d'un grand nombre d'artisans de la ville de Paris. 1830.

12. De l'influence et de l'assainissement des salles de dissection. 1831.

13. Observations sur les comptoirs en étain et en marbre dont se servent les marchands de vins de la ville de Paris. 1831.

14. Penchants vicieux et criminels observés chez une jeune fille. Paris. *Annales d'Hygiène*. 1832, t. 7, p. 175.

15. Les chantiers d'équarrissage de la ville de Paris, envisagés sous le rapport de l'hygiène publique. 1832.

16. Le rouissage du chanvre, considéré sous le rapport de l'hygiène publique. 1832.

17. Quelques considérations sur le conseil de salubrité de Paris. 1833.

18. Rapport fait au Conseil de Salubrité sur les nouveaux procédés de MM. Salmon, Payen et compagnie, pour la dessiccation des chevaux morts et la désinfection instantanée des matières fécales, précédé de quelques considérations sur les voiries de la ville de Paris. — (D'Arcet, Huzard fils.) 1833.

19. Notice sur cette question : Peut-on, sans inconvénient, laisser tomber en désuétude l'art. 6 de l'arrêt du conseil d'État du 16 juillet 1784, relatif à l'enfouissement des animaux morts de maladies contagieuses ? 1833.

20. Des puits forés ou artésiens employés à l'évacuation des eaux sales et infectes, et à l'assainissement de quelques fabriques. — (Girard.) 1833.

21. Sur le battage des tapis et ses inconvénients. 1833.

22. Rapport fait au Conseil de Salubrité, sur une épuration de sang. 1834.

23. Rapport sur les féculeries de pommes de terre, et considérations sur les émanations marécageuses. 1834.

24. Des obstacles que les préjugés médicaux apportent dans quelques circonstances à l'assainissement des villes et à l'établissement de certaines manufactures. 1835.

25. Examen de cette question : Peut-on, sans inconvénient pour la santé publique, permettre la vente, l'abattage et le débit des porcs engraissés avec de la chair de cheval, soit que cette chair ait été donnée à l'état cuit ou à l'état de crudité ? 1835.

26. Recherches pour déterminer jusqu'à quel point les émanations putrides provenant de la décomposition des matières animales, peuvent contribuer à l'altération des substances alimentaires. 1837.

17. De l'influence que peuvent avoir sur la santé les émanations provenant de la fonte et des préparations diverses que l'on fait subir au bitume asphaltique. 1835.

28. Des inconvénients que peuvent avoir les huiles pyrogénées et le goudron provenant de la distillation de la houille. 1830.

29. Rapport sur les améliorations à introduire dans les fosses d'aisances; leur mode de vidange et les voiries de la ville de Paris. 1835.

30. Note relative à quelques conditions que doivent présenter les hôpitaux destinés à des individus âgés de plus de soixante ans et infirmes. — (Esquirol, Chevallier, Villermé.) 1833.

31. Projet d'un rapport sur la construction d'un clos central d'équarrissage, pour la ville de Paris. 1836.

32. De la Prostitution dans la ville de Paris, 2 vol. in-8°, avec planches. 1836.

DE

LA PROSTITUTION

DANS

LA VILLE DE PARIS.

INTRODUCTION.

---

§ Ier. *Motifs qui m'ont fait entreprendre ce travail.*

Un homme de bien projette un ouvrage sur les prostituées de Paris. — Il me prie de lui procurer quelques renseignements à ce sujet. — Je me livre à des recherches. — Je découvre l'importance du sujet soumis à mon investigation. — Préjugés du public contre tout ce qui regarde les prostituées. — Injustice de ce préjugé. — Les hommes sensés doivent le mépriser. — Utilité et nécessité du travail que je publie.

Sous le ministère de M. le duc Decazes, on s'occupa d'une manière active de l'amélioration des prisons : à cet effet, on nomma des commissions composées de gens spéciaux et dévoués au bien public ; on adressa des circulaires à tous les préfets pour les engager à recueillir les renseignements dont on sentait le besoin : le zèle le plus grand se montra partout, et l'on put espérer de voir bientôt s'accomplir les réformes réclamées depuis long-temps par les amis des hommes.

Pour arriver d'une manière plus sûre et plus prompte au but qu'il se proposait, le ministre que je viens de nommer crut devoir former une société centrale, composée de ce que l'État avait de plus remarquable par l'étendue des lumières, par l'expérience de l'administration et par la position sociale; cette société fut désignée sous le nom de *Société royale pour l'amélioration des prisons*.

A peine cette société fut-elle installée, qu'elle pensa à l'instruction des prisonniers et au moyen de leur procurer des livres dont la lecture pût contribuer à les ramener à la vertu; elle ouvrit un concours pour la composition de ces livres, et stimula par tous les moyens possibles le zèle des amis du bien et de l'humanité. De si bonnes intentions ne restèrent pas sans fruit : des hommes d'un talent distingué entrèrent dans la lice, et présentèrent des ouvrages dignes de la société qui les avait demandés. A la tête de ces ouvrages, l'opinion publique a placé, depuis long-temps, deux productions de M. de Jussieu; l'une intitulée *Simon de Nantua*, et l'autre *Antoine et Maurice*.

La lecture de ces deux ouvrages frappa singulièrement un homme de bien qui, du fond de la retraite et de l'obscurité à laquelle il s'était voué, n'avait pas oublié la classe des malheureux. Des re-

cherches particulières lui ayant fait remarquer
l'état presque complet d'abandon dans lequel on
laissait les prostituées, dans la division de la Force
où on les enfermait, il pensa que des livres écrits
d'après le plan de M. de Jussieu pourraient faire
sortir du désordre et ramener à des sentiments meilleurs celles des prostituées dont le cœur n'était pas
encore entièrement perverti. Connaissant leur profonde ignorance, il ne désespéra pas de pouvoir
agir, même sur l'esprit des plus vicieuses, qui,
lassées de leur vie misérable, pouvaient, par l'excès
même des maux dont cette vie est accompagnée,
faire quelque retour sur elles-mêmes; il pensa enfin
qu'il n'était pas impossible de les modifier, de les
aider à quitter leur profession misérable, et à leur
faire conquérir l'estime des honnêtes gens.

Préoccupé de cette pensée, l'homme de bien dont
je parle, ne pouvant, par la modicité de sa fortune,
proposer des prix et des récompenses, prit la résolution d'exécuter lui-même le projet qu'il avait
conçu. Il le pouvait aisément, car il joignait aux pratiques de toutes les vertus les connaissances les plus
étendues et le goût le plus épuré dans toutes les
branches de la littérature. Il se mit au travail; il
dressa des plans; il prit des renseignements; mais il
reconnut bientôt l'insuffisance des données qu'il
possédait; il vit que la classe de la société qu'il avait
prise sous sa protection, et dont il voulait améliorer

le sort, formait en quelque sorte un peuple à part, différant autant par les mœurs, les goûts et les habitudes de la société de leurs compatriotes, que ceux-ci diffèrent des nations d'un autre hémisphère.

Dans le zèle qui l'animait, cet homme dont je suis obligé de taire le nom, mais que j'aime à désigner sous celui d'homme de bien, ayant entendu parler de moi, vint me trouver, et en m'exposant ses vues et ses projets, me pria de lui procurer les renseignements dont il avait besoin. Je ne pouvais, sans me rendre coupable, refuser de seconder de si louables intentions, quelque chimériques qu'elles me parussent au premier aspect ; j'acceptai la proposition, je me mis au travail, je me roidis contre les obstacles que je rencontrais à chaque pas; mais au bout de quelque temps, l'homme de bien dont j'avais entrepris de seconder les intentions généreuses me fut enlevé : il mourut.

Sa mort devait-elle me faire renoncer au travail que j'avais commencé? Je ne le pensai pas; car si, dans le principe, je n'avais été animé que par le désir de rendre un service et par la crainte de faire preuve de mauvaise volonté, en refusant de coopérer à une bonne action, l'étude à laquelle je m'étais livré m'avait montré la portée du sujet que je venais d'aborder; son importance s'était manifestée à mes yeux, et j'avais pu entrevoir l'intérêt qu'il devait offrir, sous une foule de rapports, à celui qui aurait la patience et le courage de l'exploiter.

A peu près à la même époque, deux étrangers, M. de Montezuma, député aux cortès du Brésil, et M. Dazambuja, colonel au service du même pays, désirant transporter dans leur patrie les bonnes institutions en vigueur dans la nôtre, me prièrent, entre autres choses, de leur donner quelques renseignements sur la police administrative et sanitaire des prostituées; je les conduisis pour cela chez le médecin en chef, M. Coutanceau, qui mit dans ses communications une complaisance extrême; mais il y régnait un tel vague, que les personnes qui m'accompagnaient ne purent, pas plus que moi, en tirer parti.

Mes recherches dans les archives de la préfecture de police me firent bientôt acquérir la preuve que les heureux résultats de la surveillance sanitaire obtenus à Paris depuis quelques années étaient parvenus à la connaissance d'une foule d'administrations, soit dans les autres villes de France, soit dans les pays étrangers. Sans parler des lettres adressées au préfet de police par les maires et les préfets, je dirai qu'il en vint de Rome, de Naples, de Milan, de la plupart des grandes villes d'Allemagne, de la Hollande et de la Belgique; une était datée de Pétersbourg, une autre des États-Unis d'Amérique; toutes réclamaient des renseignements sur ce qui se passait dans la capitale de la France; mais comme des notes assez détaillées pour être utiles auraient exigé un véritable ouvrage que personne, dans les bureaux, n'avait le temps de faire, on se trouva dans l'impossibilité de communiquer les renseignements demandés (1), et l'on fut toujours obligé, en accusant la réception de ces lettres, de rester dans le vague, si commode lorsqu'il faut, par nécessité, éluder les questions auxquelles on ne saurait répondre.

Ce n'était donc plus un homme obscur qui réclamait des renseignements sur les prostituées de la ville de Paris, c'était ma patrie, et, si je puis parler ainsi, c'étaient tous les gouvernements civilisés. Quel puissant stimulant pour mon zèle! Quels obstacles pouvaient m'effrayer devant la perspective d'un si grand bien à faire!

Sans spécifier et sans énumérer les obstacles que j'ai rencontrés, je puis dire qu'ils ont été grands; mais je les ai surmontés à force de patience et par ma ténacité; huit années se sont écoulées avant que j'aie pu commencer à mettre de l'ordre dans mes notes et à me livrer à leur rédaction.

---

(1) Ces documents ne purent pas être fournis en 1819 au ministre Decazes, qui les réclamait au nom du garde des sceaux, pour la confection d'une ordonnance royale relative à un règlement que l'on préparait alors sur la prostitution; la même impossibilité se renouvela en 1822, lorsque M. Franchet voulut régulariser, dans la France entière, tout ce qui regarde les prostituées et la prostitution.

Les opinions généralement répandues sur tout ce qui regarde les prostituées me mettent dans la nécessité de placer ici quelques observations.

J'ai trouvé dans la plupart des esprits une défaveur particulière attachée aux fonctions de tous ceux qui, d'une manière ou d'une autre, s'occupent des prostituées; plusieurs personnes, même *des plus éclairées*, scandalisées de voir que je me livrais à des recherches, suivant elles, si dégoûtantes, ne m'ont pas épargné sur cela les observations et les avis charitables; mais en y réfléchissant, je n'ai pas pu comprendre cet excès de délicatesse et me rendre aux observations qui m'ont été faites. Si j'ai pu, sans scandaliser qui que ce soit, pénétrer dans les cloaques, manier les matières putrides, passer une partie de mon temps dans les voiries, et vivre en quelque sorte au milieu de tout ce que les réunions d'hommes renferment de plus abject et de plus dégoûtant, pourquoi rougirais-je d'aborder un cloaque d'une autre espèce (cloaque plus immonde, je l'avoue, que tous les autres), dans l'espoir fondé d'opérer quelque bien, en l'examinant sous toutes les faces qu'il peut offrir? En me livrant à des recherches sur les prostituées, serais-je donc nécessairement flétri par le contact de ces malheureuses? Et si de vénérables dames, qui, par leur naissance et leur position sociale, appartiennent à tout ce que nous avons de plus élevé, ne croient pas déroger en venant de temps en temps au milieu des prostituées, pour les instruire et les éclairer, pendant qu'elles sont dans les prisons ou dans les infirmeries, que dois-je craindre, moi, simple particulier, en imitant leur conduite et en tâchant d'arriver au même but, bien que je suive une route un peu différente de la leur ?

Une des lois constantes de la nature, c'est que les êtres vivants ressemblent à ceux qui les produisent, et que les générations se transmettent les vices aussi bien que les bonnes qualités du corps et de l'esprit; de là, le précepte donné aux chefs des États par les législateurs de tous les temps, de surveiller les générations présentes en vue des générations futures, d'éloigner d'elles les maladies et les infirmités, en fortifiant leur constitution, et de faire concourir au perfectionnement moral et physique des populations tous les moyens capables de conduire à ce but.

Maintenant je demande à tout être tant soit peu intelligent si, dans l'intérêt des générations présentes et futures, il est utile ou non d'étudier et d'observer les prostituées, et si l'homme qui se dévoue à ces recherches, qui en affronte les dégoûts, qui y sacrifie son temps, sa fortune et ses peines, mérite bien ce mépris que les préjugés enfantés par l'ignorance ont entretenu jusqu'à ce jour. Quant à moi, qui crois voir les choses sous leur véritable aspect, et qui sais que la considération attachée aux travaux n'est pas toujours proportionnée aux services qu'ils rendent, ni aux difficultés qu'ils peuvent offrir, *je m'en remets au jugement des hommes sensés qui voient et apprécient les intentions; et tout en respectant les préjugés des autres, je déplore leur aveuglement.*

L'utilité, je dirais presque la nécessité d'entreprendre ce travail m'étant démontrée, je devais l'aborder franchement, et c'est ce que j'ai fait. Traitant un sujet sérieux, et m'adressant à des gens graves, j'ai dû appeler les choses par leur nom et marcher droit à mon but. Homme libre et sans place, je distribuerai avec impartialité la louange et le blâme; homme religieux, je n'aurai pas à rougir de ce que ma plume aura tracé; homme exempt de préjugés, je saurai dire tout ce que peuvent réclamer de moi la science, le bien de la société et celui de la classe infortunée qui m'a fourni tant de sujets d'études et de méditations.

Je viens d'indiquer les motifs et les circonstances qui m'ont engagé à entreprendre le travail que je publie aujourd'hui; je vais faire connaître les sources où j'en ai puisé les éléments.

§ II. *Sources auxquelles j'ai puisé les éléments de mon travail.*

On rencontre partout des hommes qui veulent réformer l'ordre social. — Intentions louables des uns. — Intentions perfides des autres. — Obstacles que l'administration rencontre dans le bien qu'elle veut faire. — Qualités que doit avoir celui qui veut réformer des abus. — Renseignements que m'ont fournis les documents imprimés et manuscrits. — Renseignements puisés dans le *Bureau des Mœurs*, dans les hôpitaux, dans les prisons et dans une foule d'autres localités. — Multitude de courses et de démarches nécessitées par mes recherches. — Importance des notions numériques. — On ne peut pas toujours adopter cette méthode.

Quel que soit le degré de perfection d'une institution sociale, il se trouve toujours des personnes qui la blâment et qui croient signaler leur zèle pour le bien public par la répétition et l'âpreté de leurs attaques; on rencontre ces personnes dans les salons et dans toutes les réunions; mais comme elles restent toujours dans le vague, et ne substituent rien de précis et de raisonnable à la place des choses dont elles demandent la destruction, leurs plaintes s'évanouissent et n'ont pas d'influence sur la marche des affaires.

D'autres, douées d'un certain degré d'énergie et mues par des intentions nobles et généreuses, saisissent la plume, se renferment dans leur cabinet, font travailler leur imagination, et, sans recueillir aucun fait, sans s'informer de ce qui existe, elles parviennent, dans l'espace de quelques jours, à composer un livre, qu'elles distribuent à leurs amis; mais comme

l'ouvrage manque de base, il a pour sort inévitable
de mourir avec le jour qui l'a vu paraître. Ces gens
à projets se trouvent probablement dans tous les
pays; ils sont à peu près inutiles, et passent inaper-
çus avec leurs utopies.

Il est des hommes qui, à cette énergie morale si
précieuse lorsqu'elle est bien dirigée, joignent des
intentions perfides; l'amour du bien n'est pas leur
partage; jaloux de l'autorité qui ne suit pas une
direction qui leur convient ou qui a dédaigné leurs
services, ils ne deviennent philanthropes que pour
l'embarrasser et la gêner dans sa marche. Ces sortes
de gens sont fatigants pour l'administration; comme
ils parlent aux passions ainsi qu'aux opinions du
jour, ils s'attirent quelques louanges, et se font un
certain nombre de partisans; mais ce succès n'est
que passager, le motif secret de l'auteur apparaît
au moins clairvoyant, et le livre tombe dans l'oubli,
s'il n'a pour résultat, par suite du dégoût qu'il inspire, que d'affermir l'autorité qu'il devait ébranler,
et d'ajourner la réforme des abus véritables qu'il a
pu signaler. Il faut placer dans cette catégorie les
rédacteurs de certains journaux, et surtout les pam-
phlétaires, qui, sous tous les régimes, ont attaqué
chez nous la préfecture de police; j'ai lu tous ces
pamphlets, et n'y ai trouvé qu'erreurs et ignorance.

Quelquefois l'administration, cherchant à s'éclairer, réunit quelques hommes qui se forment en

commission et y apportent chacun le tribut de leur savoir. Ici tout est louable ; mais si le sujet soumis à la discussion ne peut se résoudre que par des faits et par des données statistiques, si ces faits et ces données n'ont pas été recueillis, on prévoit d'avance que ces réunions n'auront aucun résultat utile ; je me trompe, elles induiront souvent l'administration en erreur, et pourront aggraver le mal au lieu d'y remédier. Je parle ici avec connaissance de cause, car depuis vingt ans j'ai souvent été membre de ces sortes de commissions, et j'en ai vu très peu produire un véritable bien.

D'où peut venir ce fâcheux résultat d'efforts en apparence si bien combinés ? Je n'hésiterai pas un instant à le dire ; il reconnaît pour cause l'ignorance des faits, soit d'ensemble, soit de détail, et l'effroi que cause à tout le monde l'étendue du travail que nécessiteraient leur recherche et surtout leur vérification ; on voit par là qu'il est plus difficile qu'on ne pense de rectifier des abus et de substituer à un ordre de choses qui nous paraît vicieux un état qui nous semble plus satisfaisant ; cette tâche est d'autant plus importante, que l'objet se rattache à des questions d'un ordre plus élevé, et qu'il intéresse un plus grand nombre d'individus ; elle devient immense s'il s'agit d'une grande ville, d'un État, et à bien plus forte raison de la société tout entière.

Celui donc qui, par devoir ou par dévouement, se

sent appelé à corriger les abus qu'il entrevoit dans l'ordre social, et à jeter quelques lumières sur un sujet obscur, doit, avant tout, consulter ses forces, et voir si elles répondent à l'étendue du travail qu'il se propose d'entreprendre ; il doit examiner son caractère, et savoir s'il est capable de lutter contre les obstacles qu'on rencontre partout et qu'on ne saurait éviter ; il doit bien se persuader que la persévérance et la ténacité remplacent ici le génie, et qu'avec le secours de ces qualités, un homme très médiocre peut rendre à son pays des services qu'on attendrait en vain de l'éloquence et des brillantes dissertations de ceux qui ne valent quelque chose que par leur esprit. Ces derniers éblouissent et jouissent des honneurs pendant leur vie, l'autre reste dans l'obscurité, mais il fait le bien, il en a la conscience : quelquefois sa mémoire demeure en vénération.

Ces importants préceptes ont sans cesse été présents à mon esprit pendant les huit années qu'a duré l'enquête que je viens de terminer sur les prostituées et sur la prostitution. Le souvenir de ces préceptes a plus d'une fois ranimé mon courage, et je lui dois la connaissance d'une foule de faits qui m'auraient certainement échappé si je n'avais pas craint de revenir, pour quelques sujets, jusqu'à vingt fois de suite à la charge.

J'ai commencé ce travail par le dépouillement de

tous les livres qui pouvaient me fournir quelques notions relatives à mon sujet; j'ai cru que je puiserais d'importants matériaux dans les dictionnaires de police et dans quelques traités spéciaux, à la tête desquels se place naturellement le *Pornographe* de Restif de la Bretonne (1); mais je dois avouer que je n'y ai trouvé que des erreurs et des idées fausses, à l'exception toutefois de quelques notions historiques dont j'ai su profiter : ces livres démontrent la profonde immoralité de certains auteurs, la vertu de quelques autres, et l'ignorance absolue de tous. Qu'on ne croie pas cependant que ces investigations aient été pour moi stériles; elles m'ont fait découvrir l'importance de mon travail, elles m'ont mis sur la voie de plus d'une recherche utile, et , sous ce rapport, j'ai des obligations aux auteurs qui m'ont précédé.

J'ai dû passer ensuite aux documents renfermés dans les archives de la préfecture de police. Mais ici se présentait plus d'une difficulté : jamais les cartons renfermant ces documents n'avaient été ouverts à qui que ce soit; pouvait-on , sans inconvénient, les confier à un étranger ? n'avait-on pas à craindre quelque indiscrétion de la part de cet étranger, et ne courait-on pas le risque de compromettre ainsi des individus ou même des familles res-

---

(1) *Le Pornographe*, ou *Idées d'un honnête homme sur un projet de règlement pour les prostituées, propre à prévenir les malheurs qu'occasionne le publicisme des femmes.* Londres, 1776, in-8°.

pectables? Ces raisons majeures arrêtèrent quelque temps les chefs de l'administration, qui me connaissaient bien, mais qui ne pouvaient comprendre les motifs qui me faisaient agir ; j'insistai, je ne me rebutai point par les réponses évasives ; je m'adressai enfin à M. Delavau, qui m'accorda tout ce que je demandais. Quelques mois me suffirent pour épuiser la mine dont on m'avait rendu maître ; je fis bien de ne pas retarder, car à peine avais-je fini qu'il vint un ordre de mettre au pilon tous les papiers que je venais de remuer ; je dois avouer que cette mesure était nécessaire, mais on a détruit par là quelques documents curieux qu'un examen préalable aurait pu conserver.

Il existe à la préfecture de police une importante division connue sous le nom de *Bureau des Mœurs* ; là se trouvent des registres et des papiers d'une haute importance, là sont des hommes d'un mérite consommé, d'une expérience immense, et qui, dans leurs attributions respectives, rendent à la chose publique des services d'autant plus méritoires que ces services sont ignorés et rétribués d'une manière très mesquine : je rendrai à ces hommes ce qui leur appartient, et, en faisant connaître le bien qu'ils opèrent, j'aime à croire que le public reviendra des injustes préventions qu'il peut avoir à leur égard.

J'ai puisé largement à cette source précieuse, et je puis dire que c'est dans ce bureau que j'ai com-

posé mon livre ; j'en suis redevable à la bienveil-
lance de M. Debelleyme et de M. Mangin ; ce dernier surtout prenait à mon travail un tel intérêt,
qu'il me fit plusieurs fois appeler dans son cabinet
pour stimuler mon zèle et m'encourager par quelques paroles flatteuses ; j'en suis encore redevable,
depuis la révolution de juillet, à MM. Girod (de
l'Ain), Baude, Vivïen et Gisquet.

Il m'a fallu plusieurs années pour achever, dans
le bureau dont je parle, le relevé, non seulement
des écritures qu'on y tient et des registres qu'on y
conserve, mais encore des *dossiers individuels* tenus sur toutes ces femmes infâmes qui se trouvent
à la tête des maisons de prostitution, et sur chacune des filles publiques que l'administration a pu
soumettre à sa surveillance.

Ces renseignements sont assurément très précieux,
mais je ne puis les comparer, pour la valeur et l'importance, à ceux que je tiens des médecins et des
employés, qui, sans se fatiguer de ma présence et
de mes questions, ont toujours été au-devant de
mes désirs avec un empressement que je n'oublierai
jamais : ils ne prendront pas, j'en suis sûr, en mauvaise part l'aveu que je fais ici, d'avoir toujours
soumis à une sorte de contrôle les renseignements
nouveaux qu'ils me donnaient, et d'avoir toujours
questionné, sur le même sujet, plusieurs autres
personnes ; l'amour de l'exactitude, qui est chez moi

une véritable religion, me mit dans la nécessité de procéder de cette manière, car lorsque des renseignements n'ont pas été *chiffrés* par ceux qui les ont recueillis, et surtout lorsque ces renseignements sont en fort petit nombre, les chances d'erreur sont trop nombreuses pour qu'on puisse se dispenser de la vérification. Cet aveu de ma part expliquera pourquoi l'on m'a vu revenir si souvent à la charge sur quelques points en apparence fort insignifiants.

On saura, par la lecture de ce travail, que les prostituées passent une partie de leur temps, soit dans la prison, soit à l'hôpital ; je devais les suivre dans ces deux endroits, et les y étudier avec un nouveau soin.

Dans la prison que j'ai visitée une multitude de fois, et aux différentes heures du jour et de la nuit, j'ai recueilli des renseignements tout nouveaux et du plus haut intérêt, de la part des chefs et des aumôniers, de la part des médecins attachés aux infirmeries, de la part des surveillants et des surveillantes, ainsi que de bien d'autres personnes dont j'avais reconnu l'intelligence, et qui, dirigées par moi, pouvaient me procurer de précieuses vérifications.

J'ai pratiqué, dans l'hôpital, ce que j'avais fait dans la prison ; j'ai suivi nombre de fois les visites des médecins et des chirurgiens de cet établissement ; j'ai réitéré mes courses chez quelques uns d'entre eux, jusqu'à me rendre véritablement importun ; j'ai mis à contribution les observations des surveillantes et des infirmières , et surtout les renseignements de quelques élèves intelligents ; j'attache à ces renseignements d'autant plus de valeur, qu'ils sont basés sur des nombres , et que l'exactitude m'en est démontrée.

J'ai parlé, dans le paragraphe précédent , de quelques dames vénérables, qu'une vertu sublime, réunie à l'héroïsme du courage , portait à affronter les horreurs d'une prison, pour y distribuer quelques consolations à la classe regardée comme la plus abjecte et la plus repoussante des détenus ; j'ai dû me concerter avec ces dames , et les prier de me communiquer les observations particulières qu'elles avaient pu faire sur les malheureuses auxquelles elles s'intéressaient. On devine aisément la manière dont ma demande fut accueillie : les renseignements les plus précieux m'ont été donnés de vive voix et par écrit ; ils sont pour moi d'un prix infini, car ils ne pouvaient être recueillis que par des personnes d'un esprit cultivé, ayant l'habitude du monde, et surtout douées de cette sagacité qui permet de saisir, d'un coup d'œil, les penchants et la tournure d'esprit des individus que l'on interroge ou qui passent sous les yeux.

J'ai découvert, dans le cours de ces recherches, l'existence d'une foule de personnes qui, par leur position actuelle ou par les places qu'elles avaient occupées, pouvaient me donner d'utiles renseignements; je n'ai pas manqué d'aller les voir et de mettre leur savoir à contribution : ces personnes m'ont particulièrement servi à vérifier et à controler ce que j'apprenais par des rapports auxquels je pouvais soupçonner quelques inexactitudes.

Devais-je négliger l'instruction que je ne pouvais manquer d'acquérir dans les repaires mêmes de la prostitution, repaires si nombreux dans toutes les grandes accumulations d'hommes, et qui, par cela même, intéressent non seulement la tranquillité et la salubrité publiques, mais, ce qui est bien plus important, les bonnes mœurs de toute une population? Je ne les ai pas négligés, je les ai tous étudiés avec un soin extrême, et voici les raisons qui m'ont déterminé.

Quand des motifs aussi nobles que l'amour du bien public nous entraînent dans des recherches, il faut, comme je l'ai dit au commencement de ce paragraphe, ne rien négliger de tout ce qui, d'une manière directe ou indirecte, peut toucher à ce sujet : sans cela on s'expose aux plus graves erreurs et on peut devenir pernicieux tout en cherchant à se rendre utile. C'est même le plus ordinairement dans l'observation des objets les plus abjects, les plus indifférents en apparence et par suite les plus dédaignés, que l'on découvre les vices d'un système ou les moyens de prévenir de graves inconvénients. En voici un exemple que je cite d'autant plus volontiers qu'il m'est personnel. Lorsque je m'occupais de recherches sur les égouts de Paris (1), tout me parut parfait tant que je me contentai de les étudier à la surface du sol ; mais après les avoir visités à l'intérieur, ayant souvent de la vase jusqu'au-dessus des genoux, il me fut facile d'entrevoir ce qu'avait de vicieux le système suivi jusqu'alors. Je pus prévoir les graves dangers auxquels la capitale allait être exposée, et indiquer les moyens d'y porter un prompt remède. Il y a plus de dix ans que mon mémoire a paru ; je n'ai pas été consulté pour les immenses travaux souterrains exécutés depuis cette époque, mais les ingénieurs ont changé de système : ils ont probablement reconnu la justesse de mes observations ; car dans la direction nouvelle donnée aux égouts et dans plusieurs détails de construction, ils ont suivi avec fidélité ce que j'avais indiqué dans mon livre. Ces résultats sont pour moi satisfaisants ; les aurais-je obtenus si je n'eusse écouté que ma répugnance et la crainte des dangers inséparables de ces sortes de recherches?

Revenant aux repaires abjects de la prostitution,

(1) Voyez *Essai sur les cloaques ou égouts de la ville de Paris*, envisagée sous le rapport de l'hygiène publique et de la topographie médicale de cette ville. — *Rapport sur le curage des égouts Amelot, de la Roquette, Saint-Martin et autres*, formant les pages 156 à 437 du tome Ier de mon ouvrage intitulé : *Hygiène publique*, ou *Mémoires sur les questions les plus importantes de l'hygiène, appliquée aux professions et aux travaux d'utilité publique.* Paris, 1836, 2 vol. in-8 avec fig.

je dois avouer de nouveau qu'il m'a fallu, pour les étudier, un effort de courage supérieur à celui dont j'étais animé en visitant les égouts remplis de fange et d'air infect, et dans lesquels mon existence ponvait être compromise; dans cette nouvelle investigation, j'ai dû plus d'une fois ranimer mon courage et rappeler à mon souvenir l'engagement formel que j'avais pris avec moi-même de ne pas me laisser rebuter par les difficultés que je rencontrerais nécessairement. La nature de ces difficultés les eût rendues insurmontables, si j'avais été abandonné à moi-même; mais grâce à l'intervention des médecins et des différents chefs du *Bureau des Mœurs*, j'ai pu visiter, à toutes les heures du jour et de la nuit, les maisons dont il est ici question et y faire une ample moisson d'observations importantes; les médecins m'y ont accompagné pendant le jour, l'officier de paix attaché au bureau m'y a conduit pendant la nuit. J'ai pu ensuite, TOUJOURS ACCOMPAGNÉ PAR UN INSPECTEUR, y retourner et y faire toutes les vérifications qui m'ont paru nécessaires.

On comprendra difficilement, même par cet exposé, la multitude de courses et de démarches qu'a dû nécessairement exiger la confection de mon travail; c'est par milliers qu'il faut compter ces démarches; ici le travail de cabinet n'est rien à côté de celui qu'a nécessité la collection des matériaux, et surtout les vérifications; ces dernières étaient d'autant plus nécessaires, qu'elles m'ont plus d'une fois démontré l'inexactitude de documents très curieux au premier aspect, auxquels j'avais consacré plusieurs mois de mon temps et que j'ai dû par conséquent rejeter; c'est là une des plus rudes épreuves auxquelles ma patience ait été exposée.

Dans la collection et dans la rédaction de tous mes matériaux, j'ai fait les plus grands efforts pour arriver à des résultats numériques sur tous les points que j'entreprenais de traiter; car, à l'époque actuelle, un esprit judicieux peut-il être satisfait de ces expressions : *beaucoup*, *souvent*, *quelquefois*, *très souvent*, etc., dont on s'est contenté jusqu'ici, même dans des circonstances où il s'agissait, pour l'administration, de déterminations graves et d'une conséquence immense? Que veut dire en effet le mot *beaucoup* dans le cas dont nous parlons? équivaut-il à dix, à vingt, à cent, car on a cette latitude pour l'interpréter?

Toute assertion de cette nature ne peut avoir de valeur sans les chiffres qui seuls permettent la comparaison; ce n'est qu'à l'aide de cette méthode que l'on fait avancer une science, et que l'on offre à l'administration le moyen de marcher avec confiance de perfectionnements en perfectionnements. Cette méthode, que j'appellerai statistique, appliquée depuis quelque temps à la médecine, lui a donné sur plusieurs points un degré de certitude qui nous fait prédire qu'elle sera, avant peu, généralement adoptée. Si elle a maintenant des détracteurs, c'est qu'elle exige du travail, et que les travailleurs sont plus rares que les hommes d'esprit, même parmi les médecins.

Il est une foule de circonstances dans lesquelles cette méthode numérique ne saurait être appliquée; c'est ce qui arrive principalement pour les renseignements qui sont en petit nombre, qui n'ont pas été écrits et que l'on recueille de la bouche de plusieurs personnes. Je me trouve malheureusement dans ce cas pour beaucoup de documents dont je dois me servir; mais que faire en pareille circonstance? Faudrait-il rejeter tous ces documents? Non assurément, car ils ont leur mérite et leur importance; seulement ils sont moins probants que les autres. Ainsi, on me verra employer les expressions que je viens de stigmatiser, mais je ne m'en servirai que parce que je ne pourrai pas faire autrement, et en avertissant mes lecteurs de ne pas donner à mes assertions une valeur plus grande que celle que je leur attribue moi-même.

J'ai trouvé devant moi un champ inculte et couvert de ronces et d'épines; j'ai entrepris de le défricher; en suis-je venu à bout? c'est ce que je ne pourrais affirmer. Si ma conscience me dit que j'ai beaucoup fait, mon expérience me prouve que je laisse beaucoup à faire; mais je crois pouvoir me rendre le témoignage d'avoir tracé la route qu'il convient de suivre pour perfectionner ce que j'ai commencé. Que d'autres entrent dans la carrière, qu'ils la poursuivent avec courage, et je leur promets que les peines qu'ils se donneront ne resteront pas sans fruit.

DE

LA PROSTITUTION

DANS

LA VILLE DE PARIS.

CHAPITRE PREMIER.

QUESTIONS GÉNÉRALES.

§ Iᵉʳ. *Définition d'une prostituée et de la prostitution.*

Circonstances qui, dans le langage administratif, constituent la prostitution. — Différence qu'il faut établir entre la femme débauchée et la
femme prostituée. — Devoirs de la police à l'égard de l'une et de l'autre.
— Combien cette distinction est importante.

Les mots de prostituée et de prostitution n'ayant
pas dans l'esprit et le langage de tout le monde la
même signification, il nous a semblé nécessaire de
commencer ce travail par en donner une définition
nette et précise, qui écarte toute équivoque, et fasse
bien comprendre le sens que nous y attachons.

Dans le sens et le langage administratifs, une femme ou une fille qui s'abandonnent au désordre, qui se livrent au premier venu, ne sont pas pour cela des prostituées : il faut, pour leur donner cette dernière qualification, une réunion de circonstances que nous trouvons indiquées, d'une manière assez complète, dans le message que le Directoire exécutif adressa au conseil des Cinq-Cents, en lui représentant la nécessité d'une loi répressive de la prostitution. Voici, d'après ce message, ce qui devait, aux yeux du législateur, constituer la fille publique: *récidive, ou concours de plusieurs faits particuliers légalement constatés ; notoriété publique ; arrestation et flagrant délit prouvé par des témoins autres que le dénonciateur ou l'agent de police.*

Lorsque nous nous occuperons de tout ce qui regarde la législation des prostituées, nous reviendrons sur ce message qui date de nivose an IV (1796), et auquel on ne donna pas de suite.

Il résulte de ce qui précède que si la femme débauchée n'est pas encore une prostituée, c'est avec raison que les administrateurs ont fait une distinction entre la débauche publique et la prostitution publique ; suivant ces administrateurs, une femme ou une fille qu'on débauche n'est pas encore une prostituée ; la débauche publique alimente la prostitution publique ; elle est le passage d'une vie honnête à l'état d'abjection d'une classe qui se sépare de la société, qui y renonce, qui, par des habitudes scandaleuses, hardiment et constamment publiques, déclare abjurer cette société et les lois communes qui la régissent. Tant qu'une femme se renferme dans les habitudes ordinaires de la vie, l'administration ne peut la considérer que comme un être qui fait partie de la société ; elle lui doit protection, et n'exerce à son égard aucune surveillance spéciale ; mais cette position de l'une et l'action de l'autre changent au moment même où la femme passe dans cet état de brutalité scandaleuse dont l'autorité doit réprimer les excès.

Ainsi, en traitant des prostituées de la ville de Paris, nous n'entendons pas parler de toutes les *débauchées* qui existent dans cette ville; nous bornons nos recherches à ces débauchées d'un genre particulier, qui, *par un concours de circonstances, et par des habitudes scandaleuses hardiment et constamment publiques*, forment cette classe particulière de la société que l'administration doit suivre et surveiller avec le plus grand soin, et que nous nommons prostituées ou filles publiques.

Les distinctions que nous venons de faire paraîtront peut-être un peu subtiles à quelques personnes, mais elles deviendront plus claires lorsque l'on connaîtra bien les différentes classes de prostituées et les circonstances particulières qui précèdent et nécessitent leur inscription.

Entrons maintenant en matière. Le champ que nous avons à exploiter reste assez vaste pour nous occuper pendant long-temps; il est assez important pour mériter toute notre attention.

§ II. *Quel est le nombre des prostituées reconnues et enregistrées, exerçant leur métier dans la ville de Paris.*

Point de renseignements sur ce nombre dans les temps anciens. — A quoi tient cette pénurie. — On est toujours disposé à exagérer le nombre des prostituées. — Cette disposition à l'exagération se remarque en Angleterre comme en France. — Ce n'est que depuis quelques années qu'on possède des données plus exactes sur ce point important. — Tableau indiquant ce nombre par année et par mois, depuis 1815 jusqu'à 1834. —Quelques considérations sur ce qu'enseigne ce tableau.

Avant d'arriver à l'époque actuelle, jetons nos regards en arrière, et voyons ce que les anciens nous apprennent sur cette importante question.

Il n'est pas un historien de Paris qui ne parle des prostituées de cette ville et qui ne dépeigne, d'une manière énergique, l'immoralité de son époque et les vices que présente, sous ce rapport, l'administration sous laquelle il vivait; mais si nous cherchons dans les ouvrages quelque chose de positif et les moyens de comparer ce qui se passait à ces époques avec ce que nous observons aujourd'hui, nous reconnaissons qu'ils ne renferment que des déclamations, et rien qui puisse nous instruire.

Cette disette de détails se conçoit aisément dans

les anciens historiens qui, appartenant presque tous au corps ecclésiastique, n'ont pas su ce qui se passait, ou qui ont cru servir la religion et les mœurs en taisant quelques détails et en en exagérant d'autres; mais peut-on l'expliquer chez ceux qui ont écrit dans le siècle dernier, et dont l'opinion bien connue n'a pu être influencée par les motifs qui, d'après notre supposition, ont dirigé leurs prédécesseurs? A mon avis, ce silence est dû au désordre qui a existé, jusqu'au commencement de notre siècle, dans tout ce qui concerne la prostitution et à la légèreté avec laquelle l'administration de la police traitait cette partie si importante de ses attributions; à mesure que nous avançons dans ce travail, nous acquérons de nouvelles preuves en faveur de cette supposition : elle ne tardera pas même à devenir pour nous une vérité démontrée.

Le premier document que nous possédions sur le nombre des prostituées de Paris remonte à peu près à l'année 1762 : ce document n'est pas connu; nous l'avons trouvé manuscrit dans les archives de la préfecture de police, avec d'autres papiers relatifs à la prostitution : il est contenu dans un mémoire présenté par un anonyme au lieutenant de police de cette époque; il renferme des vues et des observations qui annoncent de la part de l'auteur beaucoup de sagacité et une connaissance profonde du sujet qu'il traitait. Cet auteur portait à vingt-cinq mille le nombre des prostituées exerçant leur métier dans la ville de Paris.

A peu près à la même époque, Restif de la Bretonne fit paraître son *Pornographe* dans lequel il s'occupe du même sujet, et estime à vingt mille le nombre de filles de toutes les classes faisant le métier sur le pavé de Paris ; mais ni lui, ni l'auteur précédent, ne donnent les sources où ils ont puisé les éléments de leurs calculs.

Une vieille tradition de la préfecture de police, et qui était encore dans toute sa vigueur au commencement de ce siècle, voulait que l'on portât à quinze mille et même à trente mille la quantité de prostituées avant la révolution ; dans ce dernier nombre de trente mille, on comptait les femmes galantes de tout genre, les ouvrières faisant ressource de leur corps, et les femmes de théâtre ; les femmes publiques, notoirement connues pour telles, faisaient plus de la grande moitié de ce nombre ; et de cette dernière classe, il y en avait de neuf à dix mille qui trafiquaient dans les rues. Ces détails acquerront beaucoup d'importance lorsqu'on saura qu'ils sont dus à M. Boucher, un de ces hommes supérieurs, qu'on trouve quelquefois enfouis dans les bureaux des administrations : nous aurons souvent occasion de citer ses travaux.

Il est facile de voir au premier aperçu qu'il règne beaucoup de vague et d'incertitude dans cette

évaluation du nombre des prostituées avant la révolution, et qu'à l'époque actuelle on ne pourrait
pas se contenter de pareils documents ; nous ne
sommes pas cependant encore très éloignés du moment où l'administration était réduite à de semblables suppositions ; car le 3 prairial an **x** (23 mai
1802), Fouché, alors ministre de la police générale
de la République, ayant eu l'idée de créer dans toutes
les villes de la France des dispensaires, estima, en
parlant de Paris, qu'on pouvait y compter *trente
mille* filles publiques. Dix ans plus tard, en 1810, le
ministre de la police générale ayant demandé au préfet de police quel pouvait être, approximativement,
le nombre des prostituées de la capitale, il lui fut
répondu, dans une note signée de l'inspecteur général et de cinq de ses adjoints, que ce nombre pouvait
aller à dix-huit mille, dont la moitié environ n'était
composée que de femmes et de filles entretenues.

Si les perfectionnements apportés dans le régime
et dans la police des prostituées ont fourni à l'administration des données plus certaines sur leur véritable nombre, ces données n'ont pas encore pénétré
dans le public ; nous en avons acquis la preuve en
conversant avec beaucoup de personnes, et dans la
lecture de quelques pamphlets politiques publiés dans
ces dernières années. L'auteur de la biographie des
commissaires de police, qui écrivait en 1826, éta-
blissait en principe que le nombre des prostituées

de Paris dépassait quinze mille ; et depuis la révolution de juillet, des pamphlets les ont reportées à vingt mille ; un membre des plus influents de la société des droits l'homme a soutenu devant moi et s'est chargé de prouver que le nombre en était de soixante mille.

Cette tendance à exagérer le nombre des prostituées qui se trouvent dans une ville n'est pas particulière aux Parisiens, on la trouve au même degré chez les habitants de Londres ; en voici la preuve : mon ami, M. Guerry, dans le voyage qu'il fit en Angleterre dans le cours de 1834, voulut bien recueillir, pour moi, quelques renseignements et entre autres des notions sur le nombre des prostituées de la capitale de ce pays : un magistrat de police lui assura gravement qu'il n'y en avait pas moins de soixante-dix mille ; un autre magistrat de police réduisit ce nombre à cinquante mille, ce qui est l'avis de l'illustre Colquhoun, notre autorité en France. En général, les gens les plus raisonnables ne craignaient pas de porter ce nombre au-dessous de trente à quarante mille.

M. Guerry, peu satisfait de ces opinions, et sachant mieux que personne ce que valent des opinions, s'adressa à M. Mayne, l'un des deux directeurs de la police, qui prit quelques renseignements auprès des surintendants des divers quartiers ; et il résulta de cette enquête, *qu'il ne devait pas y avoir à*

Londres plus de huit à dix mille filles publiques.
Qu'on juge d'après ces détails de l'utilité ou de l'importance des données statistiques, et qu'on nous dise si ces données restent sans avantage même pour la réputation d'un peuple. J'avais donc raison en avançant dans mon introduction que je m'en servirais, comme d'un instrument de prédilection, chaque fois que je pourrais m'en procurer d'authentiques.

D'après la distinction que nous avons établie entre la débauche et la prostitution publique, il est évident que notre travail ne se rapportant qu'à cette dernière classe de désordres, les renseignements dont j'ai parlé plus haut ne peuvent pas nous servir ; car s'ils nous apprennent qu'avant nous l'immoralité a été grande, ils ne nous traduisent en chiffres ni le degré de cette immoralité, ni le nombre des femmes auxquelles nous sommes convenus d'appliquer l'épithète de prostituées.

Ce n'est que depuis l'administration de M. le baron Pasquier, et surtout depuis 1816, que nous avons, sous ce rapport, des documents positifs ; ces documents sont dus aux perfectionnements apportés dans cette branche importante de l'administration, et à la recherche minutieuse et non interrompue que fait la police de toutes les femmes qui exercent assez publiquement le métier de prostituées pour qu'on puisse les assujettir à une surveillance légale.

Je joins ici un tableau indiquant, pour vingt-et-une années, le nombre des prostituées que l'administration a pu réunir sur les contrôles et assujettir à la surveillance. Ces renseignements sont précieux; je puis répondre de leur exactitude, les ayant soumis à toutes les épreuves de vérifications dont je pouvais disposer. Je dois toutefois avouer qu'il pourrait se trouver quelque erreur dans les quatre premières années de 1812 à 1816, ce qui tient aux malheurs des deux invasions, et surtout à l'obscurité remarquable qui règne dans les comptes-rendus de M. Chamseru, alors médecin en chef du dispensaire; mais à partir de cette époque, les moyens de contrôle se multipliant, les erreurs deviennent véritablement impossibles.

TABLEAU

INDIQUANT MOIS PAR MOIS, POUR 21 ANNÉES, LE NOMBRE DES PROSTITUÉES INSCRITES SUR LES REGISTRES DE L'ADMINISTRATION.

ANNÉES.	JANV.	FÉV.	MARS.	AVRIL.	MAI.	JUIN.	JUILL.	AOUT.	SEPT.	OCTOB.	NOV.	DÉC.	TOTAL par année.	MOYENNE.
1812	1110	1124	1180	1235	1267	1296	1299	1372	1403	1396	1388	1453	15523	1293.58
1813	1449	1521	1542	1621	1648	1679	1686	1752	1786	1793	1775	1761	20113	1676.08
1814	1801	1869	1961	1902	1919	1940	1959	1954	1966	1954	1865	1776	22866	1905.50
1815	1780	1316	1899	1823	1901	1909	1934	1985	1942	1990	1848	1892	22249	1854.08
1816	1970	2019	2042	2168	2197	2213	2278	2345	2238	2256	2252	2248	26226	2185.50
1817	2281	2264	2337	2204	2268	2343	2411	2504	2545	2566	2579	2651	28953	2412.75
1818	2523	2584	2561	2538	2584	2575	2598	2645	2572	2670	2589	2603	31042	2586.83
1819	2687	2650	2636	2613	2613	2597	2531	2536	2574	2598	2600	2645	31280	2606.66
1820	2611	2670	2689	2687	2745	2776	2797	2759	2795	2788	2807	2833	32957	2746.41
1821	2827	2760	2822	2842	2904	2845	2964	2997	2983	3065	2988	2969	34966	2913.83
1822	2984	2958	2960	2945	2895	2918	2854	2864	2865	2898	2851	2839	34831	2902.58
1823	2819	2803	2761	2728	2746	2709	2661	2666	2671	2657	2647	2636	32510	2709.16
1824	2621	2631	2635	2639	2668	2642	2676	2717	2664	2687	2653	2612	31845	2653.75
1825	2627	2594	2600	2599	2629	2632	2617	2645	2658	2643	2601	2638	31483	2623.58
1826	2582	2539	2543	2504	2515	2492	2465	2461	2472	2487	2447	2438	29948	2495.66
1827	2418	2114	2402	2429	2449	2495	2481	2525	2508	2513	2509	2520	29663	2471.91
1828	2512	2504	2567	2611	2591	2639	2643	2706	2754	2786	2817	2826	31956	2663.00
1829	2875	2776	2747	2643	2604	2611	2680	2930	3006	3036	3083	3127	34118	2843.16
1830	3084	3047	3064	3053	3040	3043	3044	3016	3002	3008	2965	2971	36337	3028.08
1831	3022	3072	3068	3133	3154	3181	3246	3341	3400	3479	3505	3527	39128	3260.66
1832	3551	3595	3594	3582	3556	3535	3494	3472	3512	3580	3611	3617	42699	3558.25

Si nous jetons les yeux sur la dernière colonne du tableau précédent, qui renferme la moyenne des nombres offerts par chacun des douze mois de chaque année, nous serons surpris de la faiblesse de ce nombre pour l'année 1812. Qu'est-ce en effet que 1,293 filles publiques pour une capitale comme Paris? Aussi voyons-nous ce nombre s'augmenter d'année en année, et dans l'espace de trois ans dépasser 1,900.

Ce nombre s'abaisse sensiblement en 1815, mais il se relève incontinent après pour s'accroître d'une manière régulière jusqu'en 1822, époque à laquelle les inscriptions s'élèvent à plus de 2,900; on les voit ensuite s'abaisser à 2,400 en 1827; puis se relever et dépasser 3,000 en 1830.

Si, en prenant isolément chaque année, nous étudions les douze mois qui la composent, de la même manière que nous venons d'examiner les vingt-et-une années qui comprennent notre période, nous trouverons, entre chacun de ces mois, des oscillations qui ne sont pas moins remarquables.

Nous attachons peu d'importance à l'augmentation de 273 qui se trouve entre décembre et mars 1812, et à un autre accroissement de 312 entre janvier 1813 et décembre de la même année. Les causes en sont naturelles, et s'expliquent aisément; mais nous fixerons l'attention de nos lecteurs sur la différence qui existe entre janvier 1814 et septembre de la même année (différence en plus, 165), et sur un fait semblable qui se répète l'année suivante à partir de février jusqu'en octobre 1815 (différence en plus pour ce dernier mois, 644); circonstance d'autant plus remarquable que la moyenne de cette année offre, sur l'année précédente, une diminution de 51.

Ces variations, remarquables par l'élévation du chiffre qui les exprime, arrivent quelquefois subitement et sans transition. Ainsi, en septembre 1816, le chiffre dont nous parlons, après avoir eu pendant plusieurs mois une tendance continuelle à s'élever, tombe tout-à-coup de 133 pour remonter, deux mois après, de 139; en octobre 1821, il arrive subitement à 3,065, élévation inouïe jusqu'alors; mais il redescend ensuite, et ce n'est que huit ans plus tard qu'il revient au même nombre.

Ces oscillations de 50, de 80, et même de 100, se remarquent dans presque toutes les années; on pourrait dire qu'elles sont inhérentes aux prostituées qui sont organisées et assujetties à un contrôle; mais au milieu de ces variations, ce qui doit le plus frapper, c'est la tendance qu'a toujours à s'accroître, à Paris, cette partie malheureuse de la société. Gardons-nous toutefois d'en accuser la dépravation plus grande de notre époque; cette augmentation et ces variations tiennent à des causes nombreuses dont nous ne devons pas nous occuper ici, et qui trouveront leur place dans les différents chapitres qui vont suivre, et pour l'intelligence desquels nous renverrons fréquemment au tableau précédent.

§ III. *Quels sont les pays qui fournissent les prostituées, et dans quelle proportion chacun d'eux les envoie-t-il à Paris.*

Opinion de Restif de la Bretonne. — Rien de positif à cet égard. — Ce que j'ai fait pour connaître les pays d'où elles viennent. — Indication des étrangères à l'Europe. — Indication des Européennes étrangères à la France. — Indication de toutes celles qui sont venues des chefs-lieux de leurs préfectures et des campagnes de tous les départements de la France, dans l'espace de quinze ans.

Restif de la Bretonne a voulu traiter ce sujet, mais il l'a fait avec la légèreté qui caractérise ses nombreuses productions. On en jugera par l'extrait suivant.

«.... Paris est devenu le rendez-vous général de la débauche ; de cinquante femmes sans mœurs qui seront dans le royaume, on y en trouvera toujours quarante-neuf ; de manière qu'il y a toujours neuf fois plus de libertinage dans cette ville seule qu'il n'y en a dans le reste de la monarchie. Chaque province fournit à sa débauche, et lui envoie, si l'on peut s'exprimer ainsi, les immondices de ses mœurs, puisque toutes les femmes qui scandalisent aujourd'hui le public dans Paris, sont ou *Lyonnaises*, ou *Picardes, Champenoises, Normandes, Proven-*

çales, *Languedociennes*...... C'est un flux et re-
flux de provinciales qui vont et qui viennent des différentes parties du royaume..... Les femmes galantes
se rendent de tous côtés dans la capitale *pour y
faire fortune* dans la débauche, comme les finan-
ciers y viennent de toutes parts pour s'enrichir dans
les fermes..... Et comme si ce n'était pas assez que
cette ville renfermât dans ses murailles toutes les
femmes sans mœurs du royaume, elle se charge encore de celles des étrangers. Elle est pleine de courtisanes *allemandes, suisses, polonaises, saxonnes,
espagnoles, italiennes, et même anglaises;* de
manière qu'on peut regarder Paris, non seulement
comme le centre de l'incontinence de la France,
mais même comme le mauvais lieu de l'Europe (1).»

D'après ce passage remarquable d'un homme qui,
traitant *ex professo* un sujet, devait l'avoir bien
étudié, nous pourrions en conclure qu'à l'époque
où Restif écrivait, on ne comptait pas de Parisiennes parmi les prostituées de la capitale, puisque
toutes les femmes qui la scandalisaient venaient des
provinces; que toutes ces provinces nous les en-
voyaient dans la même proportion, car on n'établit
pas de distinction sous ce rapport entre les unes et
les autres ; enfin qu'on y comptait autant d'étrangères que de Françaises, puisqu'il y est dit positive-

____

(1) *Le Pornographe*, page 192.

ment que Paris recevait *toutes* les femmes sans mœurs des pays étrangers ; qu'il était *plein* de courtisanes allemandes, etc.

Ce vague nous surprend ; mais avait-on, au moment où j'ai commencé mes recherches, des données plus certaines sur la véritable origine des prostituées de Paris ? Je dois dire qu'à l'exception de deux ou trois employés chargés de questionner et d'inscrire ces femmes, personne ne se doutait quel pouvait être à cet égard le véritable état des choses ; j'avouerai même qu'en analysant les réponses faites à mes questions, j'y trouve plus de vague que dans Restif lui-même ; il fallait, pour avoir quelque chose de positif, faire le relevé des registres d'inscription. Or personne n'avait pensé à ce travail, et si quelqu'un y avait songé, il est probable que l'effroi qu'a dû nécessairement causer le nombre et la grosseur des volumes aura fait reculer ceux qui auraient été tentés de l'entreprendre ; plus hardi que les autres, j'ai abordé ce travail ; plus persévérant, je l'ai terminé. On va voir par les détails suivants si j'ai travaillé en vain, et s'il était une autre manière d'arriver à des données capables de satisfaire l'esprit et d'être utile à l'administration.

Sur les 12,707 femmes inscrites à Paris depuis le 16 avril 1816, époque à laquelle on fit un recensement général, jusqu'au 31 avril 1831, c'est-à-dire pendant 5 années,

24 n'ont jamais pu indiquer les pays qui les avaient vues naître;

31 sont venues des différents pays étrangers à l'Europe;

451 appartenaient aux contrées de l'Europe étrangères à la France;

12,201 étaient nées dans nos départements.

Je vais entrer, au sujet de ces différentes catégories, dans quelques détails qui me paraissent indispensables pour l'intelligence de plusieurs particularités dignes d'intérêt.

Je n'ai rien à dire sur les 24 malheureuses dont on n'a pas pu connaître le lieu de naissance. Jetées dans le monde dès leur plus tendre enfance, elles avaient oublié le nom des personnes qui leur donnèrent les premiers soins, et trouvaient dans la prostitution, qui leur paraissait un état tout naturel, un moyen de pourvoir à leur triste existence.

Parmi les 31 étrangères à l'Europe on a compté :

> 18 Américaines.
> 11 Africaines.
> 2 Asiatiques.
> ———
> Total . . . 31

Les Américaines venaient du Canada, des États-Unis, de Saint-Domingue, de la Guadeloupe, de la Martinique, et de la Guyane française.

Les Africaines appartenaient à l'Égypte, au Cap de Bonne-Espérance, aux Iles de France et de Bourbon, et à Madagascar.

Les Asiatiques étaient nées, l'une à Calcutta et l'autre à Madras.

Les 451 Européennes, étrangères à la France, ont été fournies dans les proportions suivantes par les différents pays dont voici l'énonciation :

		Report. . . .	269
Angleterre	23	Naples	3
Écosse.	1	Piémont	11
Irlande	4	Pologne.	6
Autriche	15	Portugal	1
Les 3 villes anséatiques.	4	Prusse	58
Duché de Bade	2	Rome.	7
Bavière.	6	Russie	2
Belgique	161	Ile de Sardaigne	2
Espagne	14	Savoie	22
Hanovre	2	Ile de Sicile.	1
Hollande.	23	Suède.	1
Ile d'Elbe.	1	Suisse.	59
Illyrie.	3	Toscane	4
Milanais	9	Turquie.	2
Ile de Malte	1	Westphalie.	3
	269		451

Dans tous ces pays, ce sont toujours les capitales ou les grandes villes qui fournissent la majeure partie des sujets qu'ils nous envoient ; ainsi, sur les 23 femmes venues d'Angleterre, 17 étaient de Londres ; Vienne a fourni 8 Autrichiennes ; Madrid et Cadix se sont partagé également les Espagnoles ; Amsterdam peut réclamer plus de la moitié des Hollandaises ; enfin tous les pays qui n'en ont fourni que deux ou trois, les ont également envoyées de leurs capitales. La Prusse seule fait une exception à cette règle : Berlin n'en peut réclamer que 7 ; la majeure partie du contingent de ce pays est venue de la Prusse Rhénane.

Dans cet examen, la Suisse offre quelque chose de remarquable : tous les cantons, à l'exception de trois, ont envoyé un pareil nombre de filles à Paris ; il n'y a que celui de Genève qui, dans cette fourniture, l'emporte sur les autres ; les Génevoises figurent au nombre de 15 dans les 59 Helvétiennes venues à Paris.

La régularité avec laquelle ces étrangères arrivent tous les ans à Paris, et cela dans des proportions à peu près semblables, est digne d'attention. On pourra se faire une idée de cette régularité par le tableau suivant :

DATES.	NOMBRE EFFECTIF.	NOMBRE PAR MOIS.	DATES.	NOMBRE EFFECTIF.	NOMBRE PAR MOIS.
1816	73	6,08	1824	27	2,25
1817	61	5,08	1825	22	1,83
1818	33	2,75	1826	14	2,16
1819	23	1,91	1827	27	2,25
1820	31	2,58	1828	27	2,25
1821	34	2,83	1829	32	2,66
1822	20	1,66	1830	20	1,66
1823	17	1,41	1831	21	1,75

Si l'on met de côté les années 1816 et 1817 qui, par des raisons qui tiennent d'une part aux deux invasions, et, de l'autre, à la famine qui à cette dernière époque ravagea l'Europe, ne peuvent que rarement entrer en ligne de compte, tant qu'il s'agit d'établir quelques moyennes dans toutes les questions qui appartiennent aux prostituées de Paris, on voit qu'il ne s'en présente jamais moins de 1 par mois; que ce nombre est ordinairement de **2**, et qu'il ne va jamais à 3.

J'ai dit plus haut que la France avait fourni à elle seule 12,201 filles publiques à la ville de Paris; c'est ici que les détails deviennent aussi curieux qu'importants.

Si nous examinons en masse tous les départements, nous trouvons que tous, à l'exception d'un seul, ont, dans l'espace de 15 années, payé à la capitale un tribut en prostituées, mais cela dans des proportions très inégales, comme on va le voir dans le tableau suivant, qui indique non seulement la quantité effective de ces filles fournies par les chefs-lieux, les sous-préfectures et les campagnes de chaque département, mais encore ces mêmes quantités ramenées à 1,000, ce qui permet de saisir avec plus de facilité et d'un seul coup d'œil les rapports qu'elles ont entre elles.

NOMBRE DES PROSTITUÉES

*venues à Paris de chaque département
de 1816 à 1831,
et inscrites à la Préfecture de police.*

N°	Département		N°	Département	
1	Seine	5844	44	Jura	23
2	Seine-et-Oise	824	45	Charente-Infér.re	27
3	Seine-Inférieure	546	46	Haut-Rhin	26
4	Seine-et-Marne	453	47	Cher	26
5	Oise	333	48	Bouches-du-Rhône	23
6	Aisne	327	49	Cantal	20
7	Nord	308	50	Vienne	18
8	Somme	302	51	Côtes-du-Nord	16
9	Yonne	272	52	Loire	14
10	Marne	262	53	Indre	14
11	Loiret	256	54	Var	13
12	Aube	207	55	Basses-Pyrénées	12
13	Côte-d'Or	200	56	Loire	12
14	Calvados	194	57	Creuse	12
15	Eure-et-Loir	180	58	Haute-Loire	10
16	Eure	179	59	Hérault	9
17	Moselle	165	60	Haute-Garonne	8
18	Pas-de-Calais	163	61	Drôme	8
19	Meurthe	154	62	Charente	8
20	Haute-Marne	138	63	Haute-Vienne	7
21	Meuse	131	64	Var	6
22	Orne	117	65	Deux-Sèvres	6
23	Rhône	104	66	Pyrénées-Or.les	5
24	Bas-Rhin	101	67	Hautes-Pyrénées	5
25	Haute-Saône	99	68	Lot-et-Garonne	5
26	Manche	98	69	Gard	5
27	Ardennes	83	70	Vendée	4
28	Sarthe	79	71	Tarn-et-Garonne	4
29	Ille-et-Vilaine	77	72	Aveyron	4
30	Doubs	63	73	Tarn	3
31	Loire-Inférieure	63	74	Landes	3
32	Puy-de-Dôme	62	75	Dordogne	3
33	Indre-et-Loire	49	76	Corrèze	3
34	Loir-et-Cher	44	77	Ariège	3
35	Mayenne	46	78	Vaucluse	2
36	Vosges	43	79	Basses-Alpes	2
37	Finistère	42	80	Lot	1
38	Saône-et-Loire	42	81	Gers	1
39	Gironde	39	82	Aude	1
40	Nièvre	39	83	Ardèche	1
41	Morbihan	38	84	Hautes-Alpes	1
42	Maine-et-Loire	35	85	Corse	1
43	Allier	34	86	Lozère	0

DISTRIBUTION PAR RÉGION.

Nord	9287	Sud	83
Est	1231	Cinq Régions	12 200
Centre	1141	Corse	1
Ouest	442	Total	12 201

DÉPARTEMENS.	CH.-LIEUX.		S.-PRÉFECT.		CAMPAGNES		TOTAUX.	
	Total.	s. 1000	Total.	s. 1000	Total.	s. 1000	Total.	s. 1000
Seine	4469	3,54	39	2,61	333	18,71	4744	376,29
Seine-et-Oise. . .	339	26,09	96	7,61	439	34,82	874	69,33
Seine-Inférieure .	318	25,06	75	5,94	153	12,13	546	43,33
Seine-et-Marne. .	36	2,85	141	11,10	276	21,09	453	45,93
Oise	57	4,52	69	5,73	211	16,73	337	26,73
Aisne.	27	2,14	115	9,12	185	14,67	327	25,93
Nord	80	6,34	106	8,40	122	9,67	308	24,43
Somme..	101	8,01	54	4,28	147	11,66	302	24,03
Yonne.	46	3,64	74	5,86	152	12,05	272	21,57
Marne.	48	3,80	141	11,10	73	5,82	262	20,78
Loiret.	152	12,05	44	3,48	60	4,75	256	20,30
Aube	92	7,29	47	3,72	68	5,39	207	16,41
Côte-d'Or. . . .	57	4,52	35	2,77	114	9,04	206	16,34
Calvados. . . .	71	5,63	62	4,91	61	4,83	194	15,38
Eure-et-Loir. . .	79	6,26	43	3,41	58	4,60	180	14,28
Eure	34	2,69	28	2,22	117	9,28	179	14,11
Moselle	89	7,05	13	1,03	63	4,99	165	13,18
Pas-de-Calais.. .	34	2,69	43	3,41	86	6,82	163	12,13
Meurthe	84	6,66	17	1,34	53	4,20	154	12,21
Haute-Marne. . .	17	1,35	26	2,06	95	7,53	138	10,94
Meuse.	10	0,70	44	3,48	77	6,18	131	10,31
Orne	33	2,60	27	2,14	57	4,52	117	9,20
Rhône	97	7,68	1	0,07	6	0,47	104	8,24
Bas-Rhin. . . .	65	5,15	8	0,63	28	2,22	101	8,01
Haute-Saône . . .	13	1,03	7	0,55	79	6,26	99	7,85
Manche.	7	0,55	43	3,41	48	3,80	98	7,77
Ardennes. . . .	7	0,55	30	2,37	46	3,64	83	6,58
Sarthe	44	3,48	5	0,39	30	2,37	79	6,26
Ille-et-Vilaine . .	47	3,72	17	1,34	13	1,03	77	6,10
Doubs..	41	3,25	9	0,71	15	1,11	65	5,15
Loire- Inférieure.	53	4,20	1	0,07	9	0,71	63	4,99
Puy-de-Dôme . .	36	2,85	13	1,03	13	1,03	62	4,91
Indre-et-Loire . .	48	3,80	1	0,07	10	0,79	59	4,67
Loir-et-Cher . . .	21	1,66	12	0,95	21	1,66	54	4,28
Mayenne.. . . .	12	0,95	18	1,42	16	1,27	46	3,64
Vosges..	5	0,38	11	0,87	27	2,14	43	3,41
Finistère	9	0,71	22	1,73	11	0,87	42	3,33
Saône-et-Loire. .	1	0,07	28	2,22	11	0,87	40	3,17
Gironde.	37	2,85	1	0,07	1	0,07	39	3,09
Nièvre.	18	1,42	7	0,55	14	1,11	39	3,09
Morbihan. . . .	7	55	18	1,42	13	1,03	38	3,01
Maine-et-Loire. .	18	1,42	7	5,55	10	0,78	35	2,77
Allier.	22	1,74	7	0,55	5	0,39	34	2,69
Jura.	7	0,55	12	0,95	13	1,03	32	2,53
Charente-Infér. .	11	0,87	13	1,03	3	0,23	27	2,14
Haut-Rhin	11	0,87	8	0,63	7	0,55	26	2,06
Cher	19	1,50	1	0,07	6	0,49	26	2,06

DÉPARTEMENS.	CH.-LIEUX.		S.-PRÉFECT.		CAMPAGNES		TOTAUX.	
	Total.	s. 1000	Total.	s. 1000	Total.	s. 1000	Total	s. 1000
Bouch.-du-Rhône	20	1,58	2	0,15	3	0,23	25	1,98
Cantal	4	0,31	7	0,55	9	0,71	20	1,58
Vienne.	11	0,87	6	0,47	1	0,07	18	1,42
Côtes-du-Nord. .	4	0,31	5	0,39	7	0,50	16	1,26
Loire	1	0,07	4	0,31	9	0,71	14	1,11
Indre.	3	0,23	7	0,55	4	0,31	14	1,11
Ain.	1	0,07	1	0,07	11	0,87	13	1,03
Basses- Pyrénées.	2	0,15	9	0,71	1	0,07	12	0,95
Isère	6	0,47	3	0,23	3	0,23	12	0,95
Creuse	4	0,31	0	0,00	8	0,63	12	0,95
Haute-Loire . . .	10	0,79	0	0,00	0	0,00	10	0,79
Hérault.	6	0,47	1	0,07	2	0,15	9	0,71
Haute-Garonne. .	7	0,55	0	0,00	1	0,07	8	0,63
Drôme.	5	0,39	0	0,00	3	0,23	8	0,63
Charente.	3	0,23	2	0,15	3	0,23	8	0,63
Haute-Vienne . .	4	0,31	0	0,00	3	0,23	7	0,55
Var.	0	0,00	3	0,23	3	0,23	6	0,47
Deux-Sèvres . . .	1	0,07	1	0,07	4	0,31	6	0,47
Pyrénées- Orient.	2	0,15	0	0,00	3	0,23	5	0,39
Hautes-Pyrénées.	1	0,07	1	0,07	3	0,23	5	0,39
Lot-et-Garonne .	3	0,23	0	0,00	2	0,15	5	0,39
Gard.	3	0,23	0	0,00	2	0,15	5	0,39
Vendée.	1	0,07	1	0,07	2	0,15	4	0,31
Tarn-et-Garonne.	1	0,07	0	0,00	3	0,23	4	0,31
Aveyron	0	0,00	1	0,07	3	0,23	4	0,31
Tarn.	0	0,00	2	0,15	1	0,07	3	0,23
Landes.	1	0,07	0	0,00	2	0,15	3	0,23
Dordogne.	2	0,15	1	0,07	0	0,00	3	0,23
Corrèze.	1	0,07	1	0,07	1	0,07	3	0,23
Ariège.	0	0,00	2	0,15	1	0,07	3	0,23
Vaucluse.	2	0,15	0	0,00	0	0,00	2	0,15
Basses-Alpes. . .	0	0,00	1	0,07	1	0,07	2	0,15
Lot.	1	0,07	0	0,00	0	0,00	1	0,07
Gers.	0	0,00	0	0,00	1	0,07	1	0,07
Aude.	0	0,00	0	0,00	1	0,07	1	0,07
Ardèche.	0	0,00	0	0,00	1	0,07	1	0,07
Hautes-Alpes. . .	0	0,00	1	0,07	0	0,00	1	0,07
Corse.	0	0,00	1	0,07	0	0,00	1	0,07
Lozère.	0	0,00	0	0,00	0	0,00	0	0,00

Si le travail précédent nous fait connaître avec
exactitude la quantité de prostituées venues à Paris
de tous les points de la France, pendant l'espace de

quinze annéess, il ne nous présente pas d'une manière
facile à saisir quelle est, pour chaque année et pour
chaque localité, cette même quantité; il faut donc
examiner cette *fourniture* annuelle, qui seule est de
quelque importance pour les mesures de toute nature qu'on serait tenté de prendre dans le but d'apporter quelques améliorations dans ce qui regarde
le régime des prostituées. Le tableau suivant fournit
tous les détails que l'on pourrait désirer à cet égard.

TABLEAU

DONNANT LE NOMBRE DES PROSTITUÉES ENVOYÉES A PARIS, DES DIFFÉRENTS
POINTS DE LA FRANCE, DANS LE COURANT D'UNE ANNÉE.

CHEFS-LIEUX.	SOUS PRÉFECT.	VILLAGES.	TOUT LE DÉPART.
Seine.	297,90	2,60	15,86	316,26
Seine-et-Oise	22,60	6,40	29,26	58,26
Seine-Inférieure	21,20	5,00	10,20	36,40
Seine-et-Marne	2,40	9,40	18,40	30,20
Oise.	3,80	4,60	14,60	22,46
Aisne.	1,80	7,66	12,33	21,80
Nord.	5,33	7.06	8,13	20,53
Somme.	7,40	3,60	9,80	20,13
Yonne	7,40	4,93	10,13	18,13
Marne.	3,20	9,40	4,86	17,46
Loiret.	10,13	2,93	2,00	17,06
Aube	6,13	3,13	4,53	13,80
Côte-d'Or.	3,80	2,33	7,60	13,73
Calvados.	4,73	4,13	4,06	12,93
Eure-et-Loir.	5,26	2,86	3,86	12,00
Eure.	2,26	1,86	7,08	11,93
Moselle.	5,93	0,86	4,20	11,00
Pas-de-Calais.	2,26	2,86	5,73	10,86
Meurthe.	5,60	1,13	3,53	10,26
Haute-Marne.	1,13	1,78	6,33	9,20
Meuse	0,66	2,93	5,13	8,73
Orne.	2,20	1,80	3,80	7,13
Rhône.	6,46	0.06	0,40	6,93
Bas-Rhin.	4,33	0,53	1,86	6,75
Haute-Saône.	0,86	0,46	5,26	6,50
Manche.	0,46	2,86	3,20	6,13
Ardennes	0,46	2,00	3,06	5,53
Sarthe.	2,93	0,33	2,00	5,26
Ille-et-Vilaine.	3,13	1,13	0,86	5,13
Doubs	2,73	0,53	1,00	4,33
Loire-Inférieure.	3,53	0,06	0,60	4,20
Puy-de-Dôme.	2,40	0,86	0,86	4,13
Indre-et-Loire.	3,20	0,06	0,66	3,93
Loir-et-Cher.	1,40	0,80	1,40	3,60
Mayenne.	0,80	1,20	1,06	3,06
Vosges.	0,33	0,73	1,80	2,86
Finistère.	0,60	1,46	0,73	2,80
Saône-et-Loire.	0,06	1,86	0,33	2,66
Gironde	2,46	0,06	0,06	2,60
Nièvre.	1,20	0,46	0,93	2,60
Morbihan.	0,46	1,53	0,86	2,60
Maine-et-Loire.	1,20	0,46	0,66	2,33

CHEFS-LIEUX.	SOUS-PRÉFECT.	VILLAGE.	TOUT LE DÉP.
Allier..	1,46	0,46	0,33	2,26
Jura.	0,46	0,80	0,86	2,13
Charente-Inférieure. . . .	0,73	0,86	0,20	1.80
Haut-Rhin.	0,73	0,53	0,46	1,74
Cher.	1,26	0,06	0,40	1,74
Bouches-du-Rhône	1,33	0,13	0,20	1,66
Cantal.	0,26	0,46	0,60	1,33
Vienne	0,73	0,40	0,06	1,20
Côtes-du-Nord.	0,26	0,33	0,46	1,06
Loire.	0,06	0,26	0,60	0,93

Je ne poursuivrai pas plus loin cette exposition, que j'ai peut-être même un peu trop étendue; on conçoit, en effet, que lorsqu'un département ne fournit que trois ou quatre prostituées à Paris dans le courant d'une année, ceci devient tout-à-fait indifférent pour ceux qui l'administrent, et qu'on n'en saurait rien conclure pour ou contre des mesures qu'on voudrait proposer en vue de quelques améliorations.

Dans les tableaux précédents, j'ai réparti les prostituées par départements; je vais, dans celui-ci, les distribuer d'après nos anciennes provinces, dont le souvenir n'est pas encore perdu, et qui forment des populations qui se distinguent l'une de l'autre par les mœurs, les habitudes, quelquefois même par le langage. Cette dernière distribution a nécessairement quelque chose d'arbitraire, certains départements ayant été formés aux dépens de deux et quel-

quefois de trois provinces limitrophes; mais **on**
sent aisément qu'il n'est pas nécessaire d'apporter
ici une exactitude bien rigoureuse. Ainsi , sur
les 12,201 femmes publiques d'origine française inscrites à Paris, il en a été fourni par :

PROVINCES	PENDANT		PROVINCES.	PENDANT	
	15 ans.	Une année.		15 ans.	Une année.
L'Ile-de-France . . .	6735	449,00	Le Berry.	40	2,66
La Normandie. . . .	1134	75,60	Le Nivernais. . . .	39	2,60
La Champagne. . . .	690	46,00	La Provence. . . .	37	2,46
La Bourgogne. . . .	518	34,53	L'Anjou..	35	2,33
La Lorraine. . . .	492	32,80	L'Angoumois . . .	35	2,33
L'Orléanais.	490	32,66	Le Bourbonnais. .	34	2,26
La Flandre.	308	20,53	Le Poitou.	28	1,86
La Picardie.	302	20,13	Le Languedoc . . .	26	1,74
La Bretagne	236	15,73	La Gascogne. . . .	24	1,60
La Franche-Comté.	196	13.06	Le Dauphiné. . . .	21	1,40
L'Artois.	163	10,86	La Bresse.	13	0,86
L'Alsace	127	8,46	La Marche	12	0,80
Le Maine.	125	8.33	Le Limousin. . . .	10	0,66
Le Lyonnais. . . .	118	7,86	Le Velay.	10	0,66
L'Auvergne.	82	5.46	Le Roussillon . . .	5	0,33
La Touraine. . . .	59	3,93	Le Périgord. . . .	3	0,30
La Guyenne.. . . .	52	3,46	Le Vivarais.	1	0,06

Ces détails sur le nombre des prostituées qui affluent à Paris de tous les points de la France sont
curieux , et personne ne saurait contester l'utilité
qu'ils pourraient avoir; mais nous font-ils connaître
les mœurs et le degré d'immoralité d'un pays? Non
assurément; car il peut se faire, et il arrive en
effet que les prostituées nées dans un pays très immoral restent toutes ou presque toutes dans ce pays,
tandis que celles qui habitent des endroits où elles

ne sont pas supportées, cherchent à Paris un asile, un lieu de refuge. Il faudrait, de plus, pouvoir mettre en rapport la population respective des différentes localités avec le nombre des prostituées qui en viennent ; ce dernier moyen étant le seul dont le résultat puisse offrir quelque utilité pour fixer, d'une manière particulière, l'attention des autorités sur un point plutôt que sur un autre, j'essaierai bientôt à cet égard quelques rapprochements. En attendant, jetons un regard sur les tableaux précédents, et tâchons de faire ressortir les instructions qu'ils renferment.

Si, en prenant Paris comme centre, on trace autour de lui une série de cercles distants les uns des autres de vingt-cinq lieues communes, c'est-à-dire de vingt-cinq au degré, on trouve, dans le premier cercle, les six départements les plus chargés, et dans le second ceux qui viennent immédiatement ensuite ; à mesure que l'on s'éloigne, le compas ne circonscrit plus que ces départements dont le chiffre ne s'élève qu'à quelques unités : preuve évidente, suivant nous, non que ces départements l'emportent sur les autres en immoralité, mais que le rapprochement de Paris, la facilité de s'y rendre et les communications plus fréquentes, influent d'une manière remarquable sur le nombre des prostituées qui y arrivent de tous les départements de la France.

On voit cependant, dans les cercles les plus éloignés, quelques exceptions à cette règle générale, mais ce ne sont que des influences de localités dues à des causes particulières; il est évident que si Lyon et le Puy-de-Dôme, le Cantal et la Haute-Loire sont plus chargés que les autres départements qui se trouvent à la même distance, cela tient aux relations commerciales que Lyon entretient avec Paris, et à l'habitude qu'ont contractée les habitants de l'Auvergne de venir à Paris pour y faire les gros ouvrages, et remplacer chez nous les esclaves des anciens peuples.

Dans ces zones éloignées, l'influence du commerce et des ports de mer se fait particulièrement remarquer pour les Bouches-du-Rhône, les Basses-Pyrénées, la Gironde, la Loire-Inférieure et le Finistère. Cette même influence, jointe à la proximité de Paris, explique le chiffre élevé de la Seine-Inférieure, de la Somme, du Pas-de-Calais et du département du Nord. Ne pourrait-on pas remarquer l'influence des grandes écoles pour les départements de la Haute-Garonne et de l'Hérault, l'un et l'autre huit et neuf fois plus chargés que les départements qui les entourent? Il est inutile d'indiquer celle des garnisons et des places fortes; elle se fait assez remarquer dans tous les départements qui forment nos frontières.

Mais c'est surtout en divisant la France en trois

parties, une du nord, une du centre et une du midi, que l'on aperçoit une différence notable, quoique la superficie du terrain soit pour toutes à peu près la même : ces trois zones sont séparées par deux lignes; une qui partirait de Saint-Malo et viendrait aboutir au lac de Genève, laissant dans la zone du milieu les départements d'Ille-et-Vilaine, de la Mayenne, de la Sarthe, de Loir-et-Cher, du Cher, de la Nièvre, de Saône-et-Loire et du Jura; l'autre partant de Bordeaux et arrivant à Chambéry, laissant encore dans la zone du milieu la Charente, la Haute-Vienne, la Creuse, le Puy-de-Dôme, la Loire, le Rhin et l'Ain.

La première de ces zones renferme　29 dép.
La seconde. . . . .　27
Et la troisième. . . . .　29

Toutes réunies ont fourni à Paris 12,201 filles.

Et séparément :

La première. . . . . . .　11,031 filles.
La seconde. . . . . . .　969
La troisième . . . . . .　201
　　　　　　　　　　　————
　　　　　　　　　　　12,201

Nota. La Corse ne figure pas ici.

Ainsi, malgré des surfaces à peu près égales, la zone du milieu de la France fournit douze fois moins que celle du nord, et celle du midi cinquante-neuf fois moins que cette dernière.

Nous avons remarqué des différences notables entre des départements limitrophes, pour le nombre de filles qui en provenait, différence qui est quelquefois de 1 à 13. A mesure que nous avancerons dans ce travail, nous reviendrons sur ces tableaux qui nous offriront plus d'une application utile.

Devant le tableau où les prostituées sont classées d'après la circonscription de nos anciennes provinces, que deviennent les opinions de quelques personnes qui m'ont assuré et plusieurs fois répété qu'elles étaient toutes Picardes, ou Normandes, ou Bourguignones? Que deviennent surtout les assertions de Restif de la Bretonne, qui fait entendre que Paris n'en fournit pas, et qu'il en vient autant de la Provence et du Languedoc que de la Champagne et de la Normandie? Or, lorsque les premières de ces provinces fournissent une fille, les autres en envoient vingt-trois et vingt-sept; preuve incontestable de la nécessité des chiffres, et du danger que l'on court en s'en rapportant aux assertions de gens qui paraissent les plus instruits, et que leur position met à portée de puiser aux meilleures sources.

Jusqu'ici nous avons étudié les prostituées venues des différentes localités de la France, abstracion faite de la population de ces mêmes localités;

essayons de les mettre en rapport avec cette population, il ressortira peut-être de ce nouveau rapprochement quelques renseignements utiles.

Depuis le 16 mars 1816 jusqu'au 31 avril 1831, c'est-à-dire pendant quinze ans, le nombre total des filles inscrites sur les registres est de 12,607.

Sur ce nombre, les chefs-lieux ont donné . 6,939

    Les sous-préfectures. . . . 1,702

    Les campagnes. 3,460

    Les étrangères. 482

    De pays inconnus 24

Paris en a fourni, à lui seul. . . 4,469

Les deux sous-préfectures . . . 39

Les campagnes 236
         ———
         4,744

§ IV. *Position sociale des familles qui fournissent les prostituées qui se trouvent à Paris.*

Avantage que peut fournir la connaissance de la position particulière des familles des prostituées. — Sources où j'ai puisé des données à cet égard. — Tableau donnant pour Paris la profession des pères et des témoins de l'acte de naissance. — Autre tableau donnant les mêmes détails pour les filles venant des départements. — Quelques observations sur les conséquences à tirer de ces tableaux.

Ce n'était pas sous le rapport de la simple curiosité qu'il m'importait d'avoir quelques données sur les familles des filles publiques; ces renseignements devenaient importants pour résoudre plus d'une question de haute administration, et pour faire connaître à l'autorité les classes de la société qui, pour tout ce qui regarde la prostitution, méritaient de sa part une attention spéciale. Mais comment obtenir des renseignements certains sur une question aussi grave? La chose était difficile, mais elle ne me parut pas impossible; voici la manière dont je m'y pris pour avoir ces documents.

Je commençai par questionner toutes les prostituées que je rencontrai dans la prison ou dans l'hôpital; mais j'aperçus bientôt que quelques unes me trompaient.

Je m'adressai aux employés ainsi qu'à tous ceux qui avaient été chargés de la surveillance ou de la direction de cette population, je tins note des réponses; mais il ne résulta de leur analyse qu'un vague et une incertitude qui ne pouvaient pas me satisfaire.

Ce fut alors que je proposai à M. Delavau un moyen qui me paraissait infaillible : il consistait à exiger de toutes les filles, inscrites et à inscrire, l'acte authentique de leur naissance; mais ce préfet, rempli des meilleures intentions, ne le crut pas praticable.

Je renouvelai ma proposition à M. Debelleyme, qui, quelques jours plus tard, remplaça M. Delavau. Je ne reçus pas de réponse de ce magistrat, mais peu de temps après j'appris qu'un arrêté avait ordonné que l'on exigerait dorénavant cette pièce, non seulement pour les filles à inscrire, mais encore pour toutes celles qui, déjà inscrites, se feraient arrêter et mettre en prison pour une faute ou un délit quelconque. Il ne me restait donc plus qu'à attendre que ces actes eussent été réunis en quantité suffisante pour me permettre d'en tirer des conclusions rigoureuses et susceptibles de constituer une véritable loi; le nombre de ceux que j'ai eus à ma disposition, qui ont été recueillis de 1828 à 1832, et dont j'ai fait le dépouillement, s'élève à 5,023.

Comme on indique dans ces actes la profession du père et celle des deux témoins, j'y ai trouvé la position sociale de toutes ces familles; j'ai dû toutefois, pour plus d'exactitude, ne me servir que des renseignements qui regardent le premier de ces témoins; car en confrontant quelques actes venus des mêmes localités, j'ai reconnu que le nom du second témoin était le même dans tous, ce qui s'explique par l'habitude, en quelque sorte générale, de prendre pour ces fonctions un des employés de la mairie.

Je pourrais donner ici, département par département, l'indication des professions exercées par les familles qui ont fourni à notre capitale un certain nombre de prostituées; j'en avais même, à cette intention, dressé le tableau; mais son étendue et surtout son inutilité m'engagent à les présenter en masse. Je me contenterai seulement d'établir deux divisions : l'une contenant ce qui regarde Paris, l'autre renfermant ce qui appartient aux départements.

TABLEAU

Indiquant les professions exercées, et par les pères des prostituées de Paris, nées dans cette ville, et par ceux qui ont
servi de témoins pour la rédaction de l'acte de naissance
de ces filles.

PROFESSIONS.	NOMBRE DES PÈRES.	NOMBRE DES TÉMOINS.
Amidoniers.	1	0
Architectes, entrepreneurs.	4	6
Blanchisseurs.	5	6
Boisseliers, vanniers, épingliers, éventaillistes, luthiers.	8	3
Bonnetiers, gaziers, tisseurs, cordiers.	19	16
Bouchers, charcutiers.	7	8
Boulangers, pâtissiers.	8	10
Bourreliers, selliers.	3	6
Boyaudiers, équarrisseurs, vidangeurs.	3	1
Brocanteurs, colporteurs.	12	9
Carreleurs, maçons, couvreurs, fumistes, salpêtriers.	28	26
Chandeliers.	2	1
Chapeliers.	6	6
Charbonniers, porteurs d'eau.	11	11
Chiffonniers.	2	0
Chirurgiens, pharmaciens, médecins, avocats.	4	10
Cochers, charretiers, postillons.	35	27
Cordonniers, bottiers.	50	39
Corroyeurs, tanneurs, maroquiniers.	6	7
Cultivateurs, jardiniers, terrassiers, vignerons.	31	27
Domestiques, portiers.	23	17
Doreurs, argenteurs, batteurs d'or.	5	8
Ferblantiers, chaudronniers.	8	12
Fondeurs, ciseleurs, mouleurs.	18	7
Graveurs, lapidaires, émailleurs.	5	7
Instituteurs.	3	3
Journaliers, commissionnaires, hommes de peine.	113	74
Layetiers, menuisiers, charpentiers, scieurs de long.	31	33
Logeurs, tapissiers.	5	8
Marbriers, laveurs de cendres d'orfèvres.	4	4
À reporter.	460	392

PROFESSIONS.	NOMBRE DES PÈRES.	NOMBRE DES TÉMOINS.
De l'autre part.	460	392
Marchands de vin, liquoristes, limo-nadiers..	22	21
Maréchaux, serruriers, cloutiers. . . .	23	13
Mariniers.	6	5
Mécaniciens, armuriers, couteliers, fourbisseurs.	11	8
Merciers, épiciers, fruitiers.	18	18
Militaires invalides.	30	21
Musiciens, maitres de danse.	9	9
Nourrisseurs, laitiers.	2	5
Officiers de grades différents. . . .	10	10
Orfèvres, horlogers, bijoutiers. . .	16	13
Papetiers, cartonniers.	6	6
Perruquiers, coiffeurs.	16	15
Plombiers, pompiers, fontainiers. .	3	1
Potiers de terre, faïenciers, tailleurs de cristaux.	6	3
Praticiens, huissiers, écrivains. . .	3	5
Remouleurs.	4	2
Rentiers, employés.	64	74
Saltimbanques, acteurs.	2	2
Sculpteurs en bois.	2	3
Tabletiers, garnisseurs, ébénistes. .	16	14
Tailleurs et fripiers.	22	23
Tailleurs de pierre, paveurs, plâtriers, carriers.	21	11
Teinturiers.	3	2
Tonneliers, charrons.	11	9
Tourneurs, boutonniers.	6	7
Traiteurs, cuisiniers, confiseurs. .	9	7
Verriers.	2	4
Vitriers, peintres, imprimeurs. . .	25	21
TOTAL GÉNÉRAL.	828	724

On voit, par ce tableau, que les prostituées nées à Paris sortent toutes, d'une manière pour ainsi dire exclusive, de la classe des artisans, et qu'il n'est pas vrai, ainsi que me l'ont assuré quelques personnes, qu'il s'en trouvait un bon nombre appartenant à des familles très distinguées; il est vrai cependant qu'une d'elles avait pour parrain et pour témoin de son acte de naissance un général, mais son père était char-cutier; qu'une autre, fille d'un notaire, avait pour parrain un prince, et pour marraine une demoi-selle d'un grand nom; qu'une nommée D..... est vé-ritablement d'une famille illustre; que trois autres se trouvaient à peu près dans le même cas. Mais que sont quelques rares exceptions à la règle générale? Ceci nous montre la tendance qu'ont les hommes à généraliser ce qui les frappe, et à combien d'erreurs on s'expose en s'en rapportant à des observations faites en l'air, qui ne sont basées que sur des sou-venirs, et qui n'ont jamais été enregistrées d'une manière méthodique.

Je ferai encore remarquer, au sujet de la profes-sion des pères et des témoins appartenant à Paris, que 247 pères ont pris pour témoins 247 personnes de la profession qu'ils exerçaient eux-mêmes.

Examinons ce qui regarde les filles, qui, nées hors de Paris, y arrivent de tous les départements de la France, et voyons si les résultats que nous obtiendrons confirment ou détruisent les résultats précédents.

TABLEAU

INDIQUANT LES PROFESSIONS EXERCÉES, ET PAR LES PÈRES DES PROSTI-
TUÉES DE PARIS, NÉES DANS LES DÉPARTEMENTS, ET PAR CEUX QUI ONT
SERVI DE TÉMOINS POUR LA RÉDACTION DE L'ACTE DE NAISSANCE DE
CES FILLES.

PROFESSIONS.	NOMBRE DES PÈRES.	NOMBRE DES TÉMOINS.
Acteurs.	1	3
Aubergistes.	55	69
Bouchers, charcutiers.	53	40
Boulangers, pâtissiers.	26	45
Bourreau.	1	0
Brasseurs..	9	3
Chapeliers.	35	26
Charpentiers, menuisiers, charrons.	182	150
Cochers, charretiers, palefreniers..	60	33
Cordonniers, bottiers, savetiers...	93	111
Cultivateurs ou gens employés aux travaux des champs.	325	395
Domestiques.	77	62
Douaniers.	3	00
Employés, écrivains.	36	59
Epiciers, merciers.	51	78
Forains (marchands), colporteurs..	47	43
Hommes de lois, huissiers.	24	46
Horlogers, orfèvres..	26	31
Instituteurs, maîtres d'école.	31	73
Manouvriers tous occupés à des travaux rudes et pénibles.	541	300
Marins, mariniers.	29	26
Maréchaux, serruriers, forgerons...	88	68
Militaires, gendarmes.	79	46
Maçons, plâtriers, tailleurs de pierres	181	115
Meuniers.	35	19
Médecins, chirurgiens, officiers de santé.	6	15
Musiciens.	20	9
Officiers de terre et de mer.	28	37
Perruquiers.	34	33
Prêtres.	0	12
Potiers de terre et d'étain.	8	7
Rentiers.	49	142
Tailleurs d'habits.	46	54
Tanneurs, corroyeurs, mégissiers, etc.	25	19
Tisseurs de toutes espèces, bonnetiers.	192	176
Vitriers.	10	12
TOTAUX.	2504	2297

J'ai dit précédemment que j'avais pu réunir 5,023 bulletins ou actes de naissance, que j'allais en faire le dépouillement et en donner le résultat ; mais ce travail exécuté, nous venons de voir qu'en réunissant Paris aux départements, il ne nous vient que 3,332 ; déficit sur la totalité de nos bulletins, 1691. D'où vient cette énorme différence ? elle est facile à expliquer, je vais en donner raison.

Lorsque les filles fournissent elles-mêmes leurs actes de naissance, ces actes sont en tout conformes à l'acte original et ne laissent rien à désirer : mais lorsque la préfecture de police demande elle-même cette pièce, certaines localités se bornent à n'envoyer qu'un extrait de l'original, ce qui suffit, il est vrai, à l'administration pour constater l'identité de l'individu, mais ce qui nous prive de renseignements curieux, et qui, dans la circonstance actuelle, nous seraient fort précieux.

Ceci se remarque aussi bien dans quelques arrondissements de Paris que dans les départements ; de là vient encore que les témoins sont en moins grande quantité que les pères, le nombre de ces derniers étant de 3,932, et celui des autres de 3,021, différence entre les deux, 311.

Quoi qu'il en soit, il nous reste une masse plus que suffisante de faits pour nous prouver que les départements ne diffèrent en aucune manière de Paris, relativement à classe de la société d'où sortent les prostituées ; on ne voit, sur notre dernier tableau, comme sur le premier, que des ouvriers et des gens peu favorisés sous le rapport de la fortune, et qui par conséquent ne peuvent ni soigner l'éducation de leurs filles, ni les surveiller, et encore moins pourvoir à leurs besoins quand elles ont acquis un certain âge ; ce sont de ces familles que sortent les domestiques et les filles *d'atelier, ces foyers de corruption dont on doit déplorer les pernicieux effets, tout en admirant les produits qu'ils fournissent.*

Je viens de faire connaître la position sociale des familles d'où sortent généralement les prostituées de Paris ; je vais passer à l'examen d'un autre objet qui n'est pas moins intéressant : je veux parler du degré d'instruction des pères, des filles et des témoins qui ont servi à dresser l'acte de leur naissance.

§ V. *Observations tendant à faire connaître, jusqu'à un certain point, l'instruction que possèdent les prostituées, ainsi que les personnes qui appartiennent à leur famille.*

Les actes de naissance qui m'ont fourni les éléments du paragraphe précédent me donneront le moyen de traiter en peu de mots tout ce qui peut appartenir au titre que porte celui-ci : voyons d'abord ce qui regarde Paris.

Sur 718 actes de naissance, il a été spécifié
que les pères en avaient signé 545
et qu'ils avaient été dans l'impossibilité de le
faire pour 173

Ainsi le tiers de ces pères se trouve composé de
gens assez ignorants pour ne savoir pas même signer
leur nom, et cela à Paris, où l'instruction primaire
est à la portée de tout le monde, et où cette instruction est de première nécessité.

Sur un nombre semblable de témoins, il s'en
est trouvé dans le cas de signer. 642
dans l'impossibilité de le faire. 76
ou seulement un huitième : différence énorme entre
ce résultat et celui que vient de nous fournir l'observation des pères eux-mêmes; mais cela s'explique aisément, quand on sait que les personnes qui
ne peuvent pas écrire prennent de préférence un
témoin instruit, et que beaucoup d'ouvriers choisissent à cet effet leur maître ou leur chef d'atelier.
Voyons ce que les départements vont nous fournir
sur le même sujet.

Sur le nombre de 2,377 actes de naissance ou simples bulletins, sur lesquels on a eu soin d'indiquer
si les pères ainsi que les témoins avaient signé ou n'a-
vaient pas signé les actes dans lesquels ils figuraient,
nous trouvons que les pères ont signé . 1,472 fois,
qu'ils ont déclaré ne pouvoir pas signer .   905 fois;

que pour les témoins ils ont signé. . . . 1965 fois;
et qu'ils ont déclaré ne pouvoir le faire   412 fois.

D'où l'on voit que l'ignorance des pères est encore
plus grande dans les départements qu'à Paris; que
le nombre des témoins instruits est plus considérable que le nombre des pères également instruits,
mais que la différence sous ce rapport est moins
tranchée que dans la capitale : d'où nous pouvons
conclure que les artisans des provinces sentent
moins que ceux de Paris la nécessité de s'accoler à
un homme plus instruit qu'eux lorsqu'il s'agit d'une
affaire grave et importante; ce qui achève enfin
de nous montrer que les prostituées qui arrivent
des départements appartiennent , comme celles de
Paris, aux familles les plus pauvres et les plus ignorantes, puisqu'il a été impossible à un si grand
nombre de chefs et d'amis de ces familles de se
procurer les premières notions de la plus simple
éducation.

§ VI. *Quelques considérations sur l'état civil des
prostituées.*

Dans le cours de mes recherches sur les prostituées, j'ai trouvé une foule de personnes pénétrées
de cette idée, que ces filles étaient pour la plupart
des enfants naturels, et qu'il se trouvait parmi elles
un très grand nombre d'enfants trouvés. Cette opinion était probable, et comme ceux qui l'émettaient

avaient des rapports continuels avec les prostituées, elle acquérait par là une très grande vraisemblance. Puisqu'elle n'est pas sans intérêt, soumettons-la à l'épreuve des chiffres qui ne sauraient manquer de jeter un grand jour, et qui peuvent très bien s'appliquer ici. Commençons par ce qui regarde Paris et le département de la Seine.

Parmi les 1183 filles nées à Paris, et sur l'origine desquelles on a pu avoir des renseignements, il a été fourni par :

ARRONDISS.	LÉGITIMES.	NATU-RELLES.	Naturelles mais reconnues.	TOTAL des filles naturelles.	PROPORTION des filles naturelles.
Le 1er	44	4	7	11	1 sur 4 légit.
— 2e	59	4	8	12	1 — 4,91 —
— 3e	37	10	2	12	1 — 3,08 —
— 4e	71	13	11	24	1 — 2,95 —
— 5e	104	12	16	28	1 — 3,71 —
— 6e	124	11	8	19	1 — 6,52 —
— 7e	61	6	10	16	1 — 3,81 —
— 8e	111	11	9	20	1 — 5,55 —
— 9e	70	8	6	14	1 — 5,00 —
— 10e	71	6	8	14	1 — 5,07 —
— 11e	55	7	9	16	1 — 3,43 —
— 12e	139	27	24	51	1 — 2,72 —
Total...	946	119	118	237	1 sur 3,99 lég.

Ce tableau nous montre, quant à ce qui regarde les prostituées originaires de Paris, que le quart de ces malheureuses appartient à la classe des enfants naturels, et que la moitié de ces derniers a été reconnue par les pères à l'époque de la naissance; il nous fait voir encore que les arrondissements qui,

eu égard à leur population, contiennent le plus
de prostituées, ne sont pas ceux qui en fournissent
davantage; on pourra s'en convaincre en comparant ce tableau à celui qui se trouve dans le chapitre qui indique la manière dont les prostituées
sont réparties dans Paris.

Dans l'espace de quatre à cinq ans, on n'a pu
constater, parmi les prostituées de Paris, que l'existence de 41 enfants trouvés, sortis de la maison de
Paris, et que l'administration des hospices avait
fait élever.

Faut-il placer dans cette catégorie 28 malheureuses affirmant qu'elles étaient de Paris, prouvant
qu'elles y avaient toujours demeuré, mais ne sachant
ni l'arrondissement sur lequel elles sont nées, ni
l'époque de leur naissance, ni ce qu'étaient leurs père
et mère, et par conséquent si elles sont légitimes,
naturelles ou enfants trouvés?

Poursuivons ces recherches sur l'état civil des
prostituées, et voyons ce que, sous ce rapport, les
départements peuvent nous présenter de plus remarquable. Mais avant d'entamer cette question,
achevons ce qui regarde le département de la Seine,
indépendamment de son chef-lieu, que nous venons
d'étudier. Sur 90 filles fournies par cette partie du
département, 85 étaient légitimes, 2 naturelles non
reconnues et 3 naturelles reconnues, en tout 5, ce
qui, proportionnellement à la masse, donne un en-

fant naturel sur 18, ou quatre fois moins qu'à
Paris.

Les départements nous ont offert, sur le même
sujet, les résultats suivants :

DÉPARTEMENTS.	TOTAL.	LÉGIT.	NATUR.	NATUR. mais reconn.	TOTAL des filles natur.	PROPORTION des filles NATURELLES.
Ain.	10	10	0	0	0	1 s. 0,00
Aisne.	152	134	11	7	18	— 7,45
Allier.	12	12	0	0	0	— 0,00
Alpes (Hautes-). .	1	1	0	0	0	— 0,00
Alpes (Basses-). .	2	2	0	0	0	— 0,00
Ardèche.	1	1	0	0	0	— 0,00
Ardennes.	43	36	6	1	7	— 5,14
Arriège.	0	0	0	0	0	— 0,00
Aube.	74	68	2	4	6	— 11,33
Aude.	0	0	0	0	0	— 0,00
Aveyron.	7	7	0	0	0	— 0,00
Bouch.-du-Rhône.	6	6	0	0	0	— 0,00
Calvados.	98	83	10	5	15	— 5,53
Cantal.	12	11	1	0	1	— 11,00
Charente.	1	1	0	0	0	— 0,00
Charente-Infér. . .	9	8	1	0	1	— 8,00
Cher.	8	8	0	0	0	— 0,00
Corrèze.	3	3	0	0	0	— 0,00
Corse.	0	0	0	0	0	— 0,00
Côte-d'Or. . . .	96	85	8	3	11	— 7,73
Côtes-du-Nord. . .	13	13	0	0	0	— 0,00
Creuse.	5	5	0	0	0	— 0,00
Dordogne. . . .	1	1	0	0	0	— 0,00
Doubs.	19	18	0	1	1	— 18,00
Drôme.	3	3	0	0	0	— 0,00
Eure.	88	79	4	5	9	— 8,78
Eure-et-Loir. . . .	76	70	4	2	6	— 1,17
Finistère.	27	23	1	3	4	— 5,75
Gard.	2	2	0	0	0	— 0,00
Garonne (Haute-).	1	1	0	0	0	— 0,00
Gers.	0	0	0	0	0	— 0,00
Gironde.	4	2	1	1	2	— 2,00
Hérault.	2	2	0	0	0	— 0,00
Ille-et-Vilaine. . .	28	23	5	0	5	— 4,60
Indre.	11	9	2	0	2	— 4,50
Indre-et-Loir. . .	19	16	1	2	3	— 5,33
Isère.	4	4	0	0	0	— 0,00
Jura.	12	8	4	0	4	— 2,00
Landes.	1	0	0	1	1	— 0,00
Loir-et-Cher. . . .	20	18	0	2	2	— 9,00
Loire.	7	7	0	0	0	— 0,00
Loire (Haute-). . .	2	2	0	0	0	— 0,00
Loire-Inférieure. .	26	23	3	0	3	— 7,67
Loiret.	112	95	14	3	17	— 5,71
Lot.	2	2	0	0	0	— 0,00
Lot-et-Garonne. .	3	3	0	0	0	— 0,00
À reporter.	1,023	905	78	40	118	

DÉPARTEMENTS.	TOTAL.	LÉGIT.	NATUR.	NATUR. mais reconn.	TOTAL des filles natur.	PROPORTION des filles NATURELLES.
D'autre part.	1,023	905	78	40	118	
Lozère.	0	0	0	0	0	1 s. 0,00
Maine-et-Loire. . .	16	15	1	0	1	— 15,00
Manche.	53	48	3	2	5	— 9,60
Marne.	120	106	10	4	14	— 7.57
Marne (Haute-). .	86	78	6	2	8	— 9,75
Mayenne.	30	27	2	1	3	— 9,00
Meurthe.	71	63	7	1	8	— 7,87
Meuse.	85	75	9	1	10	— 7,50
Morbihan. . . .	20	17	2	1	3	— 5,66
Moselle.	102	87	10	5	15	— 5,80
Nièvre.	21	19	1	1	2	— 9,50
Nord.	142	128	10	4	14	— 9,14
Oise.	160	140	12	8	20	— 7,00
Orne.	64	56	5	3	8	— 7,00
Pas-de-Calais. . .	81	74	4	3	7	— 10.57
Puy-de-Dôme. . .	29	28	1	0	1	— 28,00
Pyrénées (Basses-).	6	5	0	1	1	— 5,00
Pyrénées (Hautes-).	1	1	0	0	0	— 0,00
Pyrénées (Orient.).	2	2	0	0	0	— 0,00
Rhin (Bas-). . . .	52	48	3	1	4	— 12,00
Rhin (Haut-). . .	10	10	0	0	0	— 0,00
Rhône.	29	25	3	1	4	— 6,25
Saône (Haute-). . .	53	44	5	4	9	— 4,89
Saône-et-Loire. . .	19	17	1	1	2	— 8,50
Sarthe.	39	32	5	2	7	— 4,57
Seine-Inférieure. .	237	211	14	12	26	— 8,12
Seine-et-Marne. . .	190	175	10	5	15	— 11,67
Seine-et-Oise. . .	300	264	20	16	36	— 7,33
Sèvres (Deux-). .	5	4	1	0	1	— 4,00
Somme.	170	149	18	3	21	— 7,09
Tarn.	1	1	0	0	0	— 0,00
Tarn-et-Garonne. .	2	2	0	0	0	— 0,00
Var.	5	4	0	1	1	— 4,00
Vaucluse.	1	1	0	0	0	— 0,00
Vendée.	3	3	0	0	0	— 0,00
Vienne.	6	5	0	1	1	— 5,00
Vienne (Haute-). .	2	2	0	0	0	— 0,00
Vosges.	32	29	0	3	3	— 9,67
Yonne.	114	97	11	6	17	— 7,71
TOTAL. . .	3,667	2,997	252	133	385	— 7,78

§ VII. *Professions exercées par les prostituées, au moment de leur enregistrement.*

La liste de ces professions est véritablement effrayante par la quantité et la variété de toutes celles qui y figurent; c'est ce qui me décide à en former des groupes et à renoncer au projet que j'avais fait de les classer toutes d'une manière méthodique, et d'indiquer, pour chacune d'elles, le nombre de filles qui les avaient exercées, et cela par distinction de pays, de chefs-lieux, de sous-préfectures ou de villages d'où ces filles provenaient.

Il fallait savoir si ces filles étaient véridiques dans l'indication du métier qu'elles exerçaient, et si, par une raison quelconque, elles n'en nommaient pas un autre lorsqu'on les interrogeait au moment de leur inscription : pour cela, j'ai confronté les registres de l'administration avec ceux que l'on tient à l'hôpital actuel, avec ceux que l'on tenait autrefois à l'hospice de la Pitié, lorsqu'une partie de cet hôpital était consacrée au traitement des prostituées; enfin, avec les premiers registres d'inscription commencés par l'administration, le 20 ventôse an IV (mars 1796), et continués sans interruption jusqu'en 1816, c'est-à-dire pendant vingt ans.

Il résulte de cette confrontation qu'en prenant, à différentes époques et sur différents registres, l'indication de six cents professions, on les retrouve toutes à peu près dans les mêmes proportions, d'où nous devons conclure que les déclarations sont exactes, et qu'il n'est pas nécessaire pour avoir, à ce sujet, des données positives, de fournir des listes contenant par milliers l'énonciation de ces professions : ce qui va suivre est l'extrait fidèle des dernières inscriptions faites au *Bureau des Mœurs.* Je les choisis de préférence à cause du soin tout particulier qu'apportait, dans la tenue des registres et dans l'interrogatoire des filles, l'employé auquel ces fonctions étaient particulièrement confiées.

Parmi les couturières, lingères, costumières, culottières, giletières, gantières, tapissières, repriseuses, bretellières, ravaudeuses, modistes, brodeuses, dentellières, fleuristes, plumassières, enlumineuses, brocheuses,

Paris a fourni.	494
Les deux sous-préfectures du département de la Seine.	1
Les campagnes de ce département . .	25
Les chefs-lieux de tous les autres départements.	400
Leurs sous-préfectures.	237
Leurs campagnes.	347
Étrangères à la France	55
TOTAL.	1559

Parmi les passementières, frangières, spartières,

pelletières, lainières, tresseuses, trameuses, coton-
nières, tisseuses, gazières, châlières, bonnetières,
fileuses, tricoteuses, devideuses, filassières, mate-
lassières et ouvrières en soie,

Le contingent de Paris a été de. . . .   110
                    des deux s.-préfectures.   »
                    des campagnes.   6
Celui des chefs-lieux de tous les autres
        départements, de.   56
    de leurs sous-préfectures.   38
    des campagnes.   70
Étrangères à la France   5
                                        ————
                    TOTAL.   285

Dans la classe des chapelières, casquettières,
garnisseuses, éjarreuses, coupeuses de poils, cor-
donnières, chamarreuses, joigneuses de bottes,
cartonnières, brossières, souffletières, blanchisseuses, repasseuses, crinières, rempailleuses, nous
trouvons :

Pour Paris.   118
Les deux sous-préfectures de la Seine.   1
Les campagnes.   7
Pour les chefs-lieux des départements.   56
Leurs sous-préfectures.   31
Leurs campagnes.   59
Les étrangères à la France.   11
                                        ————
                    TOTAL.   283

Dans la classe des bijoutières, horlogères, émail-
leuses, polisseuses, brunisseuses, reperceuses, cise-
leuses, graveuses, sortisseuses, frappeuses, bat-
teuses d'or, doreuses, vernisseuses, cloutières, mé-
caniciennes, brocheuses, régleuses, blimblotières,
poupassières, etc., on trouve pour la fourniture
de Paris.   55

   Des deux sous-préfectures de la Seine.   »
   Des campagnes.   1
   Des chefs-lieux des départements. . .   15
   De leurs sous-préfectures.   4
   De leurs campagnes.   18
   D'étrangères à la France   5

                TOTAL. . . .   98

Dans la catégorie des marchandes de fleurs, de
fruits, de légumes, et d'autres objets sur la voie publique ; dans celle des saltimbanques, des écaillères,
des filles dites de confiance et de boutique ; dans
celle des femmes de chambre, des cuisinières, des
bonnes d'enfants, des baigneuses, des domestiques,
des potières et tuilières, des chiffonnières, des journalières, des jardinières, des laitières, des bûche-
ronnes, des vigneronnes, des vachères, bergères, etc.,
Paris a fourni.   162

   Les deux sous-préfectures de la Seine.   3
   Les campagnes.   15

              A reporter. . . .   180

Report. . . 180

Les chefs-lieux des départements. . . . 145

Leurs sous-préfectures. 140

Leurs campagnes. 357

Etrangères à la France. 37

TOTAL. . . . 859

TOTAL GÉNÉRAL. 3084

A ces professions exercées par les prostituées au moment de leur enregistrement, il faut en ajouter quelques unes un peu plus relevées, mais qui n'appartiennent qu'à un très petit nombre de ces filles, comme on va le voir par ce qui suit :

Trois étaient sages-femmes; sept avaient été marchandes en boutiques et bien établies; une peignait très bien le paysage; six étaient musiciennes et donnaient des leçons de harpe et de piano; seize avaient été actrices ou figurantes sur différents théâtres de Paris et des départements; trois enfin, par une exception bien rare à la règle générale, possédaient des rentes de 200 francs, de 500 francs, et même de 1,000 francs. Qu'est-ce qui avait pu déterminer ces dernières à se faire enregistrer sur la liste générale des prostituées? Je l'ignore.

TOTAL GÉNÉRAL des prostituées dont on a connu les professions. 3,120

On aperçoit aisément, par cet exposé, l'influence

des travaux sédentaires des fabriques et des ateliers; on sait combien sont minimes les gains que font les femmes, qui n'ont que ces travaux pour ressource, ce qui fait qu'on se demande souvent s'il est possible de se procurer, avec de pareilles ressources, le plus strict nécessaire. N'oublions pas qu'une foule de causes viennent, à chaque instant, suspendre les travaux de ces fabriques, et réduire à l'inaction, pendant deux ou trois mois, des ouvrières qui ont toujours vécu au jour le jour, qui se sont trouvées dans l'impossibilité de faire des économies, et qui souvent, par suite de la division du travail introduite dans les manufactures, ne savent confectionner qu'un objet spécial. Que peut faire, dans une pareille circonstance, une malheureuse, seule, isolée, sans appui, sans instruction première, entourée de séductions et de mauvais exemples, en proie à toutes les privations, et n'ayant pour perspective que la mort la plus cruelle, celle que détermine la faim? Ces considérations sont graves, elles font naître plus d'une réflexion; j'y reviendrai plus tard en traitant d'une manière spéciale des causes premières de la prostitution.

§ VIII. *Quel est le degré d'instruction des prostituées.*

Il n'est pas aisé de répondre d'une manière bien positive à une pareille question; on pourrait en concevoir la possibilité s'il ne s'agissait que d'un petit nombre d'individus; mais, en agissant sur des masses, la chose paraît plus difficile, à moins toutefois qu'on n'en fasse l'objet d'un travail spécial et qui exigerait à lui seul, pendant plusieurs années, tous les moments d'un homme actif et laborieux. Je dois avouer que ce travail n'est pas fait; mais en attendant qu'un autre, placé plus favorablement que moi, puisse l'entreprendre et l'exécuter, je dois consigner ici quelques observations qui ne me paraissent pas dénuées d'intérêt : elles auront pour principal avantage de servir de point de comparaison entre les temps à venir et les années qui viennent de s'écouler.

Dans l'inscription que l'on fait des prostituées, on a l'habitude de leur faire signer une espèce d'engagement qu'elles prennent de se conformer à toutes les mesures sanitaires et de sûreté que l'administration jugerait convenable d'établir ; j'ai pensé que l'examen de cette signature pourrait jusqu'à un certain point me faire connaître si elles avaient reçu quelque éducation, et si cette éducation avait été poussée jusqu'à un certain degré. Voici la manière dont j'ai raisonné sur ce sujet.

Je considérerai comme tout-à-fait ignorantes et brutes celles qui déclareront ne savoir pas signer, ou qui se contenteront de tracer une croix ou toute autre figure à la place de leur nom.

Parmi celles qui signeront leurs noms, je ferai une distinction : je mettrai d'un côté les écritures tremblées, mal tracées, incertaines, annonçant la peine, le travail et le défaut d'habitude dans la personne qui tenait la plume, et de l'autre les écritures qui posséderont les caractères opposés; je considérerai les premières comme provenant de personnes qui ont reçu une certaine éducation, qui savent lire puisqu'elles peuvent écrire, mais chez lesquelles cette éducation a pour ainsi dire avorté; je verrai dans les secondes une éducation poussée plus loin, une culture de l'esprit plus long-temps continuée et même entretenue par l'usage.

Ceci arrêté, j'ai relevé sur les registres d'inscription tout ce qui se trouvait à la place des signatures, et j'en ai formé quatre groupes distincts.

Le premier composé de celles qui ne signaient pas ;

Le second, de celles qui signaient, mais mal ;

Le troisième, de celles qui signaient bien et d'une manière expéditive ;

Le quatrième enfin, de celles sur lesquelles je n'avais pas de renseignements.

Les détails suivants donneront à chacun de ces groupes la valeur et la signification qui leur appartiennent.

Sur les 4,470 filles nées à Paris et élevées dans cette ville :

2,332 n'ont pas pu signer.

1,780 ont signé, mais fort mal.

  110 ont signé bien, et même souvent très bien.

  248 n'ont pas fourni de renseignement.

4,470

Ainsi dans la capitale de la France, où l'instruction a toujours été plus généralement répandue que partout ailleurs, où elle se donne gratuitement aux indigents, où le peuple en sent l'importance, parce qu'elle est nécessaire pour gagner sa vie, ne trouver qu'une fille tant soit peu instruite sur 2,23 d'ignorantes, c'est reconnaître ou l'incapacité complète de ces êtres, ou l'incurie des pères et mères, et par suite la preuve de la dégradation morale et de l'abandon qu'ils ont fait de leurs enfants, lesquels sont en droit de leur reprocher les désordres auxquels ils se sont livrés.

Passons à l'examen des autres localités.

Sur 39 filles fournies par les deux sous-préfectures de la Seine,

  25 n'ont pas signé.

  14 ont signé mal.

Sur les 264 provenant des campagnes,

  146 n'ont pas signé.

  74 ont signé mal.

  44 n'ont pas fourni de renseignement.

Ce qui nous montre que l'ignorance, quoique grande parmi les filles nées dans les campagnes, l'est cependant moins que parmi celles de Paris (1 fille instruite sur 1,97 ignorantes), et que celles qui proviennent des deux sous-préfectures le sont encore moins que ces dernières (1 instruite sur 1,78 ignorantes).

Dans le § III, en parlant des pays d'où provenaient les prostituées de Paris, j'ai divisé la France en trois régions : une du nord, une du centre et une du midi ; je crois devoir rappeler cette division en parlant de l'instruction des filles qui proviennent de ces trois contrées différentes.

Dans la zone du nord, sur 1,819 individus, les chefs-lieux ont donné :

> 663 ne sachant pas signer ;
> 1,052 signant mal ;
> 37 signant bien ;
> 67 sans désignation.

Les sous-préfectures de la même région ont donné :

> 878 ne sachant pas signer ;
> 446 signant mal ;
> 24 signant bien ;
> 56 sans désignation.

Dans les campagnes de cette zone nous avons trouvé :

1956 ne signant pas ;
714 signant mal ;
14 signant bien ;
228 sans désignation.

Mettant de côté les filles sur lesquelles nous manquons de renseignements, et comparant celles qui savent écrire à celles qui ne le savent pas, nous trouvons :

Pour les chefs-lieux, une fille instruite sur. . . . . 0,60 ignorantes.

Pour les sous-préfectures, une instruite sur . . . . 1,86 ignorantes.

Pour les campagnes, une instruite sur. . . . . 2,68 ignorantes.

Et pour l'ensemble des départements, une instruite sur . . . 0,65 ignorantes.

Dans la zone du milieu, ayant fourni 960 individus, nous trouvons :

Pour les chefs-lieux :
272 ne signant pas ;
183 signant mal ;
10 signant bien ;
19 sans désignation.

Pour les sous-préfectures de la même région :
128 ne signant pas ;
81 signant mal ;

4 signant bien;

9 sans désignation.

Et pour les campagnes :

169 ne signant pas;

61 signant mal;

4 signant bien;

20 sans désignation.

Dans la zone du midi, dont le contingent a été de 202, nous avons :

Pour les chefs-lieux :

59 ne signant pas;

51 signant mal;

0 signant bien;

1 sans désignation.

Pour les sous-préfectures :

20 ne signant pas;

15 signant mal ;

0 signant bien;

2 sans désignation.

Pour les campagnes :

36 ne signant pas;

9 signant mal;

2 signant bien ;

7 sans désignation.

Enfin sur 501 étrangères :

245 n'ont pas signé;

217 signent mal ;

17 signent bien ;

22 sans désignation.

§ IX. *Quel est l'âge des prostituées exerçant leur métier dans Paris, et depuis quel temps l'y exercent-elles.*

Pour résoudre cette question dont l'intérêt égale l'importance, je m'y suis pris de la manière suivante : choisissant arbitrairement une époque quelconque, j'ai relevé, sur les feuilles individuelles de toutes les filles présentes à cette époque, les renseignements dont j'avais besoin. Quelques lignes me suffiront pour donner le résultat d'un travail aussi long que fastidieux.

Au 31 décembre 1831, on comptait à Paris 3,517 filles publiques y exerçant leur métier, et dont la présence était constatée.

Sur ce nombre de 3,517, il y en avait :

De Paris et du département de la Seine.   931
Des départements.   2,170
Des pays étrangers.   134
N'ayant pu fournir leur acte de naissance, et dont par conséquent l'âge n'est pas légalement constaté.   282

L'âge précis de celles qui forment les trois premières catégories va se trouver indiqué dans le tableau suivant.

AGE ACTUEL.	DE PARIS.	DES DÉPART.	ÉTRANG.	TOTAL.
De 12 ans.	1	0	0	1
— 13 —	1	1	1	3
— 14 —	5	3	0	8
— 15 —	9	8	0	17
— 16 —	20	22	2	44
— 17 —	18	35	2	55
— 18 —	33	61	7	101
— 19 —	34	75	6	115
— 20 —	58	46	12	216
— 21 —	56	138	10	204
— 22 —	59	178	12	249
— 23 —	62	165	13	240
— 24 —	56	141	10	207
— 25 —	56	129	8	193
— 26 —	53	149	3	205
— 27 —	33	118	8	159
— 28 —	43	105	3	151
— 29 —	40	179	7	126
— 30 —	33	76	4	113
— 31 —	31	92	4	127
— 32 —	35	71	3	109
— 33 —	24	52	2	78
— 34 —	24	54	0	78
— 35 —	18	45	1	64
— 36 —	15	34	2	51
— 37 —	11	31	1	43
— 38 —	12	27	0	39
— 39 —	13	21	3	37
— 40 —	14	17	0	31
— 41 —	9	16	0	25
— 42 —	8	10	3	21
— 43 —	12	11	0	23
— 44 —	9	6	0	15
— 45 —	5	9	0	14
— 46 —	1	10	0	11
— 47 —	6	7	0	13
— 48 —	1	3	2	6
— 49 —	6	3	1	10
— 50 —	0	5	0	5
— 51 —	2	5	1	8
— 52 —	0	3	0	3
— 53 —	0	3	0	3
— 54 —	1	1	0	2
— 55 —	2	2	0	4
— 56 —	0	1	0	1
— 57 —	1	2	0	3
A reporter...	930	2,169	131	3,230

AGE ACTUEL.	DE PARIS.	DES DÉPART.	ÉTRANG.	TOTAL.
Report.	930	2,169	131	3,230
De 58 ans.	1	0	1	2
— 59 —	0	0	1	1
— 60 —	0	0	0	0
— 61 —	0	0	0	0
— 62 —	0	0	0	0
— 63 —	0	0	0	0
— 64 —	0	0	1	1
— 65 —	0	1	0	1
Totaux. .	931	2,170	134	3,235

Le tableau suivant va nous donner l'âge auquel chacune de celles sur lesquelles nous avons pu avoir des renseignements furent inscrites sur les registres des prostituées.

AGE à l'époque DE L'INSCRIPTION	DE PARIS.	DES DÉPART.	ÉTRANG.	TOTAL.
De 10 ans.	0	2	0	2
— 11 —	1	2	0	3
— 12 —	3	0	0	3
— 13 —	2	3	1	6
— 14 —	10	10	0	20
— 15 —	24	27	0	51
— 16 —	48	60	3	111
— 17 —	54	93	2	149
— 18 —	104	161	14	279
— 19 —	100	209	13	322
— 20 —	101	272	16	389
— 21 —	94	191	18	303
— 22 —	62	226	12	300
— 23 —	56	148	11	215
— 24 —	31	140	8	179
— 25 —	30	100	6	136
— 26 —	39	98	3	140
— 27 —	23	93	6	122
— 28 —	32	66	3	101
— 29 —	14	42	1	57
— 30 —	19	35	2	56
— 31 —	11	40	1	52
— 32 —	5	21	1	27
— 33 —	8	23	1	32
— 34 —	9	21	1	31
— 35 —	7	18	1	26
— 36 —	9	15	0	24
— 37 —	6	9	0	15
— 38 —	3	9	0	12
— 39 —	6	4	1	11
— 40 —	6	2	1	9
— 41 —	2	2	1	5
— 42 —	2	6	0	8
— 43 —	2	4	1	7
— 44 —	3	6	0	9
— 45 —	2	4	0	6
— 46 —	1	3	0	4
— 47 —	2	1	0	3
— 48 —	0	1	1	2
— 49 —	1	1	10	12
— 50 —	0	4	0	4
— 51 —	0	0	0	0
— 52 —	0	1	0	1
— 53 —	0	0	0	0
— 54 —	0	0	0	0
— 55 —	0	1	0	1
— 56 —	0	0	1	1
A reporter. . .	932	2,174	140	3,246

AGE à l'époque DE L'INSCRIPTION	DE PARIS.	DES DÉPART.	ÉTRANG.	TOTAL.
Report. . . .	932	2,174	140	3,246
De 57 ans.	0	0	0	0
— 58 —	0	0	1	1
— 59 —	0	0	0	0
— 60 —	0	0	0	0
— 61 —	0	0	0	0
— 62 —	0	0	1	1
— 63 —	0	0	0	0
TOTAUX. . . .	932	2,174	142	3,248

Si maintenant nous éliminons de la population
sur laquelle nous opérons les individus sur lesquels
nous n'avons pas de renseignements authentiques,
et si, par une règle de proportion, nous ramenons
à 1,000 quelques uns de ces nombres, nous trouverons que sur 1,000 prostituées exerçant leur métier
à Paris, il y en a

De Paris.   287,78
Des départements. . . .   671,09
Des pays étrangers. . . .   41,11

Sur ce même nombre de 1,000 nous en trouverons :

AGES.	NOMBRE.	AGES.	NOMBRE.
De 10 ans.	0,20	De 36 ans.	15,07
— 11 —	0,30	— 37 —	13,28
— 12 —	0,30	— 38 —	12,05
— 13 —	0,92	— 39 —	11,43
— 14 —	2,44	— 40 —	9,58
— 15 —	5,20	— 41 —	7,72
— 16 —	13,60	— 42 —	6,49
— 17 —	17,00	— 43 —	7,10
— 18 —	31,22	— 44 —	4,63
— 19 —	35,54	— 45 —	4,32
— 20 —	66,76	— 46 —	3,40
— 21 —	63,06	— 47 —	4,01
— 22 —	76,97	— 48 —	1,85
— 23 —	74.18	— 49 —	3,09
— 24 —	63,98	— 50 —	1,54
— 25 —	60,27	— 51 —	2,47
— 26 —	63,36	— 52 —	0,92
— 27 —	49,14	— 53 —	0,92
— 28 —	46,67	— 54 —	0,60
— 29 —	38,94	— 55 —	1,23
— 30 —	34,93	— 56 —	0,30
— 31 —	39,25	— 57 —	0,92
— 32 —	33,69	— 58 —	0,61
— 33 —	24,14	— 59 —	0,30
— 34 —	24,14	— 64 —	0,30
— 35 —	19,81	— 65 —	0,30

Dans ce troisième et dernier tableau on va voir, non seulement pour les prostituées formant les trois catégories précédemment étudiées, mais encore pour celles dont nous ne connaissons ni le pays ni l'âge, depuis combien de temps elles exercent leur métier dans la ville de Paris.

ANNÉES.	DE PARIS.	DES DÉPARTEM.	ÉTRANGÈRES.	DE PARIS et d'âge INCERTAIN.	TOTAL.
Moins d'une ann.	117	305	17	0	439
— de 1 à 2 —	125	427	37	1	590
— de 2 à 3 —	121	292	25	2	440
— de 3 à 4 —	142	322	16	5	485
— de 4 à 5 —	87	199	8	0	294
— de 5 à 6 —	43	90	6	0	139
— de 6 à 7 —	47	97	6	0	150
— de 7 à 8 —	32	86	3	22	143
— de 8 à 9 —	21	47	0	28	96
— de 9 à 10 —	16	39	5	40	100
— de 10 à 11 —	25	54	2	28	109
— de 11 à 12 —	28	37	2	26	93
— de 12 à 13 —	21	47	1	30	99
— de 13 à 14 —	21	27	3	47	98
— de 14 à 15 —	43	48	0	16	107
— de 15 à 16 —	28	40	2	10	80
— de 16 à 17 —	4	7	0	8	19
— de 17 à 18 —	4	4	0	6	14
— de 18 à 19 —	2	3	0	12	17
— de 19 à 20 —	3	0	0	1	4
— de 20 à 21 —	0	0	0	0	0
— de 21 à 22 —	1	0	0	0	1
— de 22 à 23 —	0	0	0	0	0
Totaux	931	2,171	133	282	3,517

§ X. *Quelle est la cause première de la prostitution.*

La prostitution est due à une foule de causes différentes. — Elle est constamment le résultat de premiers désordres. — Action de la paresse. — De la misère et de la pauvreté. — De la vanité. — De la gourmandise. — De l'abandon de la part des séducteurs. — Des chagrins domestiques. — — Des mauvais traitements. — Du séjour dans les hôpitaux. — Du mauvais exemple donné par les parents ou reçu dans les manufactures. — De la cessation des travaux dans les fabriques. — Les femmes mal partagées et injustement traitées dans l'ordre social. — La société ne fait pas pour elles ce qu'elle devrait. — Quelques filles se livrent à la prostitution par des raisons en apparence fort louables. — Il ne faut pas attribuer à la civilisation la cause de la prostitution. — Exposé numérique des principales causes déterminantes qui ont agi sur les filles inscrites à Paris.

Il résulte des renseignements nombreux que j'ai

pris à ce sujet que les causes premières de la prostitution sont extrêmement variables, qu'elles ne sont
pas les mêmes pour les filles des villes et pour celles
des campagnes, pour celles des provinces et pour
celles de Paris, et qu'elles dépendent d'une foule de
circonstances qu'il serait impossible d'exposer en
détail. Je me contenterai donc d'indiquer les principales ; et celles qui se sont le plus souvent présentées dans les réponses qui ont été faites aux questions que j'adressais et aux recherches auxquelles je
me livrais, me paraissant par cela même mériter
plus de confiance, c'est sur elles que j'insisterai davantage.

On doit regarder comme constant que toutes les
filles qui se livrent à la prostitution publique ont
déjà vécu dans le désordre pendant un temps plus
ou moins long. Dans l'espace de dix ans, à peine
a-t-on rencontré au dispensaire trois ou quatre filles
qui sont venues se faire inscrire n'ayant pas encore
été déflorées ; la prostitution peut donc être considérée, pour un certain genre de filles, comme la
suite et la conséquence presque inévitable d'un premier oubli du plus important des devoirs ; il n'y a
pas à ce sujet de dissidence d'opinions parmi ceux
qui ont été à même de faire sur les prostituées des
recherches et des observations.

Cette cause est générale et agit sur toutes les
prostituées indistinctement ; mais il est des causes

secondaires, et pour ainsi dire individuelles, que je vais passer en revue.

La paresse peut être mise au premier rang des causes déterminantes de la prostitution ; c'est le désir de se procurer des jouissances sans travailler, qui fait que beaucoup de filles ne restent pas dans les places qu'elles avaient ou ne cherchent pas à en trouver ; la paresse, la nonchalance et la lâcheté des prostituées sont devenues pour ainsi dire proverbiales.

La misère, poussée souvent au degré le plus affreux, est encore une des causes les plus actives de la prostitution. Que de filles abandonnées de leur famille, sans parents, sans amis, ne pouvant se réfugier nulle part, sont obligées de recourir à la prostitution pour ne pas mourir de faim ! Une de ces malheureuses, susceptible encore des sentiments d'honneur, lutta jusqu'à la dernière extrémité avant de prendre un parti qu'elle regardait comme extrême, et lorsqu'elle vint se faire inscrire, on acquit la preuve qu'elle n'avait pas mangé depuis près de trois jours.

La vanité et le désir de briller sous des habits somptueux est, avec la paresse, une des causes les plus actives de la prostitution, particulièrement à Paris : quand la simplicité, et à plus forte raison le délabrement des vêtements, sont dans nos mœurs actuelles un véritable opprobre, faut-il s'étonner que

tant de jeunes filles se laissent aller à la séduction
d'un costume qu'elles désirent d'autant plus qu'il
les fait pour ainsi dire sortir de la position dans
laquelle elles sont nées, et qu'il leur permet de se
mêler à une classe dont elles se croient dédaignées?
Ceux qui connaissent jusqu'à quel point l'amour de
la parure est portée chez quelques femmes, appré-
cieront aisément quelle peut être, à Paris, l'activité
d'une pareille cause de la prostitution

Il est, pour les filles de province, une cause particulière dans leur détermination, et qui n'existe
pas pour celles de Paris; cette cause est l'abandon
ou le délaissement de leurs amants.

Une foule de jeunes gens, militaires, étudiants,
commis-voyageurs ou autres, séduisent en province
de jeunes filles, se les attachent, et, par la pro-
messe mensongère d'un mariage, d'un établissement
quelconque, ou par le besoin qu'elles ont de se cacher, les amènent à Paris; mais elles y sont bientôt abandonnées et livrées à elles-mêmes. Qu'on
imagine la position de ces malheureuses laissées
dans une maison garnie, souvent même dans la rue,
ne connaissant personne dans une ville comme
Paris, n'ayant pas d'argent, et, pour comble d'infortune, ne pouvant reparaître dans leur pays qui
connaît leur inconduite, ou rentrer dans leurs familles qu'elles ont déshonorées et dont elles se sont
attiré la haine et l'indignation! Est il surprenant

qu'une fille, dans une pareille position, se laisse aller aux suggestions et aux promesses de toutes les personnes qu'elle rencontre? Il est, en effet, démontré que c'est sur ces sortes de filles que les femmes abominables dont le métier est de corrompre et de pervertir la jeunesse, fixent particulièrement leurs regards; elles les guettent et les recherchent partout, et montrent dans leur art infernal une adresse remarquable. Nous aurons plus d'une fois occasion, dans le cours de ce travail, de revenir sur cette classe de femmes et sur les manœuvres qui leur sont familières.

Toutes les filles de province ne sont pas amenées à Paris de la même manière : beaucoup y viennent spontanément après une première séduction ; la capitale est pour elles un refuge où elles trouvent le moyen de dérober leur déshonneur aux yeux de leurs proches et de leurs compatriotes, et une ressource contre la misère qui les menace ou les accable.

Des chagrins domestiques et les mauvais traitements que quelques filles éprouvent de la part de parents inhumains et barbares sont, pour quelques unes, le motif de leur détermination : s'il faut ajouter foi à ce qu'elles répondent, c'est pour éviter la brutalité d'un beau-père ou d'une belle-mère qu'elles ont quitté la maison paternelle; il paraîtrait même qu'un grand nombre ont été chassées de la maison paternelle, probablement à cause de leur inconduite, car s'il est quelques parents barbares, il faut croire que le nombre en est heureusement limité.

Un long séjour dans un hôpital, ou dans ces mauvais garnis qui reçoivent et logent les domestiques sans place, est encore, pour beaucoup de filles, la cause déterminante de leur inconduite; c'est dans ces lieux que rôdent sans cesse les femmes abominables dont j'ai parlé plus haut; elles y entretiennent des agentes qui les avertissent de tout ce qui s'y fait, et leur font passer des notes sur toutes les filles qui peuvent leur convenir. Il y a peu de différence entre ces dernières et celles que leurs amants délaissent dans Paris; mais, comme me l'ont fait observer quelques personnes bien au fait de tout ce qui regarde la prostitution, ces deux causes n'ont d'action que sur les filles dont la conduite est plus que suspecte; car, pour celles qui sont véritablement honnêtes, elles trouvent toujours des personnes qui s'intéressent à elles, qui leur procurent des places ou les moyens de retourner dans leur pays.

L'inconduite des parents et les mauvais exemples de toute espèce qu'ils donnent à leurs enfants doivent être considérés pour beaucoup de filles, et en particulier pour celles de Paris, comme une des causes premières de leur détermination. Les dossiers de chaque fille et les procès-verbaux des interrogatoires font sans cesse mention de désordre dans les ménages, de pères veufs vivant avec des concubines, des amants des mères veuves ou mariées, de pères et mères séparés, etc. Quelle surveillance de tels parents peuvent-ils exercer sur leurs enfants, et s'ils jugent convenable de faire une réprimande ou de donner un bon avis, quel poids et quelle autorité pourront avoir, dans leur bouche, de pareilles observations?

Ainsi la dépravation, l'insouciance, la position nécessiteuse de beaucoup de gens de la dernière classe, provoquent, ne préviennent pas ou ne peuvent empêcher la corruption des enfants; on peut dire en général pour un bon nombre de prostituées ce que l'observation de tous les jours apprend à l'égard des malfaiteurs, c'est qu'ils ont pour la plupart une origine ignoble. Pour ne parler que des jeunes filles, quelle idée de vertu pourront-elles avoir lorsque, dès l'âge le plus tendre, leurs oreilles ne sont pas plus ménagées que leurs yeux, et lorsqu'elles voient les auteurs de leurs jours (si toutefois elles ne sont pas enfants naturels) se quitter et contracter des liaisons adultères? Jetées pour la plupart sur la voie publique dès la pointe du jour pour y vendre des fruits, des légumes ou des chansons, ou confondues dans des ateliers avec des jeunes gens de leur trempe, elles prennent bientôt des habitudes licencieuses, et forment prématurément des liaisons immorales; leur innocence est perdue avant même que la nature ait parlé. Ces liaisons ne peuvent être et ne sont pas durables, et ces malheureuses sont déjà des prostituées au sein du travail et sous les yeux de leurs parents. Avec de pareils antécédents, est-il surprenant que la vue de leurs camarades déjà lancées dans la prostitution, que la paresse toujours compagne du vice, que le bruit venu à leurs oreilles du plaisir que procure la débauche, parce qu'elle permet de satisfaire sans travail à tous les désirs, est-il, dis-je, surprenant qu'un tel concours de circonstances rende une jeune fille sans force contre la séduction? Il ne faut qu'un reproche, une parole, une rencontre, pour décider de sa nouvelle vocation, et plonger pour toujours la jeune fille dans l'abîme de la honte et de l'ignominie.

De toutes les causes de la prostitution, particulièrement à Paris, probablement et dans les autres grandes villes, il n'en est pas de plus actives que le défaut de travail et la misère, suite inévitable de salaires insuffisants. Que gagnent nos couturières, nos lingères, nos ravaudeuses, et en général toutes celles qui s'occupent de l'aiguille? Que l'on compare le gain des plus habiles avec celui que peuvent faire celles qui n'ont que des talents médiocres, et l'on verra s'il est possible à ces dernières de se procurer le strict nécessaire; que l'on compare surtout le prix de leur travail avec celui de leur

déshonneur, et l'on cessera d'être surpris d'en voir
un si grand nombre tomber dans un désordre pour
ainsi dire inévitable.

Cet état de choses tend malheureusement à s'accroître dans notre société actuelle, par suite de l'u-
surpation faite par les hommes, d'un grand nombre
de travaux qu'il serait plus convenable et plus honorable pour notre sexe de laisser dans le domaine
de l'autre. N'est-il pas, par exemple, honteux de
voir à Paris des milliers d'hommes dans la vigueur
de l'âge, mener dans des cafés, dans des boutiques,
dans des magasins, la vie molle et efféminée qui ne
peut convenir qu'à des femmes, et n'y être occupés
qu'à essuyer de la vaisselle ou à manier des chiffons? aussi les voit-on rester dans l'ignorance et s'é-
nerver en peu de temps.

On se demande, en voyant ces tristes résultats,
si la société s'est assez occupée du sort des femmes,
cette partie d'elle-même si digne de sa sollicitude et
qui exerce une si grande influence sur tout ce qui
regarde le mécanisme d'un État. Quant à moi, je ne
le pense pas; je crois que, sous ce rapport, il nous
reste à opérer un grand nombre d'améliorations. Ces
matières sont difficiles à traiter; mais elles sont importantes et me semblent aussi dignes de l'ami de
la religion et des mœurs que des méditations de
l'homme d'État.

On aura peine à croire que la carrière de la

prostitution ait été embrassée par certaines femmes comme moyen de remplir les devoirs que leur impose leur titre de fille ou de mère ; rien cependant n'est plus vrai. Il n'est pas rare de voir des femmes mariées, abandonnées ou privées de leur mari, et par conséquent de tout soutien, devenir prostituées dans l'unique dessein de ne pas laisser mourir de faim une famille nombreuse; il est plus commun encore de trouver des jeunes filles, qui, ne pouvant trouver dans le travail les moyens de pourvoir aux besoins de leurs parents vieux et infirmes, font le soir le métier de prostituées, pour compléter ce qui leur manque; j'ai trouvé trop souvent des notes particulières sur ces deux classes de prostituées, pour n'être pas convaincu qu'elle est à Paris plus nombreuse qu'on ne pourrait le croire.

Enfin, il est des filles qui se livrent à la prostitution par suite d'un dévergondage qu'on ne peut expliquer chez elles que par l'action d'une maladie mentale qui diminue beaucoup la culpabilité aux yeux de celui qui les observe et qui les étudie de près; mais en général ces Messalines sont rares; je n'ai trouvé qu'une opinion unanime sur ce fait que mes recherches particulières ont pleinement confirmé.

Faut-il attribuer la prostitution à l'extrême civilisation où nous sommes arrivés? En n'examinant que les détails qui précèdent, cette opinion pourrait être soutenue; mais si nous reportons nos souvenirs

vers les temps anciens et sur la barbarie du moyen
âge, nous y trouvons partout les traces de la prostitution; il en sera de même si nous consultons les
voyageurs modernes qui ont pénétré dans les parties les plus reculées de l'Afrique et de l'Amérique,
où la civilisation est à peine ébauchée : partout ils y
ont vu pulluler les prostituées, ainsi qu'on peut s'en
assurer en consultant la relation de M. Auguste de
Saint-Hilaire (1). Nul doute que notre état social ne
soit pour beaucoup de filles la cause de leur perte;
mais ce même état social procure à d'autres des
ressources qu'elles n'auraient pas sans lui, et qui
leur permet de conserver leur honneur et de prati-
quer les règles de la vertu.

Je me suis livré à de longues recherches pour savoir dans quelle proportion ces différentes causes de
la prostitution peuvent avoir agi sur la population
des malheureuses qui ont été pendant si long-temps
l'objet de mes investigations; mais ces recherches
ne m'ont amené à aucun résultat positif. Rien ne
me prouve l'exactitude des renseignements qui m'ont
été donnés, et j'ai tout lieu de croire qu'il en est un
bon nombre de fautifs. Quels qu'ils soient, cependant, je vais les consigner ici, mes lecteurs en tire-
ront le parti qu'ils croiront convenable.

(1) *Voyage dans les provinces de Rio de Janeiro et de Minas Ge-
zaes, dans le district des diamants et sur le littoral du Brésil;* Paris
1830-1833, 4 vol. in-8.

CAUSES DÉTERMINANTES.	NÉES à PARIS.	DANS les CH.-LIEUX	DANS les S.-PRÉF.	DANS les CAMPAG.	DANS les PAYS ÉTR.	TOTAL.
Excès de la misère ; dénuement absolu.	570	405	182	222	62	1441
Perte des pères et mères ; expulsion de la maison paternelle ; abandon complet.	647	201	157	211	39	1255
Pour soutenir des parents vieux et infirmes	37	0	0	0	0	37
Aînées de familles, n'ayant ni père ni mère pour élever leurs frères et sœurs et quelquefois des neveux et nièces. .	29	0	0	0	0	29
Femmes veuves ou abandonnées, pour élever une famille nombreuse.	23	0	0	0	0	23
Venues de provinces pour se cacher à Paris, et y trouver des ressources. . .	0	187	29	64	0	280
Amenées à Paris et abandonnées par des militaires, des commis, des étudiants et autres personnes.	0	185	75	97	47	404
Domestiques séduites par leurs maîtres et renvoyées par eux.	123	97	29	40	0	289
Simples concubines pendant un temps plus ou moins long, ayant perdu leurs amants, et ne sachant plus que faire	559	314	180	302	70	1425
TOTAL. .	1988	1389	652	936	218	5183

Je le répète, des observations faites sur un nombre aussi considérable seraient très précieuses, si on pouvait compter sur l'exactitude des données qui ont servi à composer ce tableau; au reste, les erreurs ne peuvent porter que sur un nombre de 250 à 300 filles qui furent inscrites par une personne qui mettait beaucoup de négligence dans la manière dont elle recueillait les renseignements.

Les détails suivants, qui se rattachent jusqu'à un certain point à la question que je traite en ce moment, pourront y jeter encore quelque lumière.

Sur les 5,183 individus qui figurent dans le tableau précédent, on a trouvé :

164 fois les deux sœurs inscrites ensemble sur le registre des prostituées;

4 fois les trois sœurs;

Et 3 fois les quatre sœurs;

En tout 252 sœurs.

Outre cela, on a rencontré :

16 fois la mère et la fille;

4 fois la tante et la nièce;

22 fois les deux cousines germaines;

En tout 436 personnes réunies par les liens de la parenté la plus proche.

On se tromperait gravement si l'on croyait que c'est à la fois et dans le même moment que ces 436 personnes exerçaient ensemble, à Paris, le métier de prostituées. Je me hâte de dire que ce nombre doit être réparti sur un espace de sept à huit années.

Parmi les 252 sœurs dont il vient d'être question, 119 étaient de Paris, les 133 autres venaient des départements.

Et parmi les 16 mères, 12 étaient de Paris et les 4 autres des départements.

On peut juger, par là, de l'immoralité profonde des familles auxquelles appartiennent les prostituées. La perte de ces femmes est due, le plus souvent, aux pernicieux exemples qu'elles ont eus sous les yeux pendant leur enfance.

CHAPITRE II.

MOEURS ET HABITUDES DES PROSTITUÉES.

Le sujet que comprend cet article est un des plus importants de l'histoire des prostituées. Comment, en effet, opérer quelques améliorations, obtenir des réformes, en un mot, faire le bien, sans la connaissance des goûts, des mœurs et des habitudes, des vices et des défauts de la classe qu'on étudie ? J'entrerai donc à ce sujet dans des détails circonstanciés que j'étendrai autant que je le croirai nécessaire.

§ Iᵉʳ. *Opinion que les prostituées ont d'elles-mêmes.*

Circonstances particulières où il faut les étudier. — Elles savent qu'elles font mal. — Ne se trouvent bien qu'avec les mauvais sujets. — Évitent cependant de passer pour ce qu'elles sont. — Ont le sentiment de leur abjection. — Orgueil qui les domine. — Sont très sensibles aux bons et aux mauvais procédés.

Si on n'examine les prostituées que dans les rues et dans l'exercice de leur métier ; si on ne fait attention qu'à leur ton, à leur impudeur et aux mots lubriques qui sortent de la bouche de quelques unes, on pourrait croire qu'elles considèrent ce métier comme un autre, qu'elles n'ont pas pour lui d'antipathie, et que peu s'en faut qu'elles ne s'en fassent un titre de gloire. En effet, devant des étrangers, et surtout devant des jeunes gens, ou des hommes à conversation libre et plaisante, elles vantent leur savoir-faire, elles reprochent à leurs camarades leur impéritie, et leur donnent alors le nom de *colasse*, expression par laquelle elles désignent ordinairement une femme honnête.

Mais ce n'est pas dans ces circonstances que l'on peut étudier le cœur et l'esprit de ces femmes ; c'est en prison, dans leurs moments de peines et de souffrances, c'est surtout lorsqu'on a su, par de bons procédés, s'attirer leur confiance, que l'on découvre ce qui se passe dans leur âme, et combien est pesant pour elles le poids de leur ignominie. Peuchet, avant la révolution, avait fait les mêmes observations.

On peut donc dire qu'elles savent qu'elles font mal, et que c'est avec justice qu'on les méprise, aussi ne sont-elles bien qu'entre elles et avec les mauvais sujets. Il est visible, pour tout observateur, qu'elles se trouvent déplacées et sont embarrassées devant des personnes de vie sage et régulière ; la vue des mères de famille et des femmes honnêtes leur est insupportable, elles se plaisent souvent à les insulter, pour se venger, en quelque sorte, du mépris qu'elles en reçoivent.

Si, dans l'exercice de leur métier, elles affichent la hardiesse et l'impudeur, il en est beaucoup qui, dans d'autres circonstances, mettent tous leurs soins à ne point paraître ce qu'elles sont : pour cela, elles se mettent avec une décence remarquable, et lorsqu'elles arrivent au dispensaire pour y subir les visites, elles font tout ce qu'elles peuvent pour ne pas être aperçues; elles y arrivent presque furtivement et s'y glissent, pour ainsi dire. Tous les inspecteurs ont fait cette observation.

Les inspecteurs ont remarqué que quelques unes, appartenant à des familles honnêtes, se confinent dans des quartiers très retirés, pour n'être pas reconnues par leurs compatriotes. En général, il n'est rien qu'elles redoutent plus que la rencontre de ceux qui les ont connues lorsqu'elles étaient encore sages : j'en ai vu dans les hôpitaux qui n'étaient devenues malades que par le saisissement. Je parlerai, en traitant de leur physiologie, d'une fille qui devint folle par suite de l'impression que lui causa la vue d'un de ses compatriotes.

Elles connaissent toute leur abjection, et en ont, à ce qu'il paraît, une idée bien profonde ; elles sont à elles-mêmes un sujet d'horreur; le mépris qu'elles ont pour elles dépasse souvent celui que leur portent toutes les personnes vertueuses ; elles regrettent d'être déchues, elles font des projets, et même des efforts pour sortir de leur état ; mais tous ces efforts sont infructueux, et ce qui les désespère, c'est de savoir qu'elles passent, dans l'esprit de tout le monde, pour la fange et la boue de la société. Lorsque je faisais mes recherches, une laitière, nouvelle mère de famille, fut admise dans la prison ; cette femme ayant pris avec les filles publiques une sorte de liberté, leur parlait quelquefois dans les cours ; mais aussitôt elle encourut leur mépris. Comment, s'écriaient-elles, elle nous parle comme si nous étions d'honnêtes femmes, *c'est abominable !* Une d'elles, causant dernièrement avec un médecin du dispensaire, lui disait, dans l'effusion de son cœur, qu'elle ne voulait pas s'attacher d'une manière particulière à un homme, parce que chaque fois qu'elle l'embrasserait elle croirait le souiller par son seul contact. Me trouvant un jour dans une salle de l'hôpital sans être aperçu, j'entendis une fille s'écrier, en admirant la beauté du ciel : Que Dieu est bon de nous envoyer un si beau temps ! il nous traite mieux que nous ne méritons. Et toute la salle de répéter à la fois : C'est bien vrai !

Celui qui a fait quelques réflexions sur les penchants du cœur de l'homme comprendra facilement combien doit être pénible un pareil état : il n'y a rien de si naturel à l'homme que le désir d'être aimé des autres. Qui pourrait souffrir sans effroi, sans trouble et sans abattement, l'oubli général des hommes, et à plus forte raison leur haine, leur mépris et leur universel dédain ? La seule pensée de cet état a fait tomber plusieurs prostituées dans l'aliénation mentale. Il n'y a pas long-temps que M. Pariset m'en a fait remarquer une à l'hospice de la Salpêtrière ; cette fille ne dit rien en public, mais lorsqu'elle se croit seule, elle répète sans cesse : Que je suis malheureuse d'avoir abandonné la vertu ! comment supporter le mépris général ? comment vivre dans cette humiliation ?

On dirait que ce sentiment de leur abjection et du mépris qu'on leur porte excite davantage leur orgueil et leur amour-propre ; défauts qu'elles portent à un degré excessif : celui qui les blesse de ce côté encourt à jamais leur disgrâce et ne peut rien obtenir d'elles. Mais si on leur parle avec douceur, si on leur témoigne de l'intérêt, si on leur fait entendre qu'elles peuvent rentrer dans la société et recouvrer l'estime publique, ce seul espoir les ranime et les fait palpiter de joie. Les dames respectables qui, il y a quelques années, les visitaient dans la prison, ont fait à ce sujet des observations aussi fines qu'ingénieuses. Quelques traits achèveront de donner une idée de cette particularité du caractère des prostituées. Lorsqu'on les mit à la Pitié, il n'y avait pas de chapelle dans leur division ; on y érigea enfin un autel, ce qui fit sur elles l'impression la plus vive et les combla de joie. Croirait-on que ce fût par un sentiment de religion? non, assurément; c'était, pour me servir de leurs expressions, parce qu'on ne les considérait plus comme des chiens, et qu'on faisait autant pour elles que pour les autres. Un médecin n'entrait jamais dans leurs salles sans ôter légèrement son chapeau; par cette seule politesse, il sut tellement conquérir leur confiance, qu'il leur faisait faire tout ce qu'il voulait, et que l'ordre le plus parfait régnait dans ses salles, ce qui n'avait pas lieu dans celles d'un autre médecin qui affectait à leur égard le dédain le plus grand. C'est de cet orgueil que provient le mépris que les différentes classes de prostituées ont pour celles qui sont au-dessous d'elles, et la haine que les classes inférieures portent aux supérieures ou à celles qui l'emportent en grâces et en beauté; on a surtout occasion de voir cela dans la prison, lorsque des filles ont été prises en flagrant délit et amenées avant qu'on ait eu le temps de leur ôter les beaux vêtements dont elles se couvrent. Leur dire dans la prison qu'elles sont filles publiques *à vingt sous* est un affront extrême; aucune ne veut convenir qu'elle part d'un étage aussi bas; il y a toujours assaut entre elles, pour le prix qu'elles mettent à leurs faveurs.

Ces détails sont peut-être un peu minutieux, mais lorsqu'il s'agit de gouverner les hommes, il est bon de connaître leurs faiblesses et de s'en servir pour les diriger.

§ II. *Du sentiment religieux chez les prostituées.*

Iguorance profonde des prostituées à cet égard. — Elles font cependant des actes de religion. — Ne refusent pas les secours religieux à l'article de la mort. — Conduite singulière de quelques unes. — Leur fanatisme et leur superstition.

Ce que je viens de dire au sujet d'un autel érigé à l'hospice de la Pitié, dans la division autrefois consacrée aux prostituées, m'amène naturellement à examiner ce qu'elles offrent de particulier sous le rapport religieux.

Sauf quelques exceptions rares, on peut dire qu'elles sont toutes, à cet égard, d'une ignorance profonde; c'est ce qui a frappé tous les observateurs, et en particulier les dames respectables dont j'ai parlé dans mon introduction. Ces dames en ont trouvé un grand nombre qui avaient à peine la connaissance et le sentiment de la divinité; les plus ignorantes se sont rencontrées parmi celles qui avaient été jetées dans le vice par leurs parents, livrées à elles-mêmes dès leur plus tendre enfance, ou qui ne savaient pas même d'où elles venaient.

Dans le monde, dans l'exercice de leur métier, dans les courses qu'elles font avec les hommes et dans les conversations qu'elles ont avec eux, elles n'épargnent, sur les objets du culte et de la religion, ni les quolibets ni les sarcasmes; mais dans l'isolement, mais dans la prison, il n'en est pas toujours de même. Observons-les dans les rues et en état de liberté; elles ne manqueront pas de faire le signe de la croix lorsqu'elles rencontreront un enterrement; elles s'arracheront les rameaux que l'on distribue à Pâques. Une d'elles, étant tombée subitement malade dans une maison publique de prostitution, rue de la Mortellerie, réclama les secours d'un prêtre; trois de ses camarades accoururent à l'église; mais lorsqu'on sut quel était le lieu où se trouvait la malade, on exigea, avec raison, qu'elle se fît transporter ailleurs, ce qui fut exécuté avec le plus grand empressement de la part de la dame de maison et de toutes les filles qui étaient sous sa dépendance.

Une d'elles reçut un rendez-vous dans l'église Saint-Sulpice, mais elle ne voulut pas l'accepter, alléguant, pour raison, qu'elle était indigne d'entrer dans une église, et qu'elle avait juré de n'y pas mettre les pieds tant qu'elle ferait son métier, bien qu'elle ne l'exerçât qu'avec répugnance et forcée par la nécessité.

Dans les infirmeries de la prison, où les prostituées se trouvent souvent en grand nombre, elles ne refusent pas les secours religieux, lors de leurs derniers moments; aucune ne trouve cela mauvais, et toutes conviennent qu'elles en feraient autant, dans des circonstances semblables.

Veut-on, dans l'hôpital ou dans la prison, les forcer d'aller à la chapelle, elles s'y refuseront et s'y conduiront mal; mais si les portes de cette chapelle sont ouvertes, si on y chante des hymnes et des cantiques dans un idiome qu'elles puissent comprendre, on les verra toutes y accourir et s'y comporter d'une manière irréprochable, on dirait presque édifiante; à cet égard, j'ai vu des choses qui m'ont beaucoup surpris.

On m'a cité dernièrement l'histoire d'une fille de la plus basse classe, qui perdit son enfant à la suite d'une longue maladie; pendant tout le temps que dura cette maladie, la mère ne cessa pas de faire des neuvaines à la Vierge de Bon-Secours, et de placer devant son autel des cierges allumés.

Il n'y a pas long-temps qu'une prostituée étant morte à son domicile, toutes ses camarades se cotisèrent pour lui faire quelques jours après un superbe service *et payer un grand nombre de messes.* La même chose étant arrivée à une autre fille d'une classe moins élevée, ses camarades, vêtues de blanc, la conduisirent à l'église et mirent autour de son corps *un nombre prodigieux de cierges.*

Qui le croirait? on a vu une ancienne prostituée, devenue dame de maison, assister tous les dimanches à la grand'messe de sa paroisse, tenant à la main un livre d'heures magnifiquement relié; cette femme écoutait attentivement le prône de Saint-Germain-l'Auxerrois. Mêlée à tout ce que la cour de Charles X avait de plus noble et de plus religieux, elle avait, m'a-t-on assuré, dans son alcôve un crucifix, et dans sa chambre une figure de la Vierge et plusieurs tableaux de saints.

Il n'est pas étonnant que l'ignorance dans laquelle croupissent les prostituées amène le fanatisme; quelques unes ont fait dire des messes pour que leurs amants ne tombassent pas à la conscription; d'autres, pour ramener à elles des amants qui les avaient abandonnées. La croyance de l'influence néfaste du vendredi est générale chez elles : aussi remarque-t-on ces jours-là moins d'inscriptions et moins de visites au dispensaire. Toute fille qui n'est pas sûre de son état de santé et qui redoute d'être envoyée à l'hôpital, si on la croit malade, ne viendra jamais se faire visiter un vendredi.

La suite de ce travail contiendra d'autres détails qui achèveront de faire connaître ce qui regarde les prostituées sous le rapport des croyances et des idées religieuses.

§ III. *Les prostituées, malgré leurs habitudes et leurs vices, conservent-elles quelque reste de pudeur?*

Le sentiment de la pudeur ne se perd pas chez elles. — Circonstances dans lesquelles il se manifeste. — Un changement remarquable, sous ce rapport, s'est opéré depuis quelques années dans cette population. — Il est dû aux soins de l'administration. — Conséquences que l'on doit en tirer.

Si on ne juge les prostituées que d'après leur langage et leur tenue en public, on pourrait croire que la pudeur, qui fait le plus bel ornement de la femme, leur est devenue un sentiment tout-à-fait étranger, et qu'elle a perdu chez elles jusqu'à la trace de son empire; mais si on les examine attentivement et dans des circonstances particulières, on trouvera que les plus grands écarts n'ont pas toujours effacé ce sentiment, et qu'il en reste chez quelques unes au moins des vestiges.

Si un étranger entre inopinément dans le dépôt de la préfecture ou dans les dortoirs de la prison, au moment où elles s'habillent, on les voit à l'instant se couvrir ou croiser les bras sur leurs poitrines.

Si une d'elles, dépouillée de quelques uns de ses vêtements dans un état d'ivresse, a été conduite au dépôt de la préfecture, rien ne pourra la forcer de paraître en cet état devant le commissaire interrogateur; elle empruntera à ses camarades ce qui lui manque, et toutes s'empresseront de lui fournir ce qu'il lui faut.

Pourquoi sont-elles plus retenues et se couvriront-elles avec plus de soin devant des femmes honnêtes et des mères de famille que devant des hommes? D'où peut venir cette attention pour des personnes de leur sexe?

Il en est un grand nombre qui rougissent lorsqu'elles sont obligées de se découvrir devant plusieurs personnes, et qui, par un mouvement instinctif, se cachent alors les yeux; au dispensaire, elles s'attachent à un médecin particulier, elles ne viennent qu'aux heures où elles sont sûres de le trouver, et manifestent leur mécontentement lorsque, par hasard, il admet avec lui une personne étrangère. J'ai suivi les cours que faisait Cullerier oncle il y a plus de vingt ans, et je n'ai pas oublié l'impression profonde que faisaient sur les prostituées l'examen et la démonstration de leurs maladies devant un nombreux auditoire. Toutes sans exception, et jusqu'aux plus éhontées, devenaient cramoisies; elles se cachaient et regardaient comme un supplice l'épreuve à laquelle on les soumettait.

Ce que j'ai rapporté, en parlant de l'opinion qu'elles ont d'elles-mêmes, ne confirme-t-il pas la conséquence qui découle naturellement de ce qui précède, c'est-à-dire que, quels que soient les écarts auxquels la femme puisse s'abandonner, on trouve toujours en elle la trace de ces qualités qui, du consentement unanime de tous les hommes, font son plus bel ornement et commandent partout la vénération et le respect?

Tous ceux qui, depuis vingt-cinq à trente ans, ont étudié les filles publiques de Paris, conviennent que sous le rapport de la décence, de la retenue, on pourrait dire de la pudeur, il s'est opéré en elles un changement bien remarquable : en public elles n'ont plus le ton insolent, l'air hautain et le regard agaçant qu'elles affectaient autrefois ; dans les hôpitaux et surtout dans les prisons, elles sont, sous ce rapport, métamorphosées. Ce changement s'est particulièrement opéré depuis dix à douze ans : en faisant mes recherches et en consultant les dénonciations et les rapports, je trouvais, à mesure que je m'approchais de l'époque actuelle, moins de détails de ces scènes d'une lubricité dégoûtante, qui, maintenant, sont fort rares dans l'intérieur de Paris. Pendant et avant la révolution, on parle souvent de femmes nues se promenant et dansant en plein jour en cet état ; il n'y a pas encore vingt ans que l'on comptait parmi les prostituées de Paris cinquante ou soixante mauvais sujets qui, par l'excès de leur libertinage, leur hardiesse et la turbulence de leur esprit, donnaient le ton à toutes les autres, et rendaient très difficile le maintien de l'ordre et de la décence. Ces filles ont successivement disparu, et celles qui les ont remplacées n'ont pas présenté le même caractère.

Cette amélioration est due aux soins de l'administration, à sa continuelle surveillance et à la persévérance avec laquelle elle poursuit les projets de répression et de réforme ; les prostituées restant, en général, peu de temps dans l'exercice de leur métier, et ne faisant pour ainsi dire qu'y passer, les traditions se perdent et s'oublient facilement chez elles : on est donc maître en quelque sorte de les obliger à respecter la décence publique et à conserver les dehors de la pudeur.

Ces considérations sont bien faites pour encourager l'administration et pour l'engager à persévérer dans les voies d'amélioration dans lesquelles elle est entrée.

§ IV. *Tournure et caractère d'esprit des prostituées.*

La légèreté et la mobilité fait le fond de leur caractère. — Conséquences à tirer de cette tournure d'esprit. — Améliorations remarquables observées dans leur moral depuis quelques années. — Jusqu'où est porté, chez elles, le besoin de l'agitation et du mouvement.

Il est difficile de se faire une idée de la légèreté et de la mobilité d'esprit qui caractérise les prostituées ; on ne peut les fixer, rien de plus difficile que de leur faire suivre un raisonnement, la moindre chose les distrait et les emporte. Ne pourrait-on pas expliquer, par cette disposition de l'esprit, l'imprévoyance de ces femmes, le peu d'inquiétude que leur procure la pensée du lendemain et l'indiffé-

rence complète où elles paraissent être sur leur sort
à venir? Poussant plus loin les conséquences, ne
serait-il pas possible d'attribuer à ce caractère, et,
pour tout dire, à cette altération de l'esprit, leurs
fautes et leur inconduite, et par conséquent atténuer beaucoup leur culpabilité aux yeux des gens
sensés?

On dirait que ces malheureuses ont un besoin de
mouvement et d'agitation qui les empêche de rester en place, et qui leur rend nécessaire le bruit et
le tapage; ceci se remarque dans la prison, dans
l'hôpital, et jusque dans les maisons où sont admises celles qui, renonçant au vice, font des efforts
pour retourner à la vertu : il est impossible de dire
jusqu'où va leur loquacité.

Tout semble me faire croire que, depuis quelques
années, il s'est opéré dans le moral des filles publiques un heureux changement : on n'entend plus
parler comme autrefois de tapage, de révolte et
d'insubordination dans l'hôpital; il n'est plus besoin,
pour les ramener à l'ordre, de faire intervenir la
force armée, ce qui tient évidemment à la bonté des
réglements actuels et à l'exactitude avec laquelle ils
sont observés. Quand on a fait quelques recherches
et quelques observations sur ces femmes, on peut
dire que si, en général, elles sont partout et en tout
temps les mêmes, elles présentent suivant les temps
des variations dans leurs mœurs, dans leurs habi-

tudes et leurs défauts ; certains délits très communs dans un temps deviennent rares dans un autre ; la société , les mœurs générales de la population font varier les leurs : considérations importantes , et bien propres à encourager ceux qui se trouvent préposés à la garde des mœurs et du bon ordre public.

Le besoin de mouvement dont je viens de parler, cet amour de la liberté et de l'indépendance, font qu'elles déménagent sans cesse, passent d'une classe dans une autre, et que quelques unes ne restent pas cinq jours de suite dans la même maison. Cette agitation et cette inconstance ne seraient-elles pas le signe d'un malaise intérieur et la preuve qu'elles recherchent partout un bonheur qui les fuit? Nous verrons plus tard la nécessité où a été l'administration d'employer quelques mesures pour diminuer cette manie de changement qui était portée à un tel point en 1817, qu'elles passaient tous les huit ou dix jours, et quelquefois plus souvent, de l'état de fille libre à celui de fille assujétie à la surveillance d'un tenant de maison de débauche, *et vice versa ;* ce qui multipliait les écritures, les formalités, et mettait souvent le désordre dans le service : on exigea donc qu'elles restassent au moins vingt-cinq jours dans une position avant de passer dans une autre. J'entrerai à ce sujet dans des détails circonstanciés quand je parlerai de tout ce qui regarde la police administrative.

§ V. *De l'habitude qu'ont certaines prostituées de s'im-*
primer sur le corps des figures et des inscriptions.

Les filles qui fréquentent les soldats sont les seules qui s'impriment ces figures sur le corps.—Ces inscriptions ne sont pas toujours les mêmes.—
Les régions du corps sur lesquelles on les remarque, varient suivant des
circonstances importantes à étudier. — A quoi tient cette variation. —
Jusqu'où va quelquefois le nombre de ces inscriptions. — Manière dont
on les efface. — Douleur de cette opération. — Les prostituées semblent
abandonner l'habitude de se tatouer ainsi.

On connaît le goût de nos soldats et de nos marins pour ces figures plus ou moins bizarres qu'ils
s'impriment en bleu ou en rouge sur la poitrine et
sur les bras, imitant en cela les sauvages du Nou-
veau-Monde et des îles de la mer du Sud qui se ba-
riolent tout le corps, et, pour me servir de l'expression adoptée, se *tatouent* de mille manières, suivant leur rang, leur race et leur pays.

Nous ne devons pas être surpris que les filles qui
vivent avec les soldats ou avec la classe dans laquelle les soldats sont recrutés et dans laquelle ils
rentrent, contractent les mêmes goûts, ou cherchent, par cette imitation, à se faire bien venir de
ceux qui les fréquentent.

Chez les soldats, on remarque particulièrement
ces figures sur les avant-bras; elles sont ordinairement de grande dimension et représentent des sujets
plus ou moins variés, suivant le goût et la tournure

d'esprit de celui qui les fait ou de celui sur lequel on les applique.

Il n'en est pas tout-à-fait de même dans la classe des prostituées dont nous nous occupons; jamais elles ne présentent ces figures sur les parties du corps habituellement découvertes ou qu'elles peuvent découvrir dans les usages de la vie commune; c'est sur le haut du bras, sur le deltoïde, au-dessous des mamelles et sur toute la poitrine, qu'on les trouve ordinairement; presque toujours ce sont des inscriptions, des noms propres suivis de ces mots, *pour la vie*, ou de cette abréviation P. L. V.; souvent ces inscriptions se trouvent entre deux petites fleurs ou entre deux cœurs entrelacés et percés d'une flèche.

Une chose digne de l'attention de tous ceux qui étudient les travers de l'esprit humain, c'est que ces noms varient suivant l'âge de la fille; si elle est jeune, ce sont presque toujours des noms d'hommes; si elle est d'un certain âge, ce sont le plus ordinairement des noms de femmes; et dans ce dernier cas, ils sont constamment tracés dans l'espace qui sépare le pubis du nombril, ce qui ne se voit jamais pour les noms d'hommes. Je n'ai pas besoin d'entrer à ce sujet dans de plus grandes explications; on comprendra ce que cela veut dire, lorsqu'on aura lu, à la fin de ce chapitre, le paragraphe qui traite des amants des prostituées. Ces inscriptions servent à montrer avec quelle facilité ces femmes changent d'amants, et combien sont mensongères ces protestations d'attachement à la vie ou à la mort; j'en ai vu plus de trente sur le buste d'une femme dans l'infirmerie de la Force, sans compter celles qu'elle pouvait avoir sur d'autres parties du corps.

Depuis quelques années, leur adresse, sous le rapport de ces inscriptions, s'est singulièrement perfectionnée; elles ont trouvé le moyen de les effacer, de sorte qu'en inscrivant un nouvel amant, on efface le nom de celui qui l'a précédé. Elles emploient pour cela, dit-on, le bleu en liqueur, qui n'est que de l'indigo dissous dans de l'acide sulfurique. A l'aide d'un pinceau, elles en frottent la peau maculée, l'épiderme s'enlève et avec lui la partie du chorion sur laquelle avait été fixé le corps étranger colorant. Il ne résulte de cette opération qu'une petite cicatrice, nullement difforme, un peu moins colorée que la peau qui l'entoure et légèrement ment frippée. Dans la prison des Madelonettes, j'ai pu constater l'existence de quinze de ces cicatrices sur les bras, la gorge et la poitrine d'une fille qui n'avait pas vingt-cinq ans.

Il y a plus d'une année que cette opération, si simple en apparence, coûta la vie à une fille qui y eut recours; cette malheureuse voulant effacer un nom qu'elle avait maladroitement inscrit sur la saignée du bras gauche, détermina dans cette partie une énorme inflammation dont on ne put se rendre maître et à laquelle elle succomba.

Ce qu'il faut surtout remarquer dans ces inscriptions, c'est qu'elles ne contiennent rien de contraire à l'honnêteté et à la décence. Je n'ai connaissance que d'une exception à cette règle générale. Je l'ai trouvée sur un cadavre qui me servit à des recherches anatomiques. Encore l'inscription dont je parle était-elle plutôt plaisante et spirituelle que véritablement indécente.

Ce que je viens de dire des inscriptions s'applique aux figures et aux représentations; les médecins de la prison n'en ont jamais vu qu'une seule que l'on pût blâmer; sous ce rapport les prostituées diffèrent beaucoup des hommes avec lesquels elles vivent, et dont elles ont pris les mœurs et les habitudes.

Je le répète, il n'y a que les filles de la dernière classe qui consentent à se laisser tatouer de cette manière, ou qui y trouvent quelques avantages : c'est encore là une de ces habitudes qui se perdent, car il me semble avoir remarqué que sur dix personnes ainsi maculées qu'on rencontrait, il y a dix ans, dans les infirmeries de la prison ou à l'hôpital, à peine en trouverait-on deux ou trois à l'époque actuelle.

§ VI. *A quoi les prostituées passent-elles leur temps dans l'intervalle de l'exercice de leur métier?*

Les diverses classes présentent à cet égard des différences extrèmes. — La plupart ne font rien. — Quelques unes s'occupent de bagatelles.—Livres que recherchent celles qui se livrent à la lecture. — Particularités remarquables sur la clientelle de quelques prostituées.

On conçoit aisément qu'il doit y avoir, sous ce rapport, autant de différence que de classes, et même jusqu'à un certain point autant que d'individus. Je dirai cependant quelques mots à ce sujet, en n'envisageant ces filles que dans leur ensemble.

On peut assurer, sans crainte de se tromper, que les neuf dixièmes ne font rien du tout et passent leur temps dans la paresse et l'oisiveté.

Celles d'une classe un peu relevée se lèvent tard, vont au bain, boivent, mangent, sautent, ou se couchent nonchalamment sur leur lit ou quelque meuble : dans l'été elles vont se promener.

Les autres restent dans les cabarets ou à la porte de leurs maisons, boivent et mangent comme les premières, et causent avec les mauvais sujets qui fréquentent les mauvais lieux.

Celles de la première catégorie qui savent s'occuper font des broderies, des modes, des objets de toilette et des fleurs; quelques unes lisent, mais le nombre en est rare : celles qui font de la musique sont encore moins nombreuses, mais il en existe cependant.

Celles de l'autre catégorie exercent des métiers, travaillent dans quelques ateliers ou vendent dans les rues; elles préfèrent en général cette dernière occupation.

Je viens de parler des filles qui s'adonnent à la lecture, et de dire que le nombre en est fort limité; on ne sera pas surpris d'apprendre que ces lectures roulent toujours sur des histoires et des romans, particulièrement ceux qui décrivent des scènes tragiques capables d'exciter de vives émotions; mais ce qui paraîtra peut-être singulier, c'est qu'on n'a jamais rencontré dans leurs mains de ces livres licencieux et obscènes que recherchent les jeunes gens avec tant d'ardeur et qui en corrompent une si grande quantité. Dans l'espace de vingt ans, un médecin de dispensaire n'en a vu qu'une ou deux tenant un de ces livres. Qu'est-ce, en effet, que ces sortes de livres pourraient leur apprendre? la satiété ne rend-elle pas fade et monotone ce qui dans toute autre circonstance est un puissant aiguillon?

Toutes les prostituées, quelles qu'elles soient, aiment beaucoup la danse; elles ont à Paris, aux environs des barrières et dans les villages voisins, des bals attitrés, où elles vont fréquemment, et où elles rencontrent des gens de leur classe, et qui par conséquent leur conviennent.

Elles ont un goût particulier pour un jeu bien simple, c'est celui de loto; les inspecteurs m'ont dit qu'elles y passaient souvent des heures entières : il est dans la prison un de leurs passe-temps favoris.

Paris est par excellence le pays des contrastes : si c'est vers le soir que la plupart des prostituées font leur métier, il en est d'autres qui le font toute la journée; il s'en trouve même qui ne le font que pendant un certain temps de la journée; quelques filles ayant leur domicile se sont fait une clientelle, et ne reçoivent que de dix heures du matin à quatre heures de l'après-midi; passé ce temps elles ferment leur porte et courent toute la soirée, avec leurs amants particuliers, les bals et les spectacles.

Au sujet de ces clientelles que se font certaines filles, il en est de véritablement curieuses; une d'elles assurait la santé de tous ses clients. Pour cela elle ne recevait que des hommes mariés qui tous se connaissaient; on n'était admis chez elle que sur la présentation de quelques habitués et avec l'assentiment de tous les autres au nombre de quarante à cinquante; tout homme qui devenait veuf rentrait dans la classe des célibataires, et, d'après les règlements de l'association, ne pouvait plus prétendre aux faveurs de la fille; aussi les mettait-elle à un prix fort élevé. On conçoit aisément qu'il faut un certain esprit et un grand savoir-faire pour sortir ainsi de rang et s'élever, malgré tous les obstacles, à une position tout exceptionnelle ; mais comme, dans toutes les carrières, les hommes de génie sont rares, il en est de même dans le métier de prostituée. Pour deux ou trois qui surgissent et arrivent au pinacle, combien ne font que de médiocres affaires, combien croupissent dans les derniers rangs, et meurent dans la misère et la dernière des abjections !

§ VII. *Faux noms pris par la plupart des prostituées.*

De tout temps elles ont aimé à changer de nom ou à altérer le leur. — Motifs qui peuvent les y déterminer. — Recherches statistiques sur le nombre de celles qui ont ainsi changé et altéré leur nom. — Sobriquets ou noms de guerre qu'elles prennent ou qu'on leur donne. — Différence que présentent les classes sous le rapport de ces sobriquets. — Cette altération de nom ne peut plus avoir lieu à l'époque actuelle.

Depuis un temps immémorial, la plupart des prostituées avaient l'habitude d'altérer leur nom ou leurs prénoms, ou même d'en changer tout-à-fait ; il est question de cette particularité dans quelques documents historiques qui datent de Louis XIV ; je l'ai retrouvée mentionnée dans une foule d'arrêts rendus par le tribunal du Châtelet et par le lieutenant de police, dans le courant du siècle dernier ; les registres d'inscription commencés en l'an iv de la république en parlent également. En 1817, le directeur-général de la police du royaume crut devoir appeler sur cet objet l'attention du préfet dans les attributions duquel se trouvaient les prostituées. Enfin, en 1829, sous l'administration de M. Debelleyme, une mesure générale fut adoptée pour réprimer un abus dont chaque jour venait démontrer les graves inconvénients.

Quel motif peut engager ces femmes à changer ainsi de noms? Il en existe plusieurs dont voici les principaux :

Le besoin d'échapper à quelque poursuite judiciaire, à la surveillance de la justice après une détention plus ou moins longue, ou à l'administration de la police pour quelque infraction aux réglements.

Un reste de pudeur, le désir de ne pas être reconnues de leurs proches ou de leurs connaissances, et celui de ne pas compromettre le nom et l'honneur de leur famille.

Enfin l'ignorance complète de quelques unes qui sont jetées dans le monde, sans savoir d'où elles viennent, ou qui n'attachent d'importance qu'au surnom qu'on leur a donné et auquel elles ont l'habitude de répondre.

Le besoin d'échapper aux recherches ou à la surveillance de la justice ou de l'administration était autrefois bien plus commun qu'à l'époque actuelle; toutes les filles de province qu'un long séjour dans les prisons avait achevé de pervertir, et qui, à leur sortie, restaient pendant un temps plus ou moins long, sous la surveillance de la haute police, affluaient à Paris, et sous un nom supposé prenaient rang parmi les prostituées. On conçoit aisément l'embarras que cela causait à l'administration de la justice, et combien un tel état de choses entravait les recherches que réclamaient souvent l'intérêt des familles et la bonne tenue des registres de l'état civil ; il n'est donc pas étonnant qu'il ait excité des plaintes, et stimulé le zèle de l'autorité supérieure.

Aujourd'hui, en inscrivant les prostituées, on est à peu près sûr d'avoir leur véritable nom ; mais lorsqu'elles restent isolées, et surtout lorsqu'elles logent en garni, elles emploient encore souvent ce stratagème pour dérouter les agents de l'administration. Cela arrive lorsqu'elles ont encouru quelques châtiments, et particulièrement quand elles ont manqué aux visites sanitaires ou emporté quelques objets de chez les dames de maison, et surtout lorsqu'elles sont en récidive, ou notées pour de mauvais sujets ; car, dans ces derniers cas, la punition pour un délit quelconque étant beaucoup plus forte, elles cherchent par tous les moyens possibles à l'éviter. On en voit quelques unes changer de nom sans raison apparente, et pour le seul plaisir de dérouter l'administration, qu'elles regardent toutes comme un ennemi acharné à les poursuivre, et dont elles cherchent à se venger ; mais elles sont tellement connues des inspecteurs et des employés, qu'il est rare que ce moyen leur réussisse; en 1817, ce changement de nom était puni par une détention de trois mois.

Tout prouve que le besoin de se cacher ou de ne point compromettre le nom et l'honneur de leur famille, étaient, pour un grand nombre, le principal motif de leur fausse déclaration; il est d'observation que jamais une femme mariée ou veuve ne se faisait inscrire sous le nom de son mari; l'administration, respectant ces motifs, permettait, dans ce cas, aux filles de garder leur nom supposé; mais leur véritable nom était mentionné sur leur dossier et sur la carte qu'on leur délivre.

Quant aux malheureuses assez délaissées et assez abruties pour ne pas savoir d'où elles viennent, et connaître leur véritable nom, le nombre en est heureusement fort petit, comme on a pu le voir dans le chapitre Ier, § III.

Les détails suivants donneront une idée précise de cette manie, on pourrait dire de ce besoin qu'avaient les filles publiques de changer ou d'altérer leurs noms; je les ai puisés dans les dossiers de chaque femme, ils sont donc aussi authentiques qu'on peut le désirer.

Depuis le 18 novembre 1828, époque à laquelle on exigea l'acte de naissance, non seulement de toutes les filles qui se faisaient inscrire, mais encore de celles qui étaient inscrites (1), jusqu'au 31 décembre 1831, on fut obligé de faire des rectifications aux noms et prénoms de 2,271 filles. Sur ces altérations on trouva :

Noms entièrement changés. 528
Prénoms entièrement changés. 861
Noms et prénoms entièrement changés. 314
Noms altérés. 215
Noms et prénoms altérés ou surchargés. 353
————
2,271

Je ne parle pas ici de 513 autres rectifications qui ne provenaient que de fautes d'ortographe causées par la mauvaise prononciation des filles, et tout-à-fait indépendantes de leur volonté.

A l'époque où l'on commença à s'occuper de ces rectifications, le nombre des prostituées inscrites était de 2,817. Les nouvelles inscriptions en 1829, 1830 et 1831, furent de 1,781. C'est donc un total de 4,598 individus sur lesquels 2,271, ou près de la moitié, donnent de faux renseignements. Est-il un document plus capable de démontrer à la fois un des caractères particuliers des prostituées, et combien il est essentiel pour les familles, pour l'administration et pour la société d'être extrêmement

(1) On n'exigea cette pièce des filles anciennement inscrites que lorsqu'elles se faisaient arrêter pour quelques infractions aux règlements.

sévères sur cette vérification de l'état civil ? Quand M. Debelleyme exigeait de toutes les filles la présentation de leur acte de naissance, il ne prévoyait certainement pas tout le bien qu'il allait faire.

Parmi celles qui changèrent entièrement ou altérèrent simplement leur nom, on trouva :

Femmes mariées. 31

Veuves. 9

Dames de maison. 7

Et parmi celles qui changèrent ou altérèrent leurs prénoms :

Femmes mariées. 32

Veuves. 10

Dames de maison. 3

Au sujet de ces noms altérés ou surchargés il faut remarquer que beaucoup de filles publiques se donnent ou reçoivent de leurs camarades un *nom de guerre* ou sobriquet sous lequel elles sont plus volontiers connues ; ces noms, que j'ai relevés avec soin, offrent de grandes dissemblances, suivant les classes des prostituées, et donnent à eux seuls une idée de ce que peuvent être les sociétés qu'elles fréquentent, les lectures qu'elles peuvent faire, l'éducation qu'elles ont acquise, et la valeur qu'elles attachent aux expressions. Je vais mettre en regard, sur deux colonnes, ceux de ces surnoms que j'ai le plus souvent rencontrés.

CLASSE INFÉRIEURE.	CLASSE ÉLEVÉE.
Rousselette.	Armide.
Mont-Saint-Jean.	Zulma.
La Courtille.	Calliope.
Parfaite.	Irma.
Colette.	Zélie.
Boulotte.	Amanda.
Mourette.	Paméla.
La Ruelle.	Modeste.
La Roche.	Natalie.
Cocote.	Sidonie.
Poil-Ras.	Olympe.
Poil-Long.	Flore.
Raton.	Thalie.
Baquet.	Arthémise.
La Picarde.	Balzamine.
La Provençale.	Armande.
L'Espagnole.	Léocadie.
Belle Cuisse.	Octavie.
Belle-Jambe.	Malvina.
Grosse-Tête.	Virginie.
La Bancale.	Azélina.
La Blonde.	Ismérie.
Crucifix.	Lodoïska.
Le Bœuf.	Palmire.
Beignet.	Aspasie.
Brunette.	Lucrèce.
Bouquet.	Clara.
Louchon.	Angélina.
Péloton.	Flavie.

CLASSE INFÉRIEURE.	CLASSE ÉLEVÉE.
Rosier.	Célina.
Faux-Cul.	Émélie.
Mignarde.	Reine.
Fusil.	Anaïse.
Bourdonneuse.	Delphine.
Cocarde.	Fanny.

Je pourrais ajouter à cette liste beaucoup d'autres noms; mais celle que je viens de donner me semble suffisante pour le but que je me suis proposé d'atteindre; je dirai seulement qu'un grand nombre de prostituées ajoutaient à leurs prénoms celui de leurs amants, surtout quand il était harmonieux et pouvait, sans choquer l'oreille, s'accorder avec le leur. La plupart des prénoms que nous avions cru changés l'avaient été de cette manière.

La nouvelle mesure due à l'administration de M. Debelleyme fera-t-elle perdre aux prostituées l'habitude d'altérer et de dénaturer leurs noms? Elle ne peut pas manquer d'avoir ce résultat, car la vérité ne pouvant aujourd'hui rester inconnue, celles qui tromperaient s'exposeraient inévitablement à des châtiments sévères.

§ VIII. *Malpropreté des prostituées.*

Classe dans laquelle on la remarque principalement. — Poussée autrefois à l'excès. — Nécessité où s'est trouvée l'administration d'intervenir à ce sujet. — Considérations sur ce qui regarde la gale et la vermine.

Un des caractères distinctifs des prostituées est une négligence remarquable pour tout ce qui regarde les soins de propreté, soit du corps, soit des vêtements; les exceptions à cette règle peuvent être considérées comme rares : on dirait que ces femmes se plaisent dans la fange et les ordures; elles n'ont soin que de ce qui les pare et les couvre extérieurement, le reste est entièrement négligé.

Lorsque, par une circonstance quelconque, elles n'ont plus de rapport avec le public et se trouvent éloignées de ses regards, peu leur importe de porter des vêtements en lambeaux ou même de n'en point avoir : elles ne témoignent pas le désir de recevoir du linge blanc, et ce n'est qu'à la dernière extrémité qu'elles nettoient celui qu'elles possèdent. Cette malpropreté poussée à l'excès est remarquée particulièrement chez les filles qui sont chez les dames de maison et qui luttent souvent, pour la parure et l'élégance, avec ce que la société présente de plus recherché. Faut-il s'en étonner? ce sont les plus pauvres des prostituées et les plus dénuées de ressources.

Cette malpropreté générale des prostituées a fait le sujet de plusieurs rapports adressés, en différents temps, aux préfets de police, par les médecins du dispensaire. Dans un de ces rapports, daté de 1811, j'ai trouvé le passage suivant : « Ces femmes sont » d'une malpropreté extrême, non seulement dans » leurs demeures, mais encore sur leurs personnes; » sous ce rapport, elles négligent les soins les plus » vulgaires et *que toutes les femmes doivent* » *prendre.* » Dans un autre rapport fait en 1812, on dit que « cette malpropreté poussée à l'excès fait » naître beaucoup de maux, et donne aux autres » une intensité et une gravité remarquables. » Si, à une époque à laquelle on ne faisait attention qu'à l'élite des prostituées et aux maisons les plus recherchées et les plus opulentes, on tenait sur leur compte un pareil langage, que devait être l'état de ces misérables qui font plus des trois quarts de la population des prostituées, et de ces réduits où elles logent?

Il fallut que l'administration intervînt, et par des règlements sévères fît changer cet ordre de choses; on poussa le soin jusqu'à exiger des médecins et des inspecteurs des rapports trimestriels sur les améliorations obtenues à cet égard. En comparant l'état ancien avec l'état actuel, on voit que ces mesures ont répondu à l'attente de ceux qui les ont provoquées. Suivant les personnes chargées plus particulièrement de la surveillance, si la malpropreté reste toujours un défaut inhérent aux prostituées, on peut dire qu'il s'est singulièrement atténué; elles ont au moins contracté, sous le rapport de ces soins que réclament plus particulièrement leur sexe et leur métier, des habitudes de lavage qu'on pourrait appeler excessives, et qui ne sont négligées que par celles qui sont abuties et dégradées.

Je ne parlerai pas ici de la gale, maladie très fréquente encore chez les prostituées, parce que je dois en traiter dans un chapitre particulier; je dirai seulement que la vermine de corps qui, en 1811 et en 1812, se remarquait chez toutes les prostituées, ne se voit plus aussi généralement; il n'en est pas de même de celle de la tête, qui est très commune chez les jeunes, *même des plus élégantes.*

Quant à celles des parties génitales, la destruction en est si facile qu'on ne la voit plus que sur les filles de la classe la plus infime et la plus dégoûtante.

§ IX. *Les prostituées ont-elles un argot particulier?*

Erreur de beaucoup de gens à cet égard. — Elles n'ont que quelques expressions particulières et en très petit nombre. — Ces expressions varient de temps en temps. — Les filles, voleuses de profession, ont seules l'*argot* des voleurs.

On a prétendu que toutes les prostituées de Paris avaient un *argot* ou un *jargon* qui leur était particulier et à l'aide duquel elles communiquaient ensemble comme les voleurs et les filous de profession qui ont passé dans les prisons une partie de leur vie; ceci m'ayant été assuré par différentes personnes en apparence très instruites, et en particulier par des élèves de l'hospice des Vénériens, j'ai dû prendre à ce sujet quelques renseignements; en voici le résultat.

Il est faux que les filles aient un argot particulier; mais elles ont adopté certaines expressions, en petit nombre, qui leur sont propres, et dont elles se servent lorsqu'elles sont entre elles; ainsi les inspecteurs du Bureau de Mœurs sont des *rails*, un commissaire de police un *flique*, une fille publique jolie est une *gironde* ou une *chouette*, une fille publique laide est un *roubiou*; elles appellent la maîtresse d'un homme sa *largue*, et l'amant d'une fille publique son *paillasson*.

Toutes ces expressions changent et se renouvellent avec les générations de prostituées : le *paillasson* était, il y a trente ans, un *mangeur de blanc*; on le désignait en 1788 sous le nom d'*homme à qualité*, et quelques années auparavant c'était un *greluchon*; il est probable qu'en remontant plus haut, on trouverait encore d'autres synonymes.

Quant aux prostituées qui s'entendent avec les voleurs et qui n'ont recours à la prostitution que pour cacher leur véritable industrie, il n'est pas étonnant qu'elles aient adopté le langage de leurs suppôts ; mais on ne peut pas dire que ce langage soit celui des prostituées.

§ X. *Défauts particuliers aux prostituées.*

Goût qu'elles ont pour les liqueurs fortes. — Ce qui leur en fait contracter l'habitude. — Variétés que les différentes classes présentent à cet égard. — Habitude qu'elles ont de mentir. — Cause première de cette habitude. — Différence qui existe sous ce rapport entre les vieilles et les jeunes. — Elles s'abandonnent souvent à la colère. — Fureur qu'elles déploient dans cette circonstance. — Ce qui l'excite le plus ordinairement.

Il faut mettre à la tête de ces défauts leur gourmandise et leur amour pour le vin et les liqueurs fortes.

Leur gourmandise et leur voracité sont extrêmes; on en voit qui mangent continuellement, et qui consomment ce qui suffirait à trois ou quatre femmes de leur âge; elles contractent cette habitude avec les mauvais sujets qui font avec elles des parties dans des gargotes ou lieux plus relevés, et cela suivant la classe à laquelle elles appartiennent.

Le goût de ces femmes pour les liqueurs fortes peut être considéré comme étant général, bien qu'à des degrés différents ; elles le contractent de bonne heure, et ce goût finit par en plonger quelques unes dans le dernier degré d'abrutissement.

Tous les renseignements que j'ai pris prouvent qu'elles n'ont commencé à boire que pour s'étourdir ; insensiblement elles s'y accoutument, et en peu de temps l'habitude devient tellement forte qu'elle s'oppose à tout retour à la vertu ; dans une foule de circonstances, elle seule a rendu infructueux les efforts des dames de charité.

A cette cause première qui agit sur toutes, il faut en joindre une autre bien plus puissante, mais qui n'est propre qu'à la classe la plus infime et la plus nombreuse des prostituées : les gens du peuple, et particulièrement les soldats et les marins, connaissant par expérience combien l'abus des liqueurs fortes aggravent les maladies syphilitiques, s'imaginent que la fille qui ne boit pas outre mesure n'est sobre que parce qu'elle est malade ; ils la font donc boire pour s'assurer de son état de santé, et dans ces moments d'orgies n'épargnent pas les libations. Avec une pareille vie, qu'on pense à l'état d'une malheureuse obligée de tenir tête, dans le même jour, à deux ou trois individus différents. Aussi, les voit-on souvent, ne pouvant regagner leur gîte, se coucher sur les marches des églises, sous les portes cochères, ou tomber sur les places et dans le milieu des rues ; celles qui ont conservé quelques traces de raison entrent dans les corps-de-garde et s'y font enfermer pendant la nuit.

Les filles destinées à une classe plus relevée, sachant que de pareils excès éloigneraient d'elles pour toujours, s'enivrent rarement ; mais elles font un grand usage du punch, liqueur favorite de toutes les prostituées ; elles consomment également beaucoup de vin de Champagne.

On conçoit aisément, d'après ce qui précède, que ce n'est pas sans raison que j'ai attribué à l'abus des liqueurs fortes le timbre de voix particulier que présentent beaucoup de prostituées.

L'habitude du mensonge est générale chez les filles publiques ; cette habitude naît de la position toujours fausse et gênée dans laquelle elles vivent, et de l'opinion qu'elles savent qu'on a d'elles ; l'une fuit l'autorité paternelle et l'autre des recherches judiciaires ; celle-ci veut cacher une faute qui mérite punition ; celle-là s'efforce de prouver, contre l'évidence, l'injustice des inspecteurs et de l'administration. Ne voyant partout que des ennemis et ne pouvant les fuir, elles cherchent à les tromper, et finissent par altérer les choses les plus indifférentes. Il faut donc être très circonspect dans l'emploi des renseignements qu'elles peuvent donner, et se croire dans l'erreur jusqu'à ce qu'on soit éclairé; mais elles se coupent aisément, et lorsqu'elles sont jeunes elles ne savent pas dissimuler long-temps. Il n'en est pas de même des vieilles et de celles qui sont depuis long-temps dans le métier : elles portent alors l'art de feindre et de dissimuler à un degré difficile à concevoir, et pour obtenir quelque chose, elles persisteront pendant des mois entiers dans cette dissimulation. Les dames de charité, dans le commencement de leur institution, ont appris à leurs dépens jusqu'où pouvait aller ce caractère, ce qui les a mises dans la nécessité de soumettre à un long examen et à une épreuve sévère toutes celles qui, pour obtenir des secours, affectaient des sentiments de repentir et le désir de rentrer dans le sentier de la vertu.

La colère est fréquente chez ces femmes qui, dans cet état, offrent une énergie de corps et d'esprit véritablement remarquable : c'est un flux de paroles qui, par leur nature et l'originalité des expressions, forment une éloquence qui n'est propre qu'à cette classe, et qui diffère de celle des halles et des autres classes du peuple. Dans cet état, elles en viennent souvent aux mains, se battent à outrance, et se font des blessures quelquefois très graves. Dans l'espace de vingt ans, les médecins de la prison ont vu douze de ces blessures se terminer par la mort. On connaîtra, dans le cours de ce travail, les causes les plus communes de cette colère et de cette fureur qui n'est souvent due qu'à une jalousie excitée par une préférence, un reproche de laideur, et d'autres raisons aussi futiles; les prostituées sont toutes, sous ce rapport, plus enfants que les enfants de douze ans; elles tiennent aussi beaucoup à ne pas passer pour lâches, et se croiraient déshonorées si elles laissaient une injure impunie.

Le plus ordinairement, dans ces sortes de disputes, elles n'emploient que les pieds et les poings; mais quelquefois aussi des instruments tranchants, et plus volontiers le peigne avec lequel elles tiennent leurs cheveux retroussés. J'ai vu cinq à six coupures profondes faites avec une pièce de six liards.

Cette colère et cette fureur, capables de produire des déterminations si graves, ne sont chez elles que l'affaire d'un moment, et la réconciliation se fait promptement, excepté cependant dans quelques circonstances dont je parlerai plus tard.

On conçoit que je ne puis parler ici que d'une manière générale, la suite de ce travail fera connaître d'autres détails qui compléteront ce qui regarde cette partie des mœurs des prostituées.

§ XI. *Bonnes qualités des prostituées.*

Elles cherchent toutes à s'entr'aider. — Se dépouillent quelquefois de leurs vêtements pour en couvrir d'autres. — Ne négligent pas, quand elles le peuvent, les pauvres et les malheureux. — Comment elles envisagent les grossesses qui leur surviennent. — Soins tout particuliers qu'elles prodiguent à leurs camarades pendant que celles-ci sont grosses ou en couches. — Amour extrême que quelques unes d'elles ont pour leurs enfants. — Elles sont excellentes nourrices. — Que deviennent leurs enfants? comment les élèvent-elles?

Un des caractères distinctifs des prostituées est de se secourir et de s'entr'aider dans leurs peines et leurs malheurs. Si l'une d'elles tombe malade, toutes les autres sont à l'instant désolées, elles s'empressent de lui procurer tous les secours dont elle a besoin, elles la conduisent à l'hôpital, et viennent régulièrement la visiter.

Il faut voir dans la prison avec quel empressement se font les cotisations pour fournir un vêtement ou des chaussures à celles qui doivent sortir et qui se trouvent dans une nudité absolue ; elles se dépouillent elles-mêmes de ce qui leur est nécessaire, quoiqu'elles sachent souvent que les personnes qu'elles secourent les ont plusieurs fois trompées, et qu'elles n'ont pas à en attendre de reconnaissance.

Cette particularité du caractère des prostituées est générale et constante ; elle tient probablement à ce sentiment intérieur qui les poursuit sans cesse, qui fait qu'elles se considèrent comme abandonnées du monde entier, et qu'elles ne peuvent attendre quelques sentiments de commisération que de la part de leurs semblables.

Ce caractère généreux, qui les rend prodigues de tout ce qu'elles ont, les porte souvent à secourir des gens étrangers à leur classe, mais qu'elles savent dans le besoin. On m'a cité et fait remarquer un grand nombre de filles qui ont fourni, dans des temps difficiles, un pain par semaine, et quelquefois par jour, à des vieillards, à des infirmes, ou à des familles nombreuses qui demeuraient dans leur voisinage. J'ai déjà parlé de filles qui, ne pouvant avec leur travail de la journée pourvoir aux besoins des auteurs de leurs jours, y suppléent par les ressources que leur fournissait la prostitution à la fin de la journée; on m'a toujours dit que le nombre de ces dernières était assez considérable ; mais je n'ai jamais pu avoir à ce sujet un chiffre déterminé.

Par suite de ce sentiment qui les porte à s'entr'aider, et peut-être aussi par la crainte d'être battues par les autres, elles gardent avec une constance admirable le secret sur tout ce qui les concerne; elles ne se dénoncent pas, et font entre elles la police; nous aurons plusieurs fois occasion de le prouver dans la suite de ce travail.

C'est surtout lorsqu'on les considère comme mères et comme nourrices, que les prostituées deviennent le sujet d'une étude intéressante. Examinons d'abord si une grossesse est pour elles un sujet de joie ou de peine, ou si elles envisagent cet état avec indifférence.

J'ai trouvé sur ce point une divergence très grande dans les opinions. Restif de la Bretonne dit, dans son *Pornographe*, « que la grossesse ayant pour effet de diminuer leurs attraits, elles la redoutent, font tout ce qu'elles peuvent afin de l'éviter, et se portent pour cela à des mesures contre nature. » Quelques autres personnes m'ont assuré la même chose ; mais tout me porte à croire que ces personnes n'avaient étudié la prostitution que d'une manière très superficielle, et qu'elles ont généralisé ce qui ne peut être considéré que comme une exception.

Les questions que j'ai adressées à toutes les prostituées grosses que j'ai rencontrées, soit dans la prison, soit dans les hôpitaux ; ce que m'ont dit une foule de bons observateurs qui les ont eues sous les yeux pendant des années, me prouvent qu'elles restent le plus ordinairement indifférentes à cet état : ce qui se conçoit aisément, car nous verrons plus tard qu'une grossesse, loin de nuire à leur métier, ne fait qu'augmenter les chances de gain qu'elle leur procure. J'en ai même rencontré plusieurs qui se désolaient de ne point avoir d'enfants, et qui m'avouaient avec candeur, et une énergie remarquable d'expressions, qu'elles trouveraient dans les soins que requièrent ces petits êtres, une jouissance qui leur ferait oublier les peines inhérentes à leur métier. L'une d'elles me disait, en pleurant, que la dignité de mère la relèverait à ses yeux de l'abjection dans laquelle elle était tombée, et qu'elle se sentait capable de s'attirer l'estime de ceux qui verraient avec quel soin elle s'acquitterait de toutes les fonctions imposées aux femmes par les lois de la nature. En traitant de la pathologie des filles publiques, je parlerai d'une de ces malheureuses qui devint folle par suite du chagrin qu'elle éprouva d'accoucher, pour la troisième fois, d'un enfant mort, et de ne pouvoir pas en élever.

Une observation constante, et qui jusqu'ici n'a été démentie par aucun fait, c'est qu'une fille grosse devient à l'instant l'objet des prévenances et des attentions de toutes ses camarades ; mais c'est surtout pendant et après l'accouchement que ces attentions et ces gages d'intérêt redoublent et se multiplient : c'est à qui lavera le linge de l'enfant ; c'est à qui soignera la mère ; c'est à qui s'empressera de lui prodiguer tout ce dont elles peuvent se passer elles-mêmes. L'enfant s'élève-t-il, il ne manque pas de berceuses ; on se l'arrache ; toutes veulent l'avoir ; c'est au point que la mère n'en est plus maîtresse.

On dit que ce sont plus particulièrement les filles

de bas étage qui conservent et élèvent leurs enfants; ceci tient peut-être à ce qu'on ne retrouve le plus ordinairement dans les hôpitaux et la prison que les filles de cette espèce, et qu'elles sont les seules qu'on ait pu observer. Quoi qu'il en soit à cet égard, il est un fait constant, c'est que les prostituées qui accouchent sont bien plus disposées à garder et à nourrir leurs enfants que les filles-mères, non encore réduites à l'état de prostituées, et, ce qui est pénible à dire, plus que beaucoup de femmes mariées et de mères de famille. Cette particularité s'explique naturellement par la position où se trouvent les unes et les autres; la fille publique se relève en élevant son enfant; la fille-mère, en agissant de même, ne ferait qu'afficher sa honte et se priverait par là de toute ressource. Ceci est si vrai pour les filles publiques, qu'elles méprisent et dénoncent celles qui n'ont pas soin de leurs enfants, et qu'ainsi que nous venons de le dire, elles attachent une certaine gloire et un certain amour-propre à l'accomplissement de ces devoirs maternels.

Il résulte de tout ce qui précède qu'il n'est peut-être pas de meilleures nourrices que les prostituées, soit sous le rapport des soins, soit sous le rapport de l'attachement qu'elles ont pour leurs enfants et pour les nourrissons qu'elles adoptent ou qu'on leur donne. L'une d'elles ayant perdu un petit garçon d'un mois, faillit devenir folle de chagrin;

elle ne se consola que lorsqu'on lui eût donné un enfant-trouvé. Une autre qui demeurait en chambre, s'étant fait mettre à la Force pour une dispute assez grave, ne put emmener son enfant avec elle, il fallut qu'elle le plaçât. Le chagrin qu'elle en éprouva fut tel, qu'elle dépérissait de jour en jour, et qu'on fut obligé, pour lui sauver la vie, de demander au préfet sa sortie, bien avant l'expiration du temps que devait durer sa détention. En traitant des hôpitaux, je parlerai du parti que l'on a tiré des prostituées nouvellement accouchées pour nourrir les enfants-trouvés vénériens.

Quelques personnes qui ne pouvaient pas attribuer aux sentiments de la nature ce penchant qu'avaient les prostituées à conserver les enfants auxquels elles donnaient le jour, ont pensé qu'elles ne les gardaient que par un sentiment d'intérêt, et pour spéculer plus tard sur leur déshonneur; aussi, suivant ces personnes, conservaient-elles les filles préférablement aux garçons; mais ces personnes, pressées par moi de questions, n'ont jamais pu me donner la preuve de ce qu'elles avançaient; elles ont fini par m'avouer qu'elles avaient cette opinion parce que cela devait être. Mais il résulte de ce qui s'est passé pendant plusieurs années, tant à l'hôpital qu'à la prison, qu'elles n'ont jamais fait de distinction entre un sexe et un autre. On pourrait même croire qu'elles ont poussé l'amour pour leurs garçons plus loin que celui qu'elles avaient pour leurs filles.

Que deviennent ces enfants? Comment sont-ils élevés? Il règne à ce sujet une incertitude et un vague que je n'ai jamais pu éclaircir; ce qui est certain, et j'établirai plus particulièrement ce fait dans le chapitre qui traitera de la fécondité des filles publiques, c'est qu'il en meurt un nombre prodigieux. Quant à ce qui regarde leur éducation, quelques mères mettent de la retenue dans leur conduite en présence de leurs enfants, les élèvent bien, et font tout ce qui dépend d'elles pour les faire sortir de leur état, et même pour qu'ils ignorent ce qu'elles sont elles-mêmes. J'aime à pouvoir dire que, d'après les preuves que j'ai acquises, les mères qui se conduisent ainsi forment la masse de celles qui conservent leurs enfants.

A défaut de renseignements précis sur la réserve et la retenue que mettent les mères dans l'exercice de leur métier, lorsqu'elles sont en présence de leurs enfants, je vais citer deux faits bien différents qui m'ont paru dignes d'intérêt. Voici le premier :

Deux filles publiques se conduisant très bien, et n'ayant jamais mérité de reproches graves, furent une fois arrêtées; comme elles témoignaient une grande inquiétude pour leurs enfants, on prit des renseignements, et on sut qu'elles avaient chacune une fille de six à sept ans, qu'elles habitaient la

même chambre, et qu'elles se prostituaient au premier venu en présence de ces enfants qui couchaient
avec elles.

Voici le second fait :

Il y a quelques années qu'une petite fille de quatre
à cinq ans fut amenée avec sa mère dans la prison ;
comme elle était gentille, tout le monde la caressait.
Cette petite ayant appris que la surveillante-géné-
rale avait une petite fille de son âge, elle demanda
à cette dame pourquoi sa fille ne paraissait pas, ce
qu'elle en faisait, et si elle ne restait pas toute seule
dans sa chambre ; « Pour moi, dit-elle, je reste seule
dans ma chambre, maman me couche tous les jours
de bonne heure pour aller chercher *papa*. Bien que
je sois seule, je n'ai jamais peur. » Interpellée sur
ce qu'était son père et si elle le connaissait, elle répondit : « Pour mon papa, je ne l'ai jamais vu ; mais
je l'entends seulement tous les soirs quand il cause,
rit, et fait du tapage avec maman. »

Il me reste plusieurs choses à dire sur la grossesse et les enfants des prostituées ; mais comme elles
ont particulièrement rapport à ce qui regarde l'hôpital des Enfants-Trouvés, et la taxe à laquelle les
filles étaient autrefois assujetties, je renvoie aux chapitres qui traiteront de ces différents sujets.

Tout ceci paraîtra bien vague à quelques personnes, mais je ne puis pas créer et inventer des renseignements. Comme les prostituées qui se réfugient

à la Maternité ne sont pas connues pour ce qu'elles sont véritablement ; comme elles se trouvent confondues dans cet hôpital avec une foule d'autres femmes, il devient impossible de les observer et de recueillir sur tout ce qui les regarde les particularités capables d'éclairer ce qui peut avoir quelque rapport à leurs mœurs et leurs habitudes.

§ XII. *Des amants et souteneurs des prostituées.*

Toutes les prostituées ont un amant particulier. — Classe de la société à laquelle ils appartiennent. — Attachement extrême des prostituées pour ces amants. — Elles en sont maltraitées et tyrannisée. — De tout temps elles ont eu recours à ces hommes comme protecteurs. — Parti qu'elles en savent tirer. — Embarras que ces hommes causent à l'administration. — Amants que les prostituées choisissent parmi les protecteurs de leur sexe. — Ce choix résulte d'une horrible dépravation. — Où les prostituées contractent ces goûts. — Recherches sur le nombre de celles qui les présentent.—Difficulté de recueillir des renseignements à cet égard. —Opinion du commun des prostituées à l'égard de celles qui sont adonnées à ce vice.—Particularités remarquables sur l'âge des deux amants. — Comment naissent ces liaisons. — Attachement frénétique et jalousie extrême des deux amants l'un pour l'autre. — Ce qui arrive dans des cas d'infidélité. — Manière dont s'exerce la vengeance. — Surveillance particulière que cette classe exige de l'administration.

On peut regarder comme une règle constante que si le libertinage et l'impétuosité des passions sont la cause première de la prostitution, pour un certain nombre de filles, une fois que ces malheureuses sont lancées dans leur nouvelle carrière, elles restent froides et indifférentes pour tous ceux qui les approchent, si toutefois un sentiment de dégoût et une véritable répugnance ne sont pas cachés sous les caresses que l'appât de l'or et souvent la faim leur font prodiguer. Ne soyons donc pas surpris de les voir s'attacher à un homme d'une manière particulière, et tâcher de combler par là le vide immense que laisse nécessairement dans le cœur la vie qu'elles mènent, les dégoûts dont on les abreuve, et les remords qui doivent les assiéger.

Admettant, comme tout le prouve, que la plupart des prostituées aient un amant particulier, examinons d'abord à quelle classe de la société appartiennent ces amants.

On conçoit aisément que la position sociale de ces individus doit varier autant que celle dans laquelle les filles se sont elles-mêmes placées. Les lettres qu'elles reçoivent dans la prison et dans l'hôpital, les réclamations adressées à l'administration, prouvent qu'il se trouve parmi ces amants des gens, non seulement bien élevés, mais qui, par leur nom et leur position dans le monde, excitent la surprise lorsqu'on les trouve compromis dans ces sortes d'affaires. On y voit figurer le général et l'homme de lettres, le noble, le financier, et successivement toutes les autres classes, jusqu'à celle qui occupe le dernier rang dans notre société. Quand on a lu ces lettres, on conçoit avec peine que des hommes que nous rencontrons tous les jours et dont nous entendons sans cesse parler, puissent, sans pudeur et sans honte, y apposer leurs noms. Me croira-t-on lorsque je dirai qu'ils viennent quelquefois eux-mêmes dans les bureaux de la préfecture pour réclamer ces femmes, les défendre et plaider leur cause contre l'administration? Ceci s'est principalement fait remarquer en 1817, lorsqu'on voulut soumettre au régime sanitaire les femmes galantes d'un certain rang; aujourd'hui ces cas sont assez rares pour fixer l'attention lorsqu'ils se présentent.

Le plus ordinairement, la classe la plus distinguée des prostituées choisit ses amants parmi les étudiants en droit, les étudiants en médecine, et les jeunes avocats : l'instruction que possèdent ces jeunes gens, et surtout les agréments que leur donne un esprit cultivé, les font rechercher par les prostituées qui n'ont de relations habituelles qu'avec les gens de la bonne compagnie, et qui peuvent elles-mêmes se faire remarquer par quelques dons de l'intelligence; mais le nombre de filles qui composent cette classe, comparé à la masse des filles publiques, est peu considérable.

C'est dans les commis marchands de toute espèce, et particulièrement dans les tailleurs d'habits, les uns et les autres si nombreux à Paris, que la classe moyenne des prostituées va recruter ses amants. On peut y joindre les garçons perruquiers, les musiciens ambulants et des guinguettes, ainsi que les bijoutiers et les orfèvres.

Toutes les autres s'abandonnent à des ouvriers de toute espèce, à ces mauvais sujets que recèlent toutes les réunions d'hommes, et plus particulièrement les grandes capitales où ils viennent se perdre et jouir d'une liberté qui ne peut exister pour eux partout où ils sont connus.

Une des choses qui méritent le plus d'être étudiées dans la vie des prostituées, c'est l'attachement extrême qu'elles ont pour ces amants, et ce qu'elles font pour les conserver. Non seulement elles n'en tirent aucun avantage sous le rapport de l'argent, mais un grand nombre d'entre elles les nourrissent, les habillent et les entretiennent avec les ressources que leur procure leur métier; *bon nombre de jeunes gens dans Paris n'ont pas d'autres moyens d'existence;* et parmi eux se trouvent quelquefois des gens qu'on voit, avec regret, tomber dans ce degré d'avilissement.

Les filles logées chez les femmes qui tiennent des maisons de prostitution font toujours, en y entrant, certaines conditions dans lesquelles cet amant n'est jamais oublié : on stipule ses entrées deux, trois ou quatre fois par semaine, et d'autres prérogatives qui varient à l'infini, suivant la condition de l'individu et la classe de la fille; bien entendu que cet amant doit être exempt de toute rétribution.

Ces hommes sont, en général, le désespoir des femmes qui tiennent des mauvais lieux; mais elles doivent les supporter, car sans cela elles n'auraient pas de filles. Lorsqu'une de leurs filles sort de l'hôpital ou de la prison et rentre chez elles, l'habitude, dans beaucoup d'endroits, est de lui accorder alors vingt-quatre heures pour s'amuser avec son amant; mais passé ce temps, *il faut qu'elle travaille pour la maison*, suivant l'expression du métier.

Je viens de parler de l'attachement extrême, je pourrais dire *furieux*, des prostituées pour leurs amants; cette singularité de leurs mœurs et de leurs habitudes mérite de nous arrêter.

Pour la classe inférieure et grossière, les reproches, les invectives, les mauvais traitements, les coups, les blessures, et jusqu'au péril de la vie, ne sont pas capables de les ébranler; j'en ai vu venir à l'hôpital, les yeux hors de la tête, la figure ensanglantée et le corps meurtri des coups que leurs amants, en état d'ivresse, leur avaient portés; mais à peine guéries, elles retournaient avec eux.

L'une d'elles, voyant *son homme* rentrer dans Paris, dans un état complet d'ivresse, le suivait de loin pour le surveiller; l'ayant vu tomber dans un fossé, elle courut chercher du secours, aida à le relever, mais elle se constitua à l'instant prisonnière au poste voisin, *pour se soustraire à sa fureur;* le lendemain elle alla le chercher au dépôt de la préfecture où elle sut qu'il avait été transporté.

Une autre voulant arrêter son amant qui, un

marteau à la main, brisait sa glace, ses meubles et tout ce qu'elle avait, augmenta tellement la rage de ce furieux, que, poursuivie elle-même, elle ne put échapper à une mort certaine qu'en se précipitant par la fenêtre d'un troisième étage; guérie de quelques contusions résultat de cette chute, elle retourna avec le même homme qui, six mois plus tard, dans un cabaret des barrières, la mit dans la nécessité de tomber encore par une fenêtre; cette fois elle se cassa le bras, fut soignée par M. Dupuytren, et n'en resta que plus attachée à l'homme qui lui témoignait son amitié d'une si singulière manière. J'ai appris ces détails de la bouche même de cette femme, et les renseignements que j'ai pris m'ont prouvé qu'elle disait vrai.

C'est surtout par les lettres écrites de la prison qu'on peut reconnaître l'exaltation de leur imagination : rien de sale, rien d'ordurier dans ces lettres; ce ne sont que des protestations d'amour, et le plus souvent des reproches exprimés en termes énergiques, car ces malheureuses sont rarement payées de retour, et si leur détention dure long-temps, elles apprennent toujours, par les nouvelles venues, qu'elles ont été supplantées par quelques camarades. Elles se résignent ordinairement, mais quelquefois elle satisfont leur vengeance, en battant celles qui ont pris leur place; il en est même qui battent l'amant lui-même : l'une d'elles, transportée de fureur, poursuivit un jour le sien, et lui porta un coup de couteau qui traversa le bras et pénétra dans la poitrine.

Cet empire que les prostituées laissent prendre sur elles aux hommes auxquels elles s'attachent dégénère quelquefois, de la part de ces hommes, en une tyrannie qui dépasse en exigences tout ce qu'on peut imaginer. Ici je ne parle que de la classe tout-à-fait infime et liée d'amitié avec les voleurs et les plus mauvais sujets : non seulement ces hommes, ainsi que je l'ai dit plus haut, se font nourrir et vêtir par les femmes qui les ont pris, mais ils les surveillent sans cesse ; ils savent quand elles ont gagné trente ou quarante sous, et les obligent de venir à l'instant dans un cabaret les dépenser avec eux ; s'y refusent-elles, les coups ne leur sont pas épargnés. Dans ce cas, lorsqu'elles restent avec de pareils êtres, ce n'est plus par amour, mais par l'impossibilité de s'adresser à un autre, sans risquer d'être blessées et sans compromettre leur existence.

Il paraît que de tout temps les prostituées de la dernière classe ont eu besoin de ces souteneurs, et que ces hommes sont aujourd'hui ce qu'ils étaient autrefois. En 1789, Peuchet en parlait dans l'*Encyclopédie méthodique*, et Restif de la Bretonne dans son *Pornographe*, imprimé en 1770. Voici ce que contient à ce sujet un mémoire présenté dans le courant du siècle dernier à un lieutenant de police ;

l'auteur de ce mémoire s'y exprimait ainsi : « . . . .
. . . Elles ne peuvent pas se passer d'un protecteur. . .
Ordinairement leur choix tombe sur le plus scélérat,
afin d'inspirer plus de terreur aux autres et d'avoir
un soutien envers et contre tous. . . . Lorsqu'une
fille a fait choix d'un souteneur, elle n'est plus maîtresse de s'en défaire; il faut qu'elle l'entretienne
dans sa paresse, dans son vin, dans son jeu et dans
ses débauches avec d'autres filles; car il est de ces
hommes qui, sur leur réputation, en ont plusieurs
à la fois; et si elle ne peut plus résister à la tyrannie
de cet homme, il faut, pour s'en débarrasser,
qu'elle en trouve un autre plus redoutable encore
et par cela même plus despote et plus tyran. . . . .
Presque tous les soldats aux gardes appartiennent à
cette classe, beaucoup même ne s'engagent dans ce
corps que pour y vivre aux dépens de quelques
malheureuses filles. »

J'entends souvent se récrier contre l'immoralité
de nos soldats; qu'on les mette en parallèle avec le
corps d'élite de l'armée ancienne, et que, d'après
cela, on juge notre époque !

Examinons maintenant le parti avantageux que,
dans l'état actuel de notre société, les filles publiques savent tirer de leurs souteneurs.

Lorsqu'il est de leur intérêt de contrevenir aux règlements, de paraître, d'une manière ou d'une autre, sur quelque point de la voie publique qui leur

est interdit, etc., les souteneurs se mettent en faction, et, s'ils voient venir quelques inspecteurs, ils les préviennent et les font disparaître à l'instant, et tout rentre dans l'ordre.

Si une de ces filles est saisie, ces hommes font du tapage, amassent les passants pour tâcher de faire évader la fille, et si ce moyen ne réussit pas, ils cherchent querelle aux inspecteurs, qui doivent toujours être assez forts pour ne pas craindre d'échanger avec eux de vigoureux coups de poing.

Sans parler des vols qu'ils favorisent ou qu'ils font eux-mêmes, c'est surtout dans certains cabarets et estaminets, où ils se tiennent en permanence avec les filles publiques, qu'ils sont particulièrement dangereux ; ils y favorisent tous les genres de désordre ; ils circonviennent les clients faibles ou novices pour leur faire payer la dépense générale, et par des menaces intimident les récalcitrants. Renfermés dans ces lieux comme dans un fort, ils y bravent l'autorité, et y défendent les filles contre les agents de l'administration ; pour en venir à bout, ceux-ci sont obligés de réunir les deux brigades, et quelquefois même de se faire soutenir par la garde municipale.

Malheur à celui qui porte plainte contre des filles, qui obtient la répression de leur désordre, ou qui fait mettre en prison celle qui l'a volé : si les souteneurs en pâtissent, on lui joue quelques mauvais tours ; il court même le risque d'être battu lui-même, lorsqu'on peut le faire sans être aperçu.

Les affaires dans lesquelles figurent les souteneurs se présentent à chaque instant à l'administration ; c'est une lèpre que la législation actuelle ne permet pas d'extirper ; l'immoralité habituelle et incorrigible n'est pas passible du Code pénal : tant qu'on n'aura pas sur ces hommes, qui vivent du produit de la prostitution, la même autorité que sur les filles publiques, on ne pourra pas détruire ce que la prostitution a de contraire à la sûreté publique ; mais comment les atteindre ? Jusqu'ici il faut souffrir cette plaie et gémir de ne pouvoir pas y porter de remède.

Anticipant sur ce que je dois dire de la fécondité des prostituées, à l'article où je traiterai tout ce qui regarde leur physiologie, je dois noter ici qu'elles regardent ces amants comme la cause des grossesses qui leur arrivent ; dernièrement, une d'elles, fort avancée dans sa grossesse et maltraitée par son amant, se contenta de lui dire, pour tout reproche, qu'il méconnaissait son enfant, et qu'il devait bien savoir que lui seul devait en être le père.

L'état de délaissement absolu de toutes ces malheureuses, le mépris et les opprobres dont on les abreuve, les traitements humiliants qu'elles reçoivent de tous ceux qui les fréquentent, expliquent, comme je l'ai dit plus haut, le besoin qu'elles ont de s'attacher à quelqu'un, et rendent compte de cette fidélité et de cette constance qu'on est surpris de trouver dans des êtres de cette espèce; mais cet attachement et ce besoin d'aimer est, pour les prostituées, une nouvelle source de chagrins et d'infortunes : on a vu qu'elles sont rarement payées de retour, et qu'elles prodiguent presque toujours leurs faveurs à des ingrats. Les filles d'une classe inférieure en sont quittes pour inscrire sur leur personne le nom d'un nouvel amant; mais celles d'une classe plus élevée, dont l'esprit est cultivé, et qui, par cette raison, sentent plus vivement, ne peuvent souvent résister à la violence morale qu'elles se font alors, et tombent malades ou aliénées : c'est pour s'étourdir qu'elles prennent des liqueurs fortes, et contractent ainsi un nouveau vice qui aggrave leur malheur et ajoute à leur abjection.

Tout contribue donc à augmenter l'infortune des prostituées; c'est du reste ce qu'on verra d'une manière bien plus évidente encore dans la suite de ce travail.

Je ne puis me dispenser de traiter ici un sujet très important dans l'histoire des mœurs des prostituées, mais je ne dois le faire qu'avec une extrême réserve. Je vais parler de ces amants qu'un goût dépravé et contre nature porte les prostituées à choisir parmi les personnes de leur sexe.

Ces dégoûtants et monstrueux *mariages*, si communs dans les maisons de détention, qu'à peine quelques prisonniers peuvent y échapper, sont-ils aussi fréquents chez les prostituées que quelques personnes semblent le croire ? Voici quels sont à cet égard les renseignements que j'ai recueillis de la bouche de tous ceux qui, par leur position, étaient à même de faire quelques observations.

Relativement au nombre des femmes publiques adonnées à ce vice, j'ai trouvé dans les opinions une divergence extrême : les uns prétendent que toutes ou presque toutes s'y livrent d'une manière désordonnée ; d'autres m'ont assuré que le nombre en est très restreint. Cette opinion contradictoire n'était basée, chez les uns et chez les autres, que sur un sentiment vague, sur quelques renseignements fugitifs et pris au hasard, et nullement sur un travail fait dans le but d'éclairer cette question, et d'après le relevé d'un certain nombre d'observations.

Cette contradiction tient en grande partie à ce qu'aucune fille ne veut convenir qu'elle est adonnée au vice dont il s'agit, car lorsqu'on les questionne, elles répondent avec vivacité et d'un ton d'impatience : *Je ne suis que pour homme, et n'ai jamais été pour femme.* Toutes les personnes qui ont pu les étudier dans tous les instants de leur vie, et particulièrement dans les hôpitaux et dans les prisons, m'ont assuré qu'elles gardent le silence le plus absolu sur ce point ; qu'elles ont également honte de ce vice pour elles et pour celles de leurs compagnes qui ont l'habitude de s'y livrer; les coupables sont les seules qui, dans la prison, ne craignent pas de se montrer pour ce qu'elles sont en effet.

En général, les *tribades*, car c'est ainsi qu'on appelle celles qui se signalent par ces goûts contre nature, sont méprisées et mal vues par les autres prostituées; elles inspirent à quelques unes une sorte d'horreur qui porte à les fuir et à les éviter. Pendant les réunions et les tête-à-tête qui ont lieu dans la prison, on ne leur épargne pas les reproches et les moqueries, mais toujours à mots couverts; au milieu même de leurs disputes où elles s'injurient dans les termes les plus grossiers, elles conservent à cet égard une certaine retenue. Il n'y a que la jalousie et le besoin de se venger qui puissent les porter à se dénoncer quelquefois; mais cela s'observe rarement.

Une femme qui tenait une maison publique de prostituées, et sujette au vice dont il est ici question, avait fait entrer chez elle une très jolie fille qu'elle voulait s'attacher; cette fille sortit pour cette unique raison, regrettant, disait-elle, le bien-être qu'on lui procurait et les jouissances de toute espèce que sa maîtresse s'étudiait à lui prodiguer.

Une fille de bas étage voulant, dans un état voisin de l'ivresse, faire en quelque sorte violence à une de ses compagnes qui refusait de répondre à ses désirs, excita dans la maison un tel tapage, que la garde fut obligée d'intervenir. Toutes les filles de la maison la dénoncèrent, au commissaire de police qui était arrivé, comme coupable d'*attentat aux mœurs*.

Quelques personnes qui m'ont donné des renseignements, pensent que c'est particulièrement chez les teneuses de maisons de débauche que les prostituées contractent le vice dont il est ici question, ce qu'elles attribuent à l'abondante nourriture qu'on leur donne, à l'oisiveté dans laquelle elles vivent et aux conversations qu'elles ont entre elles ; mais une foule d'autres détails tendent à me prouver que si cette cause n'est pas sans action, elle n'agit que sur un très petit nombre, et qu'il faut rechercher ailleurs l'origine de ces goûts dépravés.

Une observation faite et répétée dans l'intérieur de la prison, seul lieu où l'on puisse bien étudier certains goûts et certains penchants dominants des prostituées, a prouvé que presque toutes les tribades appartenaient aux filles libres, et que celles qui, sous le rapport de ce vice, se faisaient remarquer par leur tendance à pervertir les autres, avaient toutes séjourné dans les prisons civiles pendant plusieurs années.

Qui ne sait, en effet, que c'est dans les prisons, et particulièrement dans les prisons de femmes, que l'on trouve ces vices honteux le plus généralement répandus, et qu'il est peu de prisonnières qui puissent y résister, lorsque la détention se prolonge au-delà de dix-huit mois ou deux ans. C'est vers l'âge de vingt-cinq à trente ans que les prostituées sont adonnées à ce genre de libertinage, et après qu'elles ont exercé leur métier pendant six, huit ou dix années, à moins qu'elles n'aient séjourné quelque temps dans les prisons. Si on en voit de jeunes et de novices dans le métier de prostituées présenter les mêmes penchants, elles ne s'y sont pas portées d'elles-mêmes et peuvent être regardées comme les victimes de celles qui les ont séduites. Il est peu de vieilles prostituées qu'on ne puisse ranger parmi les tribades; elles finissent par avoir les hommes en horreur, et par s'associer aux voleurs et à tout ce qu'il y a de plus abject et de plus crapuleux.

Ce qui mérite d'être remarqué ici, c'est qu'il y a très souvent une disproportion remarquable d'âge et d'agrément entre deux femmes qui s'unissent de cette manière; et ce qui doit surprendre, c'est qu'une fois l'intimité établie, c'est ordinairement celle qui l'emporte par la jeunesse et les agréments qui témoigne à l'autre un plus grand attachement et un amour plus passionné.

D'où vient cet attachement et comment se font ces liaisons?

Je me suis procuré, dans la prison, la correspondance des tribades; je l'ai toujours trouvée romanesque, contenant les expressions familières aux amants, et indiquant en tout la plus grande exaltation de l'imagination. Ce que j'ai vu de plus curieux à cet égard, était une suite de lettres écrites par la même personne à une autre détenue; la première de ces lettres contenait une déclaration d'amour, mais d'un style voilé, couvert, et des plus réservés; la seconde était plus expansive; les dernières exprimaient en termes brûlants la passion la plus violente et la plus effrénée.

Ordinairement le défaut d'éducation ne permet pas les moyens de rapprochements qui supposent un esprit cultivé; c'est par des caresses, des soins, des attentions, des prévenances de toute espèce, que les surannées et quelquefois les vieilles séduisent de jeunes filles, et parviennent à se les attacher d'une manière véritablement extraordinaire. On voit ces vieilles travailler avec une ardeur extrême pour augmenter leur gain et faire des libéralités à celles qu'elles veulent séduire; elles s'offrent pour achever leur tâche dans quelques ateliers; en un mot, elles déploient tout ce que peut inventer l'art de la séduction pour compenser, par des qualités particulières et factices, ce qui leur manque et ce qui pourrait éloigner d'elles.

Une fois ces liaisons établies, elles offrent à l'observateur des particularités curieuses que je vais faire connaître.

Il n'en est pas, chez les prostituées, de l'abandon d'un amant de leur sexe, comme de l'abandon d'un amant d'un sexe différent. Dans ce dernier cas, on se console aisément, on retrouve bientôt de quoi faire oublier celui auquel les plus vives protestations n'étaient pas épargnées. Quelle différence pour les autres ! aussi leur attachement approche-t-il plutôt de la frénésie que de l'amour : la jalousie les dévore, la crainte d'être supplantées et de perdre par là l'objet de leur affection, fait qu'elles ne se quittent jamais, qu'elles se suivent pas à pas, qu'elles sont arrêtées pour les mêmes fautes, et qu'elles trouvent toujours le moyen de sortir ensemble de la maison de détention.

Lorsqu'elles arrivent dans la prison, et lorsqu'on les met à dessein dans deux dortoirs séparés, ce sont des observations sans fin et souvent des désolations d'enfants, des cris et des hurlements; elles jouent une multitude de rôles pour rejoindre celles dont elles ne veulent pas être séparées; elles simulent des maladies pour être mises dans l'infirmerie; on en a vu se faire, dans cette intention, des plaies et des blessures très graves. Quelques unes, plus rusées que toutes les autres, et maîtresses consommées dans la connaissance de toutes les ressources du métier, se sont appliqué, sur quelques points des parties génitales, de petits morceaux de potasse caustique, à l'aide desquels elles se procuraient des ul-

cérations simulant à un tel point les chancres vénériens, que l'homme le plus exercé n'aurait pas pu les
reconnaître. Elles ont pour la plupart un talent
merveilleux pour simuler la gale, ce qu'elles font en
se piquant, avec une aiguille rougie au feu, les parties du corps où paraît cette éruption.

L'abandon d'une tribade par celle qu'elle affec-
tionnait devient dans la prison une circonstance
qui mérite de la part des gardiens une attention particulière ; il faut que celle qui a été délaissée tire
une éclatante vengeance, et de celle qui l'a abandonnée, et de celle qui l'a supplantée ; de là naissent de
véritables duels dans lesquels on se bat avec les vases qui servent à manger, quelquefois même avec
le couteau ; mais l'instrument le plus usité, pour
ces sortes de cartels, est le peigne à chignon. Il en
résulte des blessures quelquefois fort graves; on en
a vu plusieurs de mortelles. Autrefois ces duels
avaient lieu fréquemment dans la prison de la
Force; aussi le directeur, M. Chefdeville, écrivait-
il au préfet de police, chaque fois qu'il avait connaissance de quelques infidélités, pour être autorisé à mettre dans un endroit séparé la femme qui
devenait par là l'objet de la haine d'une autre.

Ces haines et ces fureurs chez des êtres aussi mo-
biles que les prostituées ne sauraient durer long-
temps ; la vengeance satisfaite, la femme abandonnée cherche à ramener l'infidèle, ce qui arrive

quelquefois ; ou , si elle ne peut y parvenir, elle tente de nouvelles conquêtes , et remet en usage ses pernicieux talents.

Il est cependant un cas par lui-même irrémissible , et qui réclame une vengeance continuelle, c'est celui dans lequel une femme quitte une autre femme pour s'attacher à un homme et en faire son amant ; ce crime, je le répète, est irrémissible, rien ne peut le faire oublier. Malheur à la femme qui s'en rend coupable ! car , si elle n'est pas la plus forte, elle est sûre d'être battue chaque fois qu'elle rencontrera celle qui se croit en droit de lui reprocher le plus sanglant affront qu'une prostituée puisse recevoir.

Cette vengeance d'une tribade délaissée, dans les circonstances dont il est ici question, offre une particularité remarquable, c'est que , dans ce cas, on ne verra jamais les autres prostituées interposer leurs bons offices , *et chercher à séparer les combattants*, ce qu'elles ne manquent jamais de faire dans les disputes qui s'élèvent pour les motifs ordinaires. Dans ce dernier cas, elles regardent tout avec indifférence, et laissent de sang-froid la querelle se vider. Cette manière d'agir tient-elle à quelque convention ou quelques règlements introduits parmi elles ? est-elle le résultat du mépris que leur inspirent des êtres qui, par l'excès de leurs turpitudes, se sont ravalés au-dessous d'eux-mêmes ? Je pencherais vers cette dernière explication, mais sans chercher à soutenir qu'elle soit la plus exacte.

Je tiens de plusieurs inspecteurs et de quelques anciens gardiens des prisons, que les grossesses se remarquent bien plus fréquemment chez les tribades que chez le commun des prostituées qui n'ont pas encore contracté ce goût désordonné; ceci se comprend, et peut jusqu'à un certain point s'expliquer. Les mêmes personnes ont remarqué que la grossesse, dans cette circonstance, devenait le sujet des plaisanteries et des quolibets de toute la prison, et qu'on n'avait pas pour celle qui la présentait les égards et les soins tout particuliers que les prostituées détenues s'empressent de prodiguer à leurs camarades qui se trouvent dans cet état.

On peut donc considérer les tribades comme tombées dans le dernier degré du vice auquel une créature humaine puisse atteindre, et, par cela même, elles exigent une surveillance toute particulière de la part de ceux qui sont chargés de la surveillance des filles publiques, mais plus particulièrement de la part des personnes auxquelles est confiée la direction de la prison consacrée à ces filles.

Ces malheureuses ont, à différentes époques, fixé l'attention des administrateurs. Ainsi, en 1824, il était expressément défendu aux teneuses de maisons de débauches de permettre à leurs filles de coucher deux dans le même lit; on punissait de plusieurs

jours de prison celles qui, dans les visites et les inspections, se trouvaient couchées ensemble ; on sé-
vissait de la même manière contre les filles libres
qui se trouvaient dans le même cas ; enfin l'autorisation fut retirée à une dame de maison, parce
qu'elle fut surprise dans le lit d'une de ses femmes.

En résumant ces détails, en considérant les circonstances qui favorisent, chez les prostituées, le
développement de ces penchants infâmes, en examinant l'âge auquel ce vice se développe le plus ordinairement chez elles, en sachant combien est restreint le nombre des prostituées qui restent dans
leur métier au-delà de deux ou trois ans ; enfin en
voyant la manière dont les tribades sont traitées, et
regardées par celles qui ne les ont pas encore imi-
tées, je crois pouvoir conclure que le nombre des
filles qui ont atteint le dernier degré du vice est plus
restreint que ne l'ont soutenu quelques personnes,
et que s'il est impossible de dire quelle est la proportion exacte dans laquelle elles se trouvent, on
doit approcher de la vérité en disant qu'elles ne
forment pas le quart de la population générale des
prostituées exerçant aujourd'hui leur métier dans la
ville de Paris.

Les détails dans lesquels je viens d'entrer font
entrevoir combien il importe aux administrateurs
et aux amis de l'ordre et de la morale de connaître
dans leurs plus petites particularités les mœurs et

les usages des prostituées. Cette importance se ma-
nifestera avec d'autant plus de force que nous avancerons davantage dans l'étude de tout ce qui regarde ces femmes, et surtout lorsque je traiterai
du régime intérieur des hôpitaux et des prisons dans
lesquels on est souvent obligé de les renfermer.

Je n'ai pas épuisé tout ce qui regarde les mœurs
et les habitudes des filles publiques ; mais comme
ce qui me reste à dire sur ce point important ne
pourrait être bien compris qu'après les détails dans
lesquels j'entrerai plus loin, je me vois dans la nécessité de renvoyer ailleurs et de disséminer dans
le cours de ce travail ce qui, dans l'ordre logique,
devrait se trouver ici.

§ XIII. *Différentes classes qu'il faut établir dans la population des prostituées.*

Nécessité de distinguer les prostituées en classes et en catégories. — Ce qu'on entend par les expressions de femmes galantes, de femmes à parties, de femmes de théâtres. — On ne peut, sous le rapport administratif, considérer ces femmes comme des prostituées. — Distinction à établir entre les prostituées qui provoquent et celles qui ne provoquent pas. — Entre celles qui sont dans les maisons publiques de débauche, et celles qui demeurent chez elles. — Entre celles qui ont un costume recherché et les autres. — Ces différentes classes se haïssent et se méprisent mutuellement. — Détails sur les proxenètes. — Sur les femmes désignées sous le nom de marcheuses. — Sur les filles à soldat ou des barrières. — Sur les pierreuses ou femmes de terrain. — Sur les voleuses. — Faut-il placer parmi les prostituées les femmes qui sont à la tête des maisons publiques de prostitution.

Jusqu'ici, je n'ai parlé des prostituées qu'après les avoir envisagées dans leur ensemble, et comme formant une population particulière, se distinguant du reste de la société par des mœurs et des habitudes qui la caractérisent et lui appartiennent d'une manière exclusive et spéciale ; mais si on examine cette classe avec soin, on ne tarde pas à reconnaître que les êtres qui la composent ne sont pas uniformes, et que, sous le rapport des goûts, des habitudes extérieures, des mœurs et des manières de vivre, ils nous présentent des différences remarquables, dignes de fixer l'attention de l'observateur, et en particulier de tous ceux qui sont chargés de l'administration. Avant d'entrer en matière, je crois utile de dire quelques mots d'une catégorie distincte de femmes, composée de ce qu'on appelle communément les femmes galantes, les femmes à parties, et les femmes de théâtres.

Femmes galantes. — Presque toutes ces femmes sont entretenues, sinon d'une manière complète, au moins en partie, et c'est pour subvenir à la dépense que nécessitent leur luxe et leurs prodigalités qu'elles s'adressent au public. Elles ont des habitudes qui les caractérisent ; tout leur soin est de cacher leur conduite aux hommes avec lesquels elles ont des rapports habituels ; dans les lieux et dans les réunions publics, rien ne peut les distinguer des femmes les plus honnêtes ; mais elles savent, alors qu'elles le veulent, affecter un ton, une contenance et des regards qui sont significatifs pour ceux qui recherchent cette classe particulière ; elles se laissent accoster, se font suivre et reconduire, et c'est chez des amies et dans des maisons particulières qu'elles reçoivent ordinairement.

Le prix que ces femmes attachent à leurs faveurs étant plus élevé, leur mise plus recherchée et plus décente, on conçoit qu'elles ne fréquentent guère que les hommes qui ont de l'aisance et de l'éducation, ce qui fait que quelques unes acquièrent, dans cette fréquentation, quelque chose de la bonne compagnie.

En général, ces femmes sont fines et adroites ; elles possèdent à un haut degré l'art de séduire, ce qui les rend fort dangereuses, comme on le verra plus d'une fois dans le cours de ce travail. Le nom de femmes galantes, sous lequel on les connaît, est celui qu'elles se donnent elles-mêmes, lorsqu'elles parlent à des personnes qui savent quel est leur genre de vie, et en particulier aux agents de l'administration.

Femmes à parties. — Elles se rapprochent des précédentes, mais elles en diffèrent par les caractères suivants : la beauté seule ne leur suffit pas ; il faut qu'elles y joignent les grâces et les charmes d'un esprit cultivé. En général, pour être admis chez elles, il faut y être présenté par un habitué de leurs réunions ; elles tiennent des sociétés ; elles donnent des dîners et des soirées ; elles vont servir d'attrait dans des lieux de réunions réputés particuliers, où les tables de jeux et l'affranchissement de toutes les convenances morales attirent les libertins qui viennent y perdre à la fois la bourse et la santé.

Femmes de spectacles et de théâtres. — Cette classe fort nombreuse a des mœurs et des habitudes spéciales qui ne sont pas celles des deux précédentes. Je dis fort nombreuse, car j'ai trouvé, dans un grand nombre de mémoires et de rapports, qu'il fallait l'évaluer à 3 ou 400 ; mais comme on n'a jamais fait de relevé spécial, soit sur cette dernière classe, soit sur les deux autres, nous restons dans le vague sur cette question.

Personne ne niera que les femmes qui forment les trois divisions particulières que je viens d'indiquer, ne soient de véritables prostituées ; elles en font le métier ; elles propagent plus que toutes les autres les maladies graves et les infirmités précoces ; elles détruisent la fortune aussi bien que la santé, et peuvent être considérées comme les êtres les plus dangereux que renferme la société. Cependant, et cela paraîtra singulier à quelques personnes, l'administration ne peut pas les saisir et les traiter comme des prostituées : elles ont toutes un domicile ; elles paient des impôts, elles se conforment extérieurement à toutes les règles de la décence ; elles jouissent de tous leurs droits politiques ; on ne peut leur refuser les ménagements que méritent les seules femmes honnêtes, et, par conséquent, elles échappent aux mesures de l'administration. Il est établi qu'une femme *qui tire parti d'elle-même, non publiquement, mais çà et là, et en se livrant à un petit nombre de personnes, peut attaquer en justice celui qui la traite de prostituée. Mulier quæ non palam, sed passim et paucis, sui copiam facit actio, competit adversus eum qui eam meretricem vocavit.*

Nous avons vu, dans le chapitre où il est question de la définition d'une prostituée, les circonstances particulières qui la caractérisent aux yeux de la loi et de l'administration : quant aux femmes dont je viens de parler, nous verrons plus tard les efforts qui ont été tentés, en différentes circonstances, pour pouvoir les atteindre, et les obstacles sans cesse renaissants qui ont toujours fait avorter les mesures les plus sages et les mieux combinées.

Ceci expliqué, je reviens aux distinctions et aux différentes classes qu'il est bon d'établir dans la population des véritables prostituées.

Si nous envisageons les filles publiques dans leur ensemble, nous verrons qu'on peut les partager en deux grandes classes.

Première classe.—Celles qui provoquent publiquement, aux fenêtres, dans les rues, sur le pas de leurs portes, sur les places et dans les promenades publiques.

Deuxième classe.— Celles qui ne provoquent pas, mais dont la banalité à domicile est habituelle et bien connue, qui ne renient pas cette banalité, qui l'affichent même en quelque sorte, et font tout ce qui dépend d'elles pour se faire connaître.

Beaucoup d'individus appartenant à ces deux classes passent alternativement de l'une dans l'autre, suivant que les circonstances ou leur intérêt le réclament.

Si en fondant ces deux classes l'une dans l'autre pour n'en faire plus qu'une seule agglomération, nous les examinons de nouveau, nous trouverons qu'on peut en former deux nouvelles catégories.

Première catégorie.—Celles qui se trouvent renfermées dans les maisons publiques de prostitution, sous la direction et la surveillance d'une femme à laquelle elles sont assujetties.

Deuxième catégorie.—Celles qui sont libres et abandonnées à elles-mêmes, et qui ne rendent compte de leur conduite qu'à l'autorité administrative et à l'administration sanitaire. Cette dernière catégorie peut être elle-même subdivisée en celles :

Des filles qui sont dans leurs chambres et dans leurs meubles.

Des filles qui habitent les garnis, les greniers et les réduits les plus abjects.

Comme on délivre aux filles de la seconde catégorie une carte spéciale portant l'indication des visites sanitaires qu'elles ont subies, elles se sont donné à elles-mêmes un nom particulier, elles s'appellent *filles en cartes*, par opposition aux autres qui, n'ayant qu'un numéro d'ordre dans les maisons où elles se trouvent, sont dites *filles en numéro.* Cette dénomination a été adoptée par l'administration, et depuis fort long-temps on n'en emploie pas d'autre pour tout ce que nécessitent l'ordre et la régularité du service.

Ces distinctions ne sont pas arbitraires et de pure curiosité ; l'expérience de tous les jours a prouvé qu'elles sont de la plus haute importance sous le rapport administratif, et qu'on ne saurait les né-

gliger sans compromettre, dans bien des circonstances, l'ordre et la régularité du service.

Une autre distinction non moins tranchée est
fondée sur les différences de ton, de manière, de
costume des prostituées. Il est, en effet, difficile de
se faire une idée du mépris que, suivant la classe à
laquelle elles appartiennent, elles affectent les unes
pour les autres. Celles qui sont destinées aux plaisirs
des grands et des hommes opulents ne jettent qu'un
regard de dédain sur les femmes qui ne sont ap-
prochées que par les fortunes ordinaires; celles-ci,
à leur tour, méprisent de la même manière la malheureuse qui ne **paraît** que sous les haillons de la
plus dégoûtante misère.

Cette distinction, que les prostituées établissent
entre elles, est avouée par toutes, et se remarque
surtout lorsque les circonstances font qu'elles se rencontrent sur le même point ; elles se fuient, elles
s'évitent, elles ne s'assoient pas sur le même banc,
elles forment des groupes isolés, et ne lient pas
conversation ensemble. On peut dire, en général, que
ces classes ne se mêlent pas, c'est-à-dire que les filles
ne passent pas indistinctement de l'une dans l'autre,
et successivement de la plus élevée dans la plus inférieure; elles restent jusqu'à la fin dans celle où elles
ont débuté, ou dont elles n'ont pas pu sortir : ainsi
on voit de très jolies filles débuter et vieillir dans
les lieux les plus infâmes. Chacun de ces lieux étant

fréquenté par une classe particulière d'hommes, elles y contractent des habitudes, un ton et des manières qui font que la fille destinée à l'artisan, au manœuvre et au maçon, se trouve déplacée avec l'officier, et n'a plus ce qu'il faut pour plaire à ce dernier. Il en est de même pour celle qui a contracté l'habitude de vivre avec les classes instruites et bien élevées de la société; elle répugne de se trouver avec des gens grossiers qui ne peuvent eux-mêmes apprécier les qualités qui la distinguent.

Cette règle peut être considérée comme générale : une fille qui a débuté dans une classe croirait déroger en passant dans celle qui vient après celle-ci; c'est en partie ce qui les détermine à se retirer en si grand nombre du métier, peu de temps après y être entrées; elles finissent par trouver le moyen de se placer quelque part. Ce que je dirai en parlant du sort définitif des filles publiques achèvera de démontrer cette vérité.

Il n'est pas de règles sans exception : ainsi celles qui restent plus long-temps que les autres dans l'exercice de la prostitution ne dédaignent pas toujours de passer dans la classe qui vient immédiatement après celle dans laquelle elles se trouvent; mais nous verrons bientôt que le nombre en est assez limité. Quelques unes passent par tous les degrés, à mesure qu'elles vieillissent et perdent de leurs charmes. J'en citerai un exemple remarquable;

Une femme des plus belles fut entretenue pendant un certain temps par un homme d'une position très élevée, qui lui donnait quelquefois deux à trois mille francs par semaine; tombée on ne sait comment dans la dernière misère, on la retrouva douze ans plus tard, dans une maison dégoûtante de la rue Mâcon, fréquentée par le rebut et la fange de la population. Une pareille chute pourrait s'expliquer par la faible intelligence naturelle de cette femme, et par les honteuses habitudes dans lesquelles elle était tombée.

On conçoit que ce dédain d'une classe pour une autre doive exciter des haines et des animosités de la part de celles qui se sentent méprisées : c'est ce qu'on voit surtout dans la prison, où, abandonnées à elles-mêmes et libres de toute surveillance, on peut écouter ce qu'elles disent dans l'effusion de leur cœur, et observer leur conduite à l'égard de celles qui arrivent. Elles ont donné à ces filles du *haut rang* ou du *bon ton*, comme elles les appellent elles-mêmes, un nom particulier; c'est sous celui de *panades* qu'elles les distinguent entre elles. Ces *panades* à leur tour désignent les autres sous le nom de *pierreuses*. J'insiste sur ces mots de filles de *haut rang* ou *de la classe élevée*; je désire qu'on se pénètre bien de ce qu'il faut entendre par cette expression qui se présentera souvent dans le cours de ce travail. Quant à celui de *pierreuses*, il est considéré comme injurieux par toutes les prostituées; elles se révoltent à la seule idée de cette qualification, et s'irritent contre les personnes qui s'en servent à leur égard. Lorsque j'aurai dit ce que sont les femmes désignées par cette expression, et le point de dégradation auquel elles sont arrivées, on comprendra aisément pourquoi les prostituées elles-mêmes rejettent cette qualification, et s'irritent quand on leur reproche d'appartenir à cette classe.

Pour terminer ce qui me reste à dire des différences que l'on peut établir dans la population des prostituées, il me suffira de quelques mots pour faire comprendre ce que sont les proxénètes, les marcheuses, les filles à soldats ou des barrières, les pierreuses ou femmes de terrain, les filles publiques voleuses, enfin les dames ou maîtresses de maison.

Proxénètes. — Dans toutes les anciennes ordonnances relatives à la prostitution, on a confondu les proxénètes avec les femmes entretenues, les femmes galantes, et le commun des filles publiques. On ne peut, à l'époque actuelle, maintenir cette confusion; elles font une classe à part et parfaitement distincte.

On peut dire que ces femmes se trouvent partout et qu'elles ne sont nulle part : elles existent sous l'appareil du luxe le plus somptueux et sous les haillons de la misère; elles prennent mille formes, et trouvent presque toujours le moyen de se dérober à l'investigation de la police.

En général, elles sont toutes adroites, insinuantes

et persuasives, rarement de la première jeunesse, et ne prennent ce métier qu'après avoir acquis une longue expérience dans l'exercice de la prostitution. Plusieurs ne se livrent à cette industrie qu'après avoir fait de mauvaises affaires à la tête de maisons de prostitution; quelques autres, pour acquérir les moyens d'arriver à être dame de maison, grade élevé, vers lequel se dirigent les regards de toutes les filles publiques.

Je ne les suivrai pas dans les hôpitaux, dans les manufactures, dans les garnis, dans les bals et les réunions des barrières et des faubourgs. Je dirai seulement que, pour la classe moyenne des filles publiques, c'est le plus ordinairement sous le titre de marchandes à la toilette qu'elles cachent leur véritable métier, en prenant pour prétexte de vendre ou de présenter aux femmes tout ce qui concerne leur toilette. Elles se font recevoir partout; n'achetant que de vieux effets, elles sont sans cesse fréquentées par les femmes de chambre qui viennent s'y défaire de ce qu'on leur donne ou de ce qu'elles ont dérobé; elles attirent chez elles ces malheureuses, leur donnent de mauvais conseils, et leur font faire de pernicieuses rencontres. Quelques unes ont des spécialités, et ne s'adressent qu'à un certain genre de femmes, par exemple aux danseuses et aux actrices; d'autres font le métier plus en grand, entretiennent des correspondances avec les provinces et les pays étrangers, et envoient leurs victimes à Londres et à Bruxelles. Il est impossible de faire quelques recherches sur les prostituées de Paris, sans voir figurer souvent les marchandes à la toilette, et sans découvrir quelques uns de leurs tours et quelques unes de leurs subtilités. Cessons donc d'être surpris en voyant cette profession prise par un si grand nombre de filles publiques qui renoncent à la prostitution, et gardons-nous de la regarder comme un retour à la vertu.

J'aurai occasion de parler encore des proxénètes de mœurs et de genres différents, lorsque je m'occuperai de la prostitution clandestine, du recrutement dans les hôpitaux, et quand je parlerai de la manière dont les dames ou maîtresses de maison se procurent les filles sur lesquelles s'exerce leur spéculation.

Marcheuses. — On entend par marcheuses des femmes surannées qui, ne pouvant plus faire leur métier, s'établissent dans les lieux de débauche, et y favorisent encore la prostitution.

Ces femmes, désignées dans les romans sous le nom de *duègnes*, portaient, à la fin du dernier siècle, le nom de *pied-levé*; leurs fonctions varient suivant les lieux où elles se trouvent.

Dans les maisons bien tenues, elles font les commissions, accompagnent les filles aux bains, les conduisent à la préfecture de police, quelquefois en ville chez des particuliers qui les demandent; le soir, elles restent à la porte de la maison, pour indiquer aux passants la destination du local.

Non seulement elles restent à la porte, mais elles ont encore pour fonctions de donner le bras aux plus jeunes et aux plus jolies filles, et de les offrir adroitement aux passants en rôdant autour de la maison. Plus la police est sévère et exigeante, et plus ces femmes acquièrent d'importance : aussi remarque-t-on alors qu'elles se multiplient rapidement. Interdit-on aux filles publiques un point des boulevards ou toute autre promenade fréquentée par elles, on est sûr de les y retrouver le lendemain, donnant le bras à une marcheuse, et se faisant remarquer par leur extérieur modeste et composé. Il faut à ces femmes un genre d'esprit particulier et un savoir-faire tout spécial qu'elles possèdent à des degrés différents.

Par un abus, qui heureusement n'existe plus, on a long-temps désigné et enregistré comme marcheuses quelques unes de ces femmes les moins faites, par leur âge, pour provoquer sur la voie publique; véritables proxénètes, elles ne sont en général que des complaisantes extrêmement dangereuses, qui indiquent le plus souvent des personnes très jeunes qu'elles logent ou font venir accidentellement chez elles, et qui, n'étant pas connues de la police, ne sont pas surveillées. Ces prétendues filles publiques sont à la fois le scandale et le fléau de la société ; elles cherchent à surprendre la confiance des jeunes filles inexpérimentées, et par l'appât du gain, par les séductions de la coquetterie, elles les conduisent au déshonneur. On conçoit que cette classe ait souvent occupé l'administration ; il a été fait contre elles plusieurs règlements dont il sera question plus tard.

Filles à soldats et des barrières. — On désigne sous le nom de filles des barrières ou filles à soldats un genre particulier de prostituées qui n'ont pas de demeure fixe, mais que l'on trouve plus particulièrement aux environs des barrières fréquentées par les soldats.

Ces filles sont ordinairement d'une laideur repoussante qui les empêche d'être reçues dans les mauvais lieux de l'intérieur de la ville ; elles ont une allure qui leur est particulière ; leur mise n'est pas celle des prostituées ordinaires, et sous ce rapport elles ne diffèrent pas des ouvrières de la classe la plus subalterne, avec laquelle elles se confondent facilement. On trouve parmi elles beaucoup de ces laides et dégoûtantes paysannes qui arrivent tous les ans de la Bourgogne et des autres contrées voisines, pour faire la moisson et travailler à la terre, dans les campagnes qui entourent Paris. Ces malheureuses, repoussées de toutes parts, ne sont reçues que dans les maisons à grabats où on les entasse pendant la nuit; en été, elles couchent dans les granges, dans les maisons abandonnées ou en construction, et très souvent dans les fours à plâtre et autres lieux ouverts; elles passent sans cesse d'une barrière à une autre, rentrent dans Paris et en sortent; elles ont à se cacher une adresse incroyable. On a beau les chasser, elles reviennent sans cesse, et cela avec une constance qui finit toujours par fatiguer l'administration.

L'impudeur de cette classe est portée au-delà de tout ce qu'on peut dire : c'est le long des sentiers et des chemins, à toutes les heures du jour, et sans être retenues par la présence des passants, qu'elles s'abandonnent aux soldats et se livrent aux actes de la plus sale débauche. Malheur au père de famille qui sort quelquefois des barrières pour promener ses enfants; une récréation qui devait leur être salutaire peut devenir pour eux l'origine des vices et la source des plus grands malheurs.

Ce sont ces prostituées qui, particulièrement en été, infectent les soldats. Comme elles ne raccrochent pas, comme rien ne les distingue des autres ouvrières, et que beaucoup travaillent encore, comment les reconnaître et les saisir? Chaque fois qu'on est parvenu à s'emparer de quelques unes d'entre elles, on en a presque toujours trouvé dix sur douze de malades; on concevrait difficilement qu'il en pût être autrement. Il sera encore question de ces filles lorsque je m'occuperai de leur renvoi dans leur pays par la gendarmerie, et des prostituées dans leurs rapports avec la garnison de Paris.

Pierreuses ou femmes de terrain. — On donne ce nom, en terme d'administration, à un genre particulier de femmes qui ont vieilli dans l'exercice de la prostitution du plus bas étage ; qui sont trop paresseuses pour chercher aucun travail, et trop repoussantes pour être accueillies nulle part. Le jour on ne les voit pas ; elles sortent la nuit et vont rôder dans les endroits retirés où elles espèrent échapper à la surveillance de la police. Les chefs, les employés de la prison ou les agents de police les connaissent sous le nom qu'elles se donnent dans leur langage ordurier ; les médecins du dispensaire ont remarqué qu'elles sont rarement affectées de syphilis, ce qui tient sans doute à ce qu'elles ne s'exposent presque jamais à la contracter.

Rien de plus dangereux que cette classe de prostituées qui est assez nombreuse : dans un rapport que j'ai lu, on disait au préfet que leur ignominie était poussée à un tel degré, qu'elle les rendait indignes de figurer sur les registres de la prostitution, qui devraient leur être fermés. Elles s'entendent avec les malfaiteurs, et sont souvent de connivence avec les pédérastes.

Les lieux qu'elles habitent sont des garnis du plus bas étage, situés pour la plupart dans des rues infimes, ou des appentis et des remises, dans les faubourgs et hors des barrières.

Mais c'est toujours sur des points très éloignés de leurs demeures qu'elles exercent leur hideuse industrie : toujours deux de compagnie, on les trouve le plus ordinairement dans les places vagues et abandonnées, et surtout au milieu des pierres de taille, des bois et des matériaux qui encombrent les chantiers de construction, ce qui leur a fait donner le nom sous lequel on les désigne. Ces femmes, pour la plupart, sont tellement repoussantes, qu'elles effraieraient les hommes par leur laideur; aussi recherchent-elles tous les lieux sombres et retirés, les marchés et les colonnes des vieux édifices, les bords de la rivière, les escaliers des quais. On dirait qu'elles fuient la lumière, et la liste des lieux qui leur sont interdits est trop longue pour être rapportée ici; mais elles y reviennent constamment, et, pour empêcher le désordre, il faut que l'administration soit sans cesse à leur poursuite.

C'est dans cette classe que se trouvent des femmes de 40, de 50 et de 59 ans.

Filles publiques voleuses. — La prostitution n'est, pour une certaine classe de filles, qu'un voile qui leur sert à cacher une autre industrie : leur véritable métier est de voler et de favoriser les voleurs et filous de toute espèce.

Celles qui sont encore passables et assez jeunes

pour ne pas paraître ridicules en s'abandonnant à
la prostitution, restent dans l'intérieur de la ville,
et sont toujours groupées de manière à se secourir
mutuellement; les unes n'abordent en général que
des personnes qui, par leur âge et leur extérieur,
paraissent incapables de les écouter; on les repousse
avec force, un débat s'engage, et c'est pendant cette
lutte que le vol est consommé.

Les autres s'adressent, au contraire, à des jeunes
gens : au nombre de sept à huit, elles les entourent
et les dévalisent entièrement; si le jeune homme
veut se défendre et crier, elles l'accablent d'injures
et lui font mille reproches; on voit alors venir à
leur secours les hommes qui les soutiennent, et qui,
par leurs menaces et souvent par leurs coups, for-
cent le jeune homme à la retraite.

Tout prouve que ces vols sont fréquents; mais ils
arrivent rarement à la connaissance de l'administration. On conçoit en effet qu'on ne vienne pas les
dénoncer, et que les gens volés, instruits par l'expérience, se contentent d'une leçon reçue. Qui voudrait, par l'éclat et les suites d'une procédure, s'exposer à la malignité du public, qu'on trouve toujours,
dans ce cas, plus disposé à tourner en ridicule qu'à
plaindre les malheureuses victimes.

Les femmes de cette classe, vieilles et décrépites,
exercent leur métier dans les faubourgs et dans les
villages voisins des barrières ; elles suivent les ivro-

gnes; elles rôdent autour des cabarets pour reconnaître les hommes isolés, et les dévalisent sans qu'ils s'en aperçoivent. Il est rare qu'elles n'aient pas de complices qui appartiennent toujours à la dernière classe des filous.

Ces filles voleuses ont avec les filles à soldats et les femmes de terrain la plus grande ressemblance; elles ne diffèrent entre elles que par les nuances que je viens d'indiquer.

Le commun des prostituées ne craignent pas de prendre dans le gousset de ceux qui les abordent la bourse ou autre chose; mais elles ne regardent pas ceci comme un vol, c'est une liberté qui leur est permise; elles disent alors *qu'elles font leurs affaires*. Il en est de même des hardes qu'on leur loue ou qu'on leur prête; elles ne se croient pas voleuses pour les emporter.

Dames ou maîtresses de maisons. — Faut-il placer dans la classe des prostituées les femmes qui se trouvent à la tête des maisons de débauche, et qu'on désigne depuis un temps immémorial par un nom expressif, bien connu du peuple, mais que la nouvelle administration, plus réservée dans son langage, appelle *dames* ou *maîtresses de maison*, nom qu'elles se sont donné à elles-mêmes pendant les troubles de notre première révolution?

Toutes ces femmes, avant d'être dames ou maîtresses de maison, n'ont pas été des prostituées; quelques unes sont mariées et vivent avec leurs maris ; mais un grand nombre aussi, avant d'arriver à cette position, ont fait le métier comme les autres, et ont été inscrites sur les registres de la police. C'est donc une classe mixte et particulière, qui joue un grand rôle dans tout ce qui regarde le régime administratif et sanitaire des filles publiques, et à laquelle je consacrerai, dans ce travail, un chapitre particulier.

CHAPITRE III.

CONSIDÉRATIONS PHYSIOLOGIQUES SUR LES PROSTITUÉES.

§ Ier. *Embonpoint particulier à beaucoup de prostituées.*

La plupart des anciennes prostituées se font remarquer par leur embonpoint. — Exceptions à cet égard. — Age auquel cet embonpoint se développe. — Il n'est pas dû à l'usage du mercure. — Il tient à leur régime et à leur vie inactive. — On l'observe plus fréquemment encore chez les dames de maison.

L'embonpoint de beaucoup de prostituées et leur brillant état de santé frappent tous ceux qui les regardent en masse et qui les voient réunies en assez grand nombre dans un endroit quelconque. Mais cette particularité offre des exceptions nombreuses : on rencontre tous les jours de ces femmes qui n'ont rien de remarquable sous ce rapport ; on en voit même qui se distinguent par leur maigreur, je dirais presque par leur émaciation.

Les personnes qui, par état, vivent au milieu de ces femmes, et qui les ont sans cesse sous les yeux, ont remarqué que l'embonpoint ne se développe chez elles qu'à l'âge de vingt-cinq à trente ans ; on

I.   13

l'observe rarement chez les jeunes et chez les débutantes dans le métier.

A quoi est dû cet embonpoint?

Le public, toujours prompt à donner des explications, l'a depuis long-temps attribué aux préparations mercurielles dont ces femmes, suivant l'opinion générale, font un usage habituel; cette opinion, basée probablement sur la vigueur que prennent quelques malades après la guérison d'affections vénériennes qui les minaient depuis long-temps, est partagée par quelques hommes instruits, et même par des médecins qui se livrent d'une manière spéciale à l'étude des maladies syphilitiques : l'un de ces derniers était si persuadé de cette action du mercure sur le système lymphatique, qu'il conseillait de soumettre à un traitement mercuriel les animaux que l'on destine à nos boucheries.

Les médecins du dispensaire et des prisons m'ont donné de ce phénomène une explication toute simple et qu'on ne peut s'empêcher d'adopter: suivant eux, la preuve que cet état d'embonpoint n'est pas dû au mercure et à ses préparations, c'est qu'on l'observe fréquemment chez des femmes qui n'ont pas eu de maladies vénériennes depuis plusieurs années, ou qui ont été assez heureuses pour n'en avoir jamais contracté. Comment la salivation et l'irritation que ce métal détermine souvent sur les organes digestifs pourraient-elles contribuer à l'embonpoint?

Ne l'a-t-on pas accusé d'être une des causes de la phthisie et des entérites auxquelles succombent un bon nombre de prostituées? Or, quoi de plus opposé à ces diverses maladies que l'embonpoint?

Il faut attribuer cet embonpoint souvent remarquable des prostituées, à la grande quantité de bains chauds qu'elles prennent pour la plupart, et surtout à la vie inactive que mènent la plupart d'entre elles, à la nourriture abondante qu'elles se procurent. Indifférentes pour l'avenir, mangeant à chaque instant, consommant beaucoup plus que toutes les autres femmes du peuple qui travaillent péniblement, ne se levant qu'à dix ou onze heures du matin, comment, avec une vie aussi animale, n'engraisseraient-elles pas? S'il en est quelques unes qui restent maigres, c'est qu'il est des constitutions qui résistent à tous les moyens les plus propres à donner de l'embonpoint, et surtout c'est que toutes les prostituées, loin d'avoir le superflu, ne sont pas assez heureuses pour se procurer tous les jours le strict nécessaire; ce sont ces dernières qui refont leur santé dans les hôpitaux et dans la prison, et qui en sortent toujours moins maigres qu'elles n'y étaient entrées. Ne sait-on pas d'ailleurs que presque tous les prisonniers engraissent, par le seul fait de leur détention et de la régularité du nouveau genre de vie qu'ils sont forcés de mener? On a fait cette remarque même sur les condamnés à mort.

Si l'embonpoint est fréquent chez les prostituées,
il l'est bien davantage chez les dames de maison:
ces dernières sont quelquefois, à cet égard, véritablement remarquables.

§ II. *Altération de la voix particulière à quelques prostituées.*

Classe chez laquelle on remarque le plus ordinairement cette altération
de la voix. — Age auquel elle se manifeste. — Causes auxquelles on a
cru devoir la rapporter. — Elle n'est pas due à la salacité, aux vices
contre nature. — Elle provient de l'habitude des liqueurs fortes et de
l'ivrognerie.

Il est des prostituées remarquables par leur beauté
et leur fraîcheur, par leur mise recherchée, par l'é-
légance de leurs manières, et qu'à leur tournure on
prendrait pour les personnes les mieux élevées, en
un mot, qui ont tout ce qu'il faut pour plaire et
pour séduire; mais quel changement lorsqu'on vient
à les faire parler! Ce n'est plus ce timbre de voix
qui ajoute tant aux charmes de la femme; il ne sort
de leur bouche que des sons rauques et discordants
qui déchirent les oreilles, et qu'un charretier pourrait à peine imiter. On peut appliquer à cette altération particulière de la voix, que présentent
certaines filles publiques, quelques unes des considérations que nous avons données en parlant de
leur embonpoint.

Cette altération se remarque sur le plus grand
nombre, mais non pas sur toutes; il existe, à cet

égard, des exceptions nombreuses. En général, ce n'est qu'à vingt-cinq ans que l'on voit survenir cette raucité de la voix; on l'observe le plus ordinairement chez les filles de la classe infime, chez celles qui se tiennent à la porte des cabarets, et qui, dans l'ivresse, ont l'habitude de crier et de vociférer; chez des filles qui, de la haute classe, sont descendues dans la dernière, et en ont pris les habitudes abjectes et crapuleuses.

Les opinions ont varié sur les causes de ce singulier phénomène.

Quelques physiologistes, remarquant que certains animaux sont muets jusqu'à l'âge de puberté, et qu'il en est qui le sont toute leur vie, si l'on en excepte l'époque du rut, ont avancé que le caractère viril et désagréable que contractait à un certain âge la voix de quelques femmes, tenait à leur lasciveté et à leur habitude de débauche. D'autres ont attribué ce phénomène à ces goûts infâmes que réprouve la nature, et auxquels, suivant quelques personnes, aucune prostituée ne saurait échapper.

La première de ces opinions a pour elle quelque chose de spécieux : on remarque, en effet, chez l'homme même, que les organes de la voix sont étroitement liés avec les parties génitales; qu'à l'époque de la puberté le larynx prend tout-à-coup un grand développement; que dans certaines circonstances la voix contracte un caractère particulier, et que la castration la fait constamment changer. Mais il suffit d'étudier et d'observer les prostituées pour reconnaître que cette explication ne saurait être admise. Ce n'est en effet ni chez les plus jeunes, ni chez les plus dévergondées, que cette altération de la voix existe d'une manière particulière; et, quoiqu'on la remarque dans toutes les classes de prostituées, on peut dire, en parlant toujours d'une manière générale, qu'elle est infiniment plus fréquente chez celles de ces malheureuses que la faim a conduites dans le désordre, et qui n'y restent que pour ne pas mourir de faim.

Quant à la seconde de ces opinions, elle n'est pas plus soutenable que la première; j'en ai donné les raisons dans le paragraphe précédent.

La véritable cause de ce singulier phénomène tient au concours de plusieurs circonstances, et particulièrement à deux qui agissent tantôt isolément, et tantôt simultanément : la première et la plus générale est l'abus des liqueurs fortes et l'habitude de l'ivrognerie; la seconde, les intempéries de l'air, et par suite le refroidissement que certaines catégories de femmes éprouvent dans une foule de cas. Cette dernière cause est aujourd'hui bien moins active qu'autrefois, ce qui tient aux mesures prises par l'administration relativement au stationnement et à la manière dont les filles peuvent paraître en public : il leur est en effet défendu, depuis douze à

quinze ans, de se montrer la tête nue et la gorge
découverte, et le stationnement n'est autorisé que
pour un très petit nombre. Aussi les anciens inspecteurs remarquent-ils que la raucité et l'altération
de la voix est un phénomène bien moins commun
aujourd'hui qu'autrefois chez les prostituées de
notre capitale. Si ces inspecteurs n'aperçoivent que
ce résultat dans la conduite de l'administration, le
médecin y entrevoit des milliers de maladies épargnées aux prostituées, la conservation de l'existence
à un très grand nombre de ces malheureuses, et l'a-
vantage pour les hôpitaux d'être déchargés d'une
foule d'affections chroniques qui en encombraient
les lits au détriment des indigents respectables.

§ III. *Particularités que présentent les prostituées de
Paris sous le rapport de la couleur de leurs cheveux,
de leurs yeux et de leurs sourcils.*

Si je n'avais pas consacré un chapitre spécial à
ce qui regarde quelques points importants de la
physiologie des prostituées, tout ce que je vais dire
dans ce paragraphe ne devrait pas paraître ici ; mais
comme les détails qui regardent la couleur des cheveux, des sourcils et des yeux tiennent de près à la
physiologie et particulièrement à l'histoire naturelle de l'homme, j'ai cru devoir placer ici un document curieux qu'on ne trouve nulle part, que le
hasard m'a fourni, et qui pourra un jour n'être pas

inutile à ceux qui s'occupent d'une manière particulière de la zoologie.

Sur 12,600 filles venues à Paris de toutes les
villes et de tous les pays , il s'en est trouvé ayant les
cheveux :

```
Châtains..  6730 ou 1 sur        1,87 ou  534,20 sur 1000.
Bruns. . .  2642. . . . . .       4,77. . .  209,68    —
Blonds.. .  1694. . . . . .       7,43. . .  134,44    —
Noirs.. . .  1486. . . . . .      8,47. . .  117,92    —
Roux.. . .    48. . . . . .     262,50. . .    3,80    —
```

Si, de cette population, nous retranchons toutes
les filles étrangères, et si, en n'examinant que les
Françaises, nous étudions successivement celles qui
sont venues des différentes zones que nous avons
admises et qui forment un total de 12,015 individus, peut-être découvrirons-nous, sous le rapport
de la couleur des cheveux, une influence quelconque de la part du climat; ce travail fait, nous trouvons pour chacune de ces zones :

Zone du nord. Population 10,855.

```
Bruns. . .  2250 ou 1 sur        4,82 ou  207,27 sur 1000.
Châtains..  5811. . . . . .       1,86. . .  535,32    —
Blonds. .   1502. . . . . .       7,22. . .  138,36    —
Noirs. . .  1249. . . . . .       8,69. . .  115,06    —
Roux. . .     43. . . . . .     252,14. . .    3,96    —
```

Zone du milieu. Population 960.

```
Châtains.   480 ou 1 sur         2,00 ou  500,00 sur  1000.
Bruns.. .   239. . . . . .        4,01. . .  248,95    —
Noirs. . .  138. . . . . .        6,95. . .  143,75    —
Blonds. .   100. . . . . .        0,96. . .  104,16    —
Roux. . .     3. . . . . .      320,0. . . .    3,12    —
```

Zone du midi. Population 200.

Châtains.	101 ou 1 sur	2,00 ou	505 sur 1000.
Bruns.. .	56.	3,57. . .	280 　—
Noirs. . .	29.	6,89. . .	145 　—
Blonds. .	14.	14,28. . .	70 　—
Roux. . .	0.	0,00. . .	00 　—

Quelque peu tranchés que soient les résultats de ces différents tableaux, ils semblent cependant nous indiquer :

1° Que les cheveux noirs et les cheveux châtains deviennent plus fréquents à mesure qu'on descend du nord au midi ;

2° Que les cheveux bruns prédominent moins dans le nord ;

3° Que ceux d'un ton blond se font d'autant plus souvent remarquer, qu'on remonte du midi au nord;

4° Enfin, que la couleur rousse suit la même loi que la couleur blonde, et ne se retrouve plus dans la zone des départements méridionaux.

Voilà pour les zones ou régions; examinons maintenant quelle peut être sur cette couleur des cheveux l'influence des villes et des campagnes; il nous suffira pour cela de réunir la population de tous les chefs-lieux et des sous-préfectures, de mettre à part celle des campagnes, et de faire sur ces deux groupes les mêmes opérations que nous avons faites sur les populations fournies par les différentes zones.

Population venant des villes 8,569.

Châtains.	4584 ou 1 sur	1,86.	ou 534,95 sur 1000.
Bruns...	1787.	4,79. . .	208,54 —
Blonds. .	1150.	7,45. . .	134,20 —
Noirs...	1015.	8,44. . .	118,45 —
Roux...	33.	259,66. . .	3,85 —

Population venant des campagnes 3,446.

Châtains.	1808 ou 1 sur	1,90	ou 524,66 sur 1000.
Bruns...	758.	4,53. . .	219,96 —
Blonds. .	466.	7,39. . .	135,23 —
Noirs...	401.	8,59. . .	116,36 —
Roux...	13.	265,77. . .	3,77 —

Ces nouveaux détails semblent démontrer que, sous le rapport de la couleur des cheveux, les populations des villes et celles des campagnes ne diffèrent pas les unes des autres. Un pareil résultat a tout lieu de surprendre ; car si chaque couleur particulière des cheveux correspond à un tempérament spécial, à une constitution quelconque, comme l'enseignent tous les physiologistes, on devrait, d'après l'opinion généralement admise sur l'air des villes et sur celui des campagnes, trouver une notable différence dans la constitution de l'une et de l'autre de ces deux populations, différence qui se trahirait au dehors par la couleur des cheveux. Cette différence n'existant pas, faut-il en attribuer la cause à ce que l'air des villes et celui des campagnes n'ont pas toutes les qualités bonnes ou mauvaises qu'on a voulu leur attribuer, et qu'ils diffèrent moins l'un de l'autre qu'on ne le pense généralement? Ne vaudrait-il pas mieux admettre que les filles publiques ne nous ont présenté ce résultat que parce qu'elles appartiennent surtout à la dernière classe de la société, habituellement soumise à la misère, à l'indigence et aux privations, ces grands modificateurs de l'économie ; et n'est-il pas probable que si nous faisions les mêmes recherches sur des masses prises dans l'ensemble des populations, et non sur une classe tout-à-fait à part, nous arriverions à d'autres résultats ? Il est facile d'entrevoir, dans le peu que je viens de dire, un sujet nouveau d'études et de recherches ; je n'entreprendrai pas de le traiter, c'est assez pour moi de l'avoir signalé.

J'ai fait, sur les différentes couleurs que présentent les sourcils, un travail analogue à celui que je viens de présenter pour tout ce qui regarde les cheveux; mais comme il résulte de ce travail que la couleur des uns et des autres est presque toujours semblable chez le même individu, je crois devoir n'en pas parler.

Il n'en est pas de même des différentes nuances que nous offrent les yeux, et de la fréquence avec laquelle chacune d'elles se présente à notre observation, ce sujet est encore neuf, et me paraît digne de piquer la curiosité.

Le noir, le brun, le gris, le bleu et le roux sont les cinq nuances qu'on remarque le plus ordinaire-

ment dans les yeux, et que je trouve dans les signalements qui me fournissent ces documents.

Sur 12,454 filles appartenant à toutes les villes et
à tous les pays, et dont la couleur des yeux a été signalée avec soin, ces organes ont été trouvés :

Gris....	4612 ou 1 sur	2,69	ou	870,32	sur 1000.
Bruns...	3529......	3,52.	..	283,36	—
Bleus...	2878......	4,32.	..	231,09	—
Roux...	730......	17,20.	..	58,61	—
Noirs...	705......	17,66.	..	56,60	—

Si, dans l'examen de cette nouvelle question, et
en écartant toutes les prostituées étrangères, nous
divisons par régions la population particulière sur
laquelle nous opérons, il nous viendra :

Zone du nord. Population 10,833.

Gris....	4061 ou 1 sur	2,66	ou	374,87	sur 1000.
Bruns...	3015......	3,59.	..	278,31	—
Bleus....	2527......	4,28.	..	233,26	—
Roux....	641......	16,90.	..	59,17	—
Noirs....	589......	18,39.	..	54,37	—

Zone du milieu. Population 939.

Gris....	325 ou 1 sur	2,88	ou	346,01	sur 1000.
Bruns...	301......	3,11.	..	320,55	—
Bleus...	191......	4,91.	..	203,40	—
Noirs...	66......	14,22.	..	70,28	—
Roux...	56......	16,76.	..	59,64	—

Zone du midi. Population 200.

Bruns...	78 ou 1 sur	2,56	ou	390,00	sur 1000.
Gris....	541......	3,92.	..	255,00	—
Bleus....	41......	4,87.	..	205,00	—
Roux....	16......	12,50.	..	80,00	—
Noirs...	14......	14,28.	..	70,00	—

De ces différents tableaux nous devons tirer cette conclusion :

1° Que la couleur grise des yeux, considérée sur toute la population que nous examinons, est celle qui se fait remarquer plus souvent que toutes les autres ;

2° Que la couleur brune vient ensuite ;

3° Que la couleur bleue suit immédiatement la brune;

4° Enfin, que la noire et la rousse se rencontrent quatre et cinq fois plus rarement que toutes les autres.

Que si, pour reconnaître quelle peut être sur cette couleur des yeux l'influence du climat, nous examinons les populations fournies par les différentes zones que nous avons admises, nous trouverons que les différences que présentent ces populations sont si minimes, qu'on ne peut en tirer aucune conclusion relativement à la question que nous voulons éclaircir.

Il ne nous reste plus qu'à examiner l'influence des villes et des campagnes ; abordons cette nouvelle question :

Population venant des villes 8,536.

Gris. . . . 3100 ou 1 sur	2,75. . .	363,16 sur 1000.
Bruns. . . 2495.	3,42. . .	292,29	—
Bleus. . . 2009.	4,24. . .	235,35	—
Noirs. . . 488.	17,49. . .	57,16	—
Roux. . . 444.	19,22. . .	52,01	—

Population venant des campagnes 3,436.

Gris. . . . 1337.	2,56. . .	389,11	sur 1000.
Bruns. . . 899.	3,82. . .	261,64	—
Bleus. . . 750.	4,53. . .	218,27	—
Roux. . . 269.	12,77. . .	78,28	—
Noirs. . . 181.	92,55. . .	52,67	—

§ IV. *De la taille des prostituées de Paris.*

Si la couleur des cheveux, des sourcils et des yeux, est considérée comme un point intéressant dans tout ce qui regarde l'histoire naturelle d'une population quelconque, à bien plus forte raison doit-on s'occuper d'un objet beaucoup plus saillant ; je veux parler de la taille de cette même population.

Depuis quelques années, l'étude de la taille de l'homme a fait le sujet des recherches de plusieurs hommes de mérite, et en particulier de M. Quetelet (1), à Bruxelles, et de mon excellent ami Villermé à Paris (2). Ceux qui connaissent les travaux consciencieux de ces statisticiens savent quel service ils ont rendu à l'histoire naturelle de l'homme,

(1) Sur la taille moyenne de l'homme dans les villes et dans les campagnes, et sur l'âge où la croissance est complétement achevée. (*Annales d'Hygiène publique et de Médecine légale*, t. III, pag. 24 et suiv.)

(2) Mémoire sur la taille de l'homme en France. (*Annales d'Hygiène publique et de Médecine légale*, t. Ier, pag. 351.) — On consultera encore sur cette importante question l'ouvrage remarquable de M. Isidore Geoffroy-Saint-Hilaire, *Histoire des Anomalies de l'organisation dans l'homme et les animaux.* Paris, 1832, t. Ier, pag. 204 et suiv. Chap. III, des Variations héréditaires de la taille dans les races et chez les animaux.

et quel parti avantageux ils ont tiré d'un sujet en apparence aussi ingrat.

Autant que je puis le croire, les savants que je viens de nommer n'ont pu opérer que sur des relevés de taille pris sur des hommes, et en particulier sur des jeunes gens soumis à la loi du recrutement. Où auraient-ils trouvé des documents de cette nature sur un nombre considérable de femmes, puisque, dans aucune circonstance de leur vie, les femmes ne sont soumises aux formalités administratives auxquelles l'autre sexe ne saurait échapper?

Des recherches entreprises dans un tout autre but m'ayant offert sur la taille des femmes des documents ignorés, et qui, sans moi, seraient probablement restés à jamais enfouis dans les archives d'une administration, j'ai dû m'en emparer et les livrer au public; je vais les exposer avec le plus de méthode et de clarté qu'il me sera possible, sans avoir la prétention d'en tirer un parti aussi avantageux que pourraient le faire des gens plus exercés que moi dans ces sortes de matières.

Taille — Mètre.	Seine — Paris.	Seine — Sous-préfect.	Seine — Villages.	Zone du Nord — Chefs-lieux.	Zone du Nord — Sous-préfec.	Zone du Nord — Villages.	Zone du Milieu — Chefs-lieux.	Zone du Milieu — Sous-préfec.	Zone du Milieu — Villages.	Zone du Midi — Chefs-lieux.	Zone du Midi — Sous-préfec.	Zone du Midi — Villa-ges.	Étrangères.	Total génér.	Totaux — De la zone du nord.	Totaux — Zone du milieu.	Totaux — Zone du midi.	Totaux — Villes.	Totaux — Campagnes.
1,04	0	0	0	0	0	0	0	0	0	0	0	0	0	0	0	0	0	0	0
1,11	0	0	0	0	0	0	0	0	0	0	0	0	0	0	0	0	0	0	0
1,15	0	0	0	1	0	0	0	0	0	0	0	0	0	1	1	0	0	1	0
1,18	1	0	0	0	0	0	0	0	0	0	0	0	0	1	1	0	0	1	0
1,21	2	0	0	1	0	0	0	0	0	0	0	0	0	3	3	0	0	3	0
1,22	2	0	0	0	0	0	0	0	0	0	0	0	0	2	2	0	0	2	0
1,23	1	0	0	0	0	0	0	0	0	0	0	0	0	1	1	0	0	1	0
1,25	35	0	3	4	4	5	4	0	0	0	0	0	2	57	51	4	0	47	8
1,26	29	0	3	6	2	16	2	0	0	0	0	0	1	59	56	2	0	39	19
1,27	1	0	0	0	0	0	0	0	0	0	0	0	0	1	1	0	0	1	0
1,28	57	1	6	15	6	13	1	1	1	0	0	1	0	102	98	3	1	81	20
1,29	4	0	0	3	2	2	0	0	0	0	0	0	2	13	11	0	0	9	3
1,30	39	1	1	13	10	23	3	0	1	0	0	0	4	95	87	4	0	66	25
1,31	1	0	0	0	0	8	0	0	0	0	0	0	0	9	9	0	0	1	8
1,32	21	1	0	9	5	5	2	1	0	0	0	0	1	45	41	3	0	39	5
1,33	3	0	1	1	0	1	0	0	0	0	0	0	1	7	6	0	0	4	2
1,34	3	0	0	0	0	12	0	1	1	0	0	0	0	17	15	2	0	4	13
1,35	38	0	0	9	8	15	3	0	0	0	0	0	2	75	70	3	0	58	15
1,36	42	0	0	3	5	2	1	2	1	1	0	0	0	57	52	4	1	54	3
1,37	2	0	0	3	1	16	0	1	2	0	0	1	0	26	22	3	1	7	19
1,38	47	0	4	16	12	6	5	2	1	2	0	0	2	97	85	8	2	84	11
1,39	7	0	1	3	0	38	0	1	2	0	0	0	0	52	49	3	0	11	41
1,40	118	0	3	36	23	5	11	7	2	1	1	0	4	211	185	20	2	197	10
1,41	11	0	0	2	2	15	2	2	2	0	0	0	0	36	30	6	0	19	17
1,42	37	1	4	18	11	11	4	2	2	3	0	0	0	93	82	8	3	76	17
1,43	21	0	1	6	3	18	1	3	2	1	0	0	2	58	49	6	1	35	21
1,44	38	0	2	21	15	58	5	2	2	0	0	1	3	147	134	9	1	81	63
1,45	122	[illegible]	[illegible]	[illegible]	[illegible]	[illegible]	[illegible]	[illegible]	[illegible]	[illegible]	[illegible]	[illegible]	11	281	239	29	2	204	66
1,46	115	[illegible]	[illegible]	[illegible]	[illegible]	[illegible]	[illegible]	[illegible]	[illegible]	[illegible]	[illegible]	[illegible]	11	252	235	21	2	204	44
1,47	73	0	1	21	[illegible]	77	[illegible]	[illegible]	[illegible]	[illegible]	[illegible]	[illegible]	3	242	196	12	1	125	84

1,48	187	7	11	60	49	42	17	13	10	4	1	2	11	405	350	37	7	329	65
1,49	73	0	3	37	13	201	7	2	1	2	1	3	6	349	327	10	6	155	208
1,50	494	2	12	129	94	81	37	17	22	11	2	1	27	829	712	76	11	686	116
1,51	136	2	10	61	33	128	13	3	11	0	1	3	5	406	370	27	4	249	152
1,52	237	0	10	76	57	119	20	9	15	6	1	2	20	572	499	44	9	406	146
1,53	175	3	13	71	58	184	15	5	5	5	5	4	27	570	501	25	14	337	206
1,54	303	2	17	111	101	259	38	13	19	9	2	5	24	903	793	70	16	579	300
1,55	541	0	13	141	123	141	27	21	23	9	4	3	37	883	759	71	16	666	180
1,56	210	4	13	119	61	135	29	13	17	4	3	0	29	637	542	59	7	413	165
1,57	194	2	5	82	67	180	19	7	21	6	0	7	32	622	530	47	13	377	213
1,58	258	6	15	101	82	103	28	13	10	9	2	1	36	644	545	51	12	479	129
1,59	110	0	9	71	42	228	16	1	10	3	1	6	10	507	460	27	10	244	253
1,60	302	2	14	148	127	84	44	14	12	9	5	3	42	806	677	70	17	651	113
1,61	63	1	5	40	31	88	11	7	6	4	1	0	14	277	231	27	5	164	99
1,62	163	1	7	58	58	75	11	1	5	7	0	0	17	346	302	20	7	242	87
1,63	71	2	9	31	26	63	10	3	4	1	1	1	8	230	202	17	3	145	77
1,64	66	1	7	36	39	79	12	3	8	1	0	1	21	274	228	23	2	158	95
1,65	113	1	8	58	42	56	17	10	3	5	1	1	18	333	278	30	7	247	68
1,66	46	0	2	24	21	27	7	4	4	2	0	1	10	144	116	15	3	100	34
1,67	20	0	2	17	16	31	4	3	3	1	0	2	7	106	86	10	3	61	38
1,68	24	2	4	13	15	16	12	4	1	0	1	0	9	101	74	17	1	71	21
1,69	13	0	0	11	9	37	1	1	0	1	0	1	1	75	70	2	2	36	38
1,70	38	1	3	27	15	6	10	3	2	1	1	0	12	119	90	15	2	96	11
1,71	1	0	1	2	1	8	0	0	1	0	0	0	4	17	13	0	0	4	9
1,72	9	1	0	5	7	5	1	0	0	0	0	0	2	31	27	2	0	23	6
1,73	3	0	0	3	2	2	0	0	1	0	0	0	0	10	10	0	0	8	2
1,74	2	0	0	2	3	20	0	0	0	0	0	0	1	28	27	0	0	7	20
1,75	10	0	2	4	4	0	0	0	1	0	0	0	7	30	20	3	0	21	2
1,76	2	0	0	0	0	0	0	1	0	0	0	0	1	3	2	0	0	2	0
1,77	0	0	0	0	1	1	2	0	0	0	0	0	0	2	2	0	0	1	1
1,78	1	0	0	2	1	2	0	0	0	0	0	0	1	7	6	0	0	4	2
1,79	1	0	0	6	0	1	0	0	0	0	0	0	0	2	0	0	0	1	1
1,80	2	0	0	1	0	0	0	0	0	0	0	0	0	3	3	0	0	3	0
1,81	1	0	0	6	0	0	0	0	0	0	0	0	0	1	1	0	0	1	0
1,82	1	0	0	0	0	0	0	0	0	0	0	0	0	1	1	0	0	1	0
1,83	0	0	0	0	0	1	0	0	0	0	0	0	0	1	1	0	0	0	1

§ V. *État dans lequel se trouvent les parties sexuelles chez les prostituées. — Questions médico-légales qui s'y rattachent.*

Je n'avais pas l'intention de traiter ce sujet. — Motifs qui m'ont fait changer de résolution. — Les parties sexuelles des prostituées sont rarement altérées. — Combien il est difficile, dans quelques circonstances, de constater le viol. — Nouveau signe de la grossesse. — **Le développement du clitoris est rare chez les prostituées. — Ce développement, lorsqu'il existe, n'indique pas chez elles des penchants contre nature.** — Erreur des médecins à cet égard. — L'état de l'anus chez les filles publiques peut servir à rectifier quelques opinions trop fréquemment admises.

Il suffit d'énoncer le titre de ce paragraphe pour en faire connaître l'importance, et pour donner une idée des ressources qu'il peut offrir au médecin, dans quelques circonstances graves; je dois cependant avouer que j'ai eu plus d'une fois la pensée de le supprimer : je voulais, par ce sacrifice, obéir aux exigences de ces esprits craintifs qui voient souvent le mal où il n'existe pas, et dont le zèle exagéré ne craint pas toujours de supposer des intentions mauvaises aux personnes les mieux intentionnées. Mes meilleurs amis, consultés à ce sujet, n'ont pas partagé mes craintes; ils m'ont prouvé, par leurs raisonnements, que si mes recherches avaient eu quelques résultats utiles, ces résultats ne m'appartenaient plus, que je les devais à la science ainsi qu'à la justice, et que je serais impardonnable de garder le silence. Je me suis rendu à ces raisons, et surtout au souvenir de quelques faits qui se rattachent d'une manière trop directe au sujet dont il est ici question, pour que je n'en dise pas quelques mots.

Il y a plusieurs années que deux jeunes filles, en apparence fort décentes, furent attaquées en plein jour par quelques jeunes gens, qui les apostrophèrent en termes plus que grivois; ils disaient à tous ceux qui passaient qu'elles n'étaient que des filles publiques et de véritables p..... Quelques personnes prirent fait et cause pour ces deux jeunes filles; une plainte fut portée en leur nom contre ceux qui les avaient insultées, et ceux-ci cités devant le magistrat. Dans les débats, les jeunes filles soutinrent qu'elles étaient vierges; mais craignant de succomber à la force des arguments allégués par les agresseurs, elles offrirent de fournir la preuve de ce qu'elles avançaient, et demandèrent à être visitées par un médecin assermenté et commis à cet effet par le magistrat. Suivant ces jeunes filles, il devait être très facile au médecin de reconnaître la vérité, opinion que partagèrent les jeunes gens d'une manière unanime; l'épreuve ayant eu lieu, il résulta du rapport du médecin, homme habile et consciencieux, qu'il lui était impossible de rien décider à l'égard de l'une de ces jeunes filles; que pour l'autre, il pensait qu'elle pouvait avoir eu quelques rapports avec des hommes, mais qu'il se gardait bien de l'affirmer d'une manière positive. J'ignore ce que devint cette affaire, mais ce que je sais, c'est qu'il fut plus tard reconnu que ces deux jeunes filles étaient depuis fort long-temps inscrites sur les registres de la police, et la preuve qu'elles n'étaient rien moins que vierges, c'est qu'elles avaient l'une et l'autre contracté plusieurs fois des affections vénériennes.

Il résulte de ce fait, qui a passé inaperçu, mais qui, à raison des recherches auxquelles je me livrais, a dû me frapper plutôt qu'un autre, que la prostitution peut donner lieu à des questions médico-légales, et que la solution de ces questions peut offrir des difficultés capables, dans plus d'un cas, d'embarrasser un expert.

Le viol est un crime qui me semble beaucoup plus commun qu'on ne pourrait le croire, en ne s'en rapportant qu'à ce que nous disent les gazettes des tribunaux ; la plupart de ces affaires sont étouffées par les parents, qui, pour sauver la réputation de leurs filles, laissent presque toujours échapper les coupables. La confiance que j'ai su inspirer à beaucoup de pères et de mères les a souvent engagés à m'apporter leurs malheureux enfants ; j'en ai vu un bon nombre pendant tout le temps que j'ai été attaché au bureau d'admission des hôpitaux, et je dois avouer ici que, dans bien des circonstances, les détails fournis par les jeunes filles m'ont plus servi à connaître ce qui leur était arrivé, que l'inspection de leurs parties génitales ; j'ai toujours évité de faire des rapports à ce sujet, tant j'ai craint de compromettre les intérêts de la justice.

Cette incertitude qui, suivant moi, existe encore dans quelques cas de viol, et surtout le fait des deux jeunes filles dont je viens de rapporter l'histoire, étaient des motifs plus que suffisants pour me déterminer à profiter des circonstances dans lesquelles je me trouvais pour prendre à cet égard quelques renseignements; je vais faire connaître en peu de mots à quels résultats je suis arrivé : mes lecteurs verront si j'ai bien fait de me rendre aux observations de mes amis.

S'il est une opinion généralement admise et non encore contredite, c'est que les parties génitales des prostituées *doivent* présenter des altérations et une disposition particulière, conséquence inévitable de leur métier; il faut entendre à ce sujet les jeunes et les vieux libertins de la plus haute et de la plus basse société; il faut surtout écouter les plaisanteries que ces derniers se permettent à l'égard de leurs camarades qui épousent ou qui prennent pour concubines d'anciennes prostituées. J'ai trouvé, sous ce rapport, les médecins plus peuple que le peuple lui-même. Considérant en effet que toutes les professions qui exigent l'action permanente, et pour ainsi dire continuelle, d'un membre ou d'un organe quelconque, font que ceux qui les exercent présentent ordinairement, dans ces parties, des altérations qui sont quelquefois assez remarquables pour faire connaître quelle est la profession de ceux qui les portent, ils en concluent, par analogie, qu'il ne saurait en être autrement pour la classe des prostituées, et ce qui ne leur avait d'abord apparu que comme vraisemblable finit par devenir, dans leur imagination, une vérité démontrée.

Peu satisfait de cette manière de raisonner, je me suis adressé aux médecins et aux chirurgiens du dispensaire, à ceux de l'hôpital où sont envoyées les filles de la police, et surtout à ceux qui se trouvent attachés aux infirmeries de la prison; j'ai fixé l'attention de tous ces hommes sur la question que je voulais résoudre; ils l'ont étudiée pour moi, et m'ont donné à ce sujet de précieux renseignements. Voici, en peu de mots, l'analyse de leurs réponses.

Les parties génitales des prostituées ne présentent aucune altération spéciale et qui leur soit particulière; sous ce rapport, il n'existe pas de différence entre elles et les femmes mariées les plus honnêtes.

L'emploi que l'on fait depuis quelque temps du spéculum, dans l'examen des maladies, et le soin que l'on a d'assujettir à cet examen la plupart des prostituées qui viennent au dispensaire, ainsi que toutes celles qui sortent de l'hôpital (1) et de la pri-

(1) Mémoire sur quelques faits observés à l'hôpital des vénériens;

son, cet emploi, dis-je, a prouvé à tous les médecins que l'amplitude et l'étroitesse du vagin étaient,
pour beaucoup de femmes, un état naturel et con-
génial, et dont il ne fallait pas plus s'étonner que
des dimensions de quelques autres parties du corps
qui varient d'une manière si remarquable suivant
les individus. On rencontre tous les jours, à l'hôpital et dans les infirmeries de la prison, de jeunes
prostituées, presque débutantes dans le métier, et
n'ayant jamais eu d'enfant, dont le vagin est plus
dilaté que ne l'est quelquefois celui d'une femme
mariée après cinq ou six accouchements; et par
opposition, on y voit d'autres femmes ayant vécu
pendant douze ou quinze ans dans la prostitution,
qui portent sur leur figure le caractère de la décré-
pitude, et dont les parties génitales, et le vagin en
particulier, n'offrent aucune trace d'altération : on
m'a fait remarquer un jour, dans la prison des Madelonnettes, une fille de 51 ans, qui, depuis l'âge
de quinze ans, se livrait dans Paris à la prostitution, et dont les parties génitales auraient pu être
confondues avec celles d'une vierge sortant de la
puberté.

D'après ces détails, dont j'ai pu vérifier dans plusieurs circonstances la rigoureuse exactitude, on
reconnaîtra qu'il était difficile de passer sous silence

par M. Ph. Ricord (*Mémoires de l'Académie royale de Médecine*
Paris, 1833, t. II, pag. 159 et suiv.)

des questions qui peuvent paraître futiles au premier aspect, mais dont l'étude et la réflexion ne
tardent pas à démontrer l'importance.

C'est surtout dans l'examen des jeunes prostituées qui, n'étant pas encore pubères et portant les
caractères de l'enfance, sont saisies par la police et
renfermées par ses ordres, que l'examen des parties
génitales devient difficile et important. Tous les
livres de médecine légale donnent les moyens de
reconnaître les traces du viol; ils en indiquent les
caractères avec une telle précision, que rien ne paraît plus facile que de s'assurer de la vérité et d'é-
clairer la justice; mais que de motifs de doutes et
d'incertitudes arrivent de toutes parts, lorsqu'on a
eu occasion d'observer un grand nombre de ces
jeunes filles! Suivant MM. Jacquemin et Collineau,
rien de plus fréquent que les cas dans lesquels il est
impossible au médecin consciencieux de prononcer
d'une manière affirmative dans un sens ou dans un
autre. Ces confrères ont eu plusieurs fois la complaisance de faire passer sous mes yeux quelques
unes de ces jeunes malheureuses; il avaient eu soin
de me cacher toutes les circonstances commomé-
ratives, afin d'exercer ma sagacité, et j'avoue qu'il
m'est plus d'une fois arrivé de me tromper d'une
manière grossière. M. Jacquemin a connu quelques
filles faisant leur métier depuis dix ou douze ans,
et dont les parties génitales étaient dans un tel état

de conservation, qu'on aurait pu, jusqu'à un certain point, mettre en doute chez elles la perte de la virginité. Que penser, après cela, de la légèreté avec laquelle certains médecins tranchent et décident sur ces faits? Comment ne pas frémir en voyant les magistrats soumettre ordinairement ces sortes de questions à des matrones, le plus souvent ignorantes, toujours persuadées de leur mérite, et qui se croiraient perdues de réputation si elles ne se prononçaient pas d'une manière absolue? Comment décider maintenant si une femme morte ou vivante a vécu, je ne dis pas dans le désordre, mais dans ce désordre de tous les jours et de tous les instants qui caractérise la vie de la femme publique? Or, cette question peut être présentée à un médecin, et, d'après les détails que j'ai donnés, qui sera assez téméraire pour asseoir une opinion sur une simple inspection, et venir devant un tribunal, indiquer au magistrat l'arrêt qu'il doit prononcer? A mes yeux, la réserve est la première vertu du médecin légiste; il ne saurait avouer trop souvent l'insuffisance de son art.

L'examen des parties génitales des prostituées a fait découvrir à M. Jacquemin un nouveau signe de la grossesse qui peut encore, sous le rapport de la médecine légale, devenir très utile : ce signe consiste dans une coloration violacée, et quelquefois lie-de-vin, que contracte, dans cet état particulier de la vie de la femme, toute la membrane muqueuse du vagin. Ce signe est tellement évident, que M. Jacquemin ne s'y trompe jamais, et qu'il lui suffit seul, indépendamment des autres signes de la grossesse, pour décider si cet état existe. J'ai été témoin d'épreuves curieuses, auxquelles M. Jacquemin s'est soumis pour démontrer à ses confrères jusqu'où l'on pouvait, sur ce point, porter l'exactitude. On concevra plus tard le parti avantageux que l'on peut tirer de cette découverte, soit pour s'abstenir de certains traitements, soit pour les travaux que l'on peut imposer aux prisonnières, soit enfin pour leur prescrire les règles de prudence et de retenue auxquelles il serait peut-être convenable de les astreindre dans quelques circonstances. Il fallait la réunion d'un grand nombre de prostituées pour permettre des recherches de cette nature; il fallait qu'elles fussent soumises à une inspection sévère et minutieuse, pour découvrir cette nouvelle particularité touchant les signes de la grossesse. C'est sur un nombre de 4,500 femmes que M. Jacquemin a pu constater cet état de la membrane muqueuse chez les femmes enceintes.

J'ai parlé plus haut de l'opinion répandue, particulièrement dans le peuple, sur l'état des organes sexuels chez les prostituées, et j'ai fait voir combien cette opinion était peu fondée. Je vais dire quelques mots d'une autre disposition organique que l'on suppose à quelques prostituées. Ici ce n'est plus à la classe ignorante qu'il faudra répondre, mais c'est à ceux qui ont ou qui paraissent avoir une certaine instruction.

Le clitoris étant, chez la femme, le siége principal de la sensibilité des organes génitaux, et cette partie acquérant quelquefois une dimension considérable, on a prétendu qu'il devait présenter ce développement plus fréquemment chez les prostituées que chez les autres femmes, et devait être en raison de leur salacité et des vices honteux qui les dominent quelquefois.

Si des passions impétueuses et une lasciveté effrénée étaient toujours la cause qui détermine une femme à se livrer à la prostitution, cette opinion serait en apparence raisonnable, et pourrait jusqu'à un certain point être admise; mais comme nous avons vu et comme nous verrons plus tard, que si des besoins sans cesse renaissants et presque irrésistibles peuvent être rangés parmi les causes de la prostitution, ils sont loin d'en être la seule et unique origine. Tâchons de découvrir ce que l'observation nous apprend à cet égard.

Suivant MM. Jacquemin et Collineau, et les médecins du dispensaire, les filles publiques de Paris ne présentent rien de remarquable dans la disposition et les dimensions du clitoris; chez elles, comme chez toutes les femmes mariées, il existe quelques variétés, mais qui n'ont rien de remarquable, et que l'on peut assimiler à ces autres variations dont nous nous sommes entretenus plus haut; les organes génitaux de l'homme offrent, sous ce rapport, des variations bien plus fréquentes et bien autrement tranchées.

A l'époque où je faisais ces recherches, on ne connaissait à Paris que trois prostituées dont le clitoris présentât un développement notable; mais sur une d'elles, ce développement était énorme, car cet organe avait de longueur 8 centimètres (3 pouces), et en grosseur il égalait le doigt indicateur; on y remarquait un gland bien formé et recouvert d'un prépuce, au-dessous duquel se trouvait de la matière sébacée: c'était, à s'y méprendre, la verge d'un enfant de douze à quatorze ans, peu avant sa puberté. Cette fille, âgée de 23 ans, n'avait jamais été réglée et n'offrait pas la moindre trace de mamelles; il est probable qu'elle manquait également d'utérus, car le toucher par le vagin ne faisait reconnaître qu'un tubercule sphérique sans ouverture, et la même exploration pratiquée par le rectum constatait l'absence de l'organe; malheureusement on n'a pas eu recours au spéculum pour cet examen important. Cette fille, ayant été pendant long-temps dans la prison des Madelonnettes, les médecins de cette prison ont cherché à découvrir quelle pouvait être l'influence d'un pareil état sur l'activité des passions érotiques;

mais cette fille leur a toujours dit qu'elle était aussi indifférente pour les hommes que pour les personnes de son sexe; qu'elle ne s'était livrée à la prostitution que par l'excès de la misère et du besoin, et que si elle avait eu pendant quatre ans un amant, dans son pays, elle n'était restée avec lui que parce qu'il pourvoyait à son existence. J'ai fait surveiller cette fille pendant six semaines; je l'ai fait questionner par plusieurs personnes, et jamais elle n'a varié dans ses réponses; sortie de la prison, elle a tenu un langage semblable aux médecins du dispensaire, qui me l'ont rapporté.

Cet état d'indifférence pour un autre sexe, malgré un développement aussi considérable du clitoris, pourrait jusqu'à un certain point s'expliquer chez cette fille par l'absence de l'utérus et probablement par celle de ses annexes; mais les deux autres étaient bien réglées, elles avaient des mamelles très développées, et cependant sous le rapport des penchants, elles présentaient avec le sujet précédent la plus grande ressemblance. Je n'ai pas eu occasion de questionner ces dernières.

Malheureusement les occasions ne manquent pas, dans la prison des prostituées, de faire des contre-épreuves : tous les jours on y reçoit quelques unes de ces filles d'une lasciveté effrénée, ou de ces femmes, plus lascives encore, adonnées au vice honteux dont j'ai parlé; on examine ces femmes comme les autres, et jamais elles n'ont présenté, dans leur organisation, la moindre chose qui les distinguât du reste des prostituées, ou du commun des femmes.

Un des rédacteurs du *Dictionnaire des Sciences médicales* dit, en parlant des femmes chez lesquelles le clitoris est assez prononcé pour leur permettre d'abuser réciproquement de leur sexe, « Qu'elles tiennent beaucoup plus de l'homme que » de la femme; qu'elles ont en général la taille élevée, les membres vigoureux, la figure hommasse, » la voix forte, le ton impérieux et les manières » hardies. » T. v, pag. 374. J'ai pour l'auteur de cet article la plus grande estime, mais je ne puis admettre les caractères qu'il vient d'assigner à la femme dont le clitoris s'est développé outre mesure, et chez laquelle ce développement a fait naître des gestes et des habitudes qui répugnent à la nature; on ne peut pas, dans les prisons, distinguer une tribade à ces caractères extérieurs; il faut, pour cela, la voir avec les autres et l'étudier d'une manière spéciale. J'ai connu nombre de filles, adonnées à cet abominable vice, se faire remarquer, au contraire, par leur jeunesse, leur délicatesse, la douceur de leur voix et par d'autres charmes qui n'ont pas moins d'influence sur leurs semblables que sur les individus appartenant à l'autre sexe.

Est-il un caractère plus tranché et qui sépare

plus l'homme de la femme, que la barbe ? Eh bien, les trois filles dont j'ai parlé plus haut n'en avaient pas de traces, bien que les parties qui, dans leur sexe, doivent être velues, le fussent comme chez toutes les autres. Cette barbe s'est fait remarquer chez plusieurs filles publiques, et l'on a pu constater, par les soins qu'il a fallu leur donner dans la prison, que leur clitoris n'avait rien que de naturel. L'une d'elles était, sous ce rapport, visiblement remarquable. Comme elle joignait à cette particularité une belle prestance et quelque chose de mâle, elle était recherchée par les hommes les plus riches et les plus distingués, et s'était fait dans son métier une grande réputation. Tombée dans la dernière misère, on l'a observée pendant quinze ans dans la prison de la Force, où elle se faisait souvent renfermer, et l'on s'est assuré qu'elle n'était pas sujette au vice honteux et dégradant qu'on aurait pu, d'après son physique et les données reçues, lui attribuer avec une apparence de raison.

Des observations qui viennent toutes confirmer ce que j'ai dit précédemment sur le développement remarquable d'un organe, sans coïncidence de ce développement avec des goûts et des caractères physiques extérieurs, m'ont été communiquées par différentes personnes que je ne puis nommer; il en est de même de la barbe et de l'existence de poils nombreux sur tout le corps, sans accroissement du clitoris, et sans altération des qualités extérieures et morales qui distinguent les femmes. Les personnes qui m'ont fourni les renseignements dont je parle faisaient des recherches et des observations analogues aux miennes, il y a douze ou quinze ans.

Il y a des prostituées dont les petites lèvres sont développées outre mesure. Ces cas se présentent assez fréquemment, mais sont-ils bien dus au métier? On a tout lieu d'en douter : sur plus de trois mille femmes qui se renouvellent tous les ans par tiers, est-il étonnant que l'on rencontre quelques particularités d'organisation qui ne paraissent plus fréquentes dans cette classe, que parce qu'elle est seule soumise à un examen qu'elle supporte avec peine et que repoussent avec le plus grand soin toutes les autres personnes du même sexe? D'après ce que m'ont dit les médecins des prisons et du dispensaire, c'est à peine s'il existe quinze à vingt filles dont les petites lèvres présentent un développement assez notable pour être remarqué, et il ne leur arrive pas six fois par année d'en faire la résection; tous ces médecins ont remarqué que la cicatrisation se faisait, dans ce dernier cas, avec une rapidité étonnante. Quelques personnes ont pensé que cette résection devait être considérée comme une mesure de police, et comme un moyen de rendre la contagion plus difficile; je ne sais jusqu'à quel point cette opinion est fondée. Il paraît que chez quelques vieilles filles, la membrane muqueuse du vagin devient comme tannée et cartilagineuse, ou pour mieux dire, qu'elle acquiert les qualités extérieures de la peau, et que chez quelques autres les petites et les grandes lèvres, loin de s'allonger, disparaissent complétement et sont remplacées par des masses informes de tissus graisseux; mais ces différentes altérations sont aussi rares que celles dont il a été précédemment question.

Il ne me reste plus, pour terminer ce paragraphe, qu'à dire deux mots de l'état de l'anus chez les filles publiques.

État de l'anus chez les prostituées.

Ces malheureuses, livrées à la brutalité d'une foule d'hommes blasés sur les jouissances que permet la nature, ne refusent pas toujours ces communications illicites, qui, pour avoir lieu entre des individus de sexe différent, n'en sont pas moins révoltantes; MM. Jacquemin et Collineau, et plusieurs autres observateurs, croient qu'il n'en est peut-être pas une seule, parmi celles d'un certain âge, qui refusent de se prêter à ces turpitudes. Je dois avouer qu'il n'est pas un point de la vie et des habitudes des filles publiques plus obscur que celui-ci; on peut dire, à leur louange, qu'elles sont sur ce sujet d'une réserve complète, qu'elles repoussent avec horreur les questions qu'on leur adresse, et qu'elles affectent une certaine indignation lorsqu'on paraît les soupçonner de s'être prêtées à des communications de cette nature.

Cependant les désordres locaux qui en sont quelquefois le résultat, se présentent ordinairement sous un tel aspect, qu'on ne peut se méprendre sur leur origine ; dans ce cas, c'est toujours par le silence et jamais par un aveu direct que l'on apprend la vérité. Ces cas ne sont pas rares dans l'infirmerie des prostituées, ce qui a permis de faire encore quelques observations susceptibles d'application à la médecine légale.

On a donné comme un signe infaillible de l'habitude qu'avait un individu à se prêter à ce honteux penchant, une disposition particulière de l'ouverture du rectum, qui, disait-on, présentait toujours dans ce cas la forme d'un entonnoir; M. Cullerier avait la prétention de ne jamais se tromper à cet égard, tant le signe était, suivant lui, tranché et facile à reconnaître.

Si le résultat d'un commerce contre nature était, chez les hommes, aussi constant qu'il devrait être, en s'en rapportant aux assertions de bons observateurs, on le retrouverait aussi facilement chez les femmes qui, sous ce rapport, ne présentent pas de particularité d'organisation ; or, c'est ce que n'ont pas vu les médecins du dispensaire, et ce que n'ont jamais pu constater MM. Jacquemin et Collineau sur un nombre considérable d'individus soumis depuis des années à leurs observations ; nouvelle preuve de la réserve extrême qu'il faut mettre en médecine légale dans toutes les décisions , et du danger de se fier d'une manière trop exclusive à ces assertions qu'on rencontre malheureusement trop souvent dans les livres de médecine. Cette digression terminée , je reviens à la physiologie des prostituées, et j'examine l'état de leur menstruation.

État de la menstruation chez les prostituées.

Il n'est pas sans intérêt de connaître jusqu'à quel point la vie que mènent les prostituées peut modifier la menstruation, fonction si importante sur la santé des femmes. J'ai pris à ce sujet les renseignements les plus précis et les plus minutieux, mais je n'ai obtenu que des réponses contradictoires, ce que je ne puis comprendre dans un sujet de cette importance et d'une vérification aussi facile. Quelques unes des personnes auxquelles je me suis adressé m'ont affirmé que les prostituées étaient réglées comme toutes les autres femmes ; que leur métier n'avait aucune action sur cette fonction ; qu'il était également faux que le traitement des affections vénériennes, par le mercure , altérât en aucune manière la régularité de la menstruation ; qu'elles n'avaient ni pertes ni aucune de ces affections des organes génitaux si redoutées des femmes.

Quelques autres m'ont tenu un langage tout opposé : suivant ces personnes, beaucoup de prostituées n'ont pas leurs règles depuis deux ou trois ans, et ne s'en portent pas plus mal pour cela ; ou bien elles ont des interruptions pendant trois ou quatre mois, sans qu'on puisse en reconnaître la cause. Ce sont particulièrement quelques internes intelligents de l'hospice des Vénériens, et les dames chargées de la surveillance des prostituées dans les hospices et dans les prisons qui m'ont donné cette dernière version ; et comme ces dames ne quittent jamais les prostituées, qu'elles inspectent et soignent leur linge, j'attache de l'importance à leurs observations. Ce qu'il y a de certain, c'est que toutes celles qui, touchées de repentir, renoncent à la prostitution et entrent dans le couvent du Bon-Pasteur, y arrivent sans être réglées ; et ce qui est fort extraordinaire, c'est que la menstruation ne se rétablit pas pendant leur séjour dans cette maison , malgré le repos dont elles y jouissent et la bonne nourriture qu'on leur y procure.

La conclusion que je crois devoir tirer de ces renseignements, c'est que, parmi les prostituées, les unes sont bien réglées et que les autres ne le sont pas ; que la menstruation peut suivre chez ces femmes sa marche périodique et régulière pendant un temps plus ou moins long, et finir par s'altérer. On conçoit même difficilement qu'il en puisse être autrement, car elles se livrent à tous les excès, s'exposent à toutes les intempéries, et commettent d'autres imprudences qui passent, dans l'esprit des femmes, pour être très pernicieuses aux fonctions particulières à leur sexe.

Cullerier (1) prétend que les prostituées sont dans l'usage de se faire des lotions et des injections froides pour supprimer leurs menstrues et ne point être obligées d'interrompre trop long-temps les ressources qu'elles tirent de leur métier. Je n'ai jamais pu savoir jusqu'à quel point cette pratique était générale chez les prostituées, mais ce que je sais, c'est qu'elles ont maintenant des moyens plus simples, plus efficaces et moins dangereux d'arriver au même but. Je dois ici m'abstenir de détails; cette invention leur a souvent servi à cacher des maladies, et à se soustraire de cette manière à la séquestration ; elles l'ont également employée à l'hôpital pour simuler des guérisons et recouvrer leur liberté, mais ces supercheries sont maintenant éventées, et ne trompent plus les personnes chargées de la surveillance sanitaire.

(1) *Dictionnaire des sciences médicales*, tome XXXII, page 487.

§ VI. *De la fécondité chez les prostituées.*

Il est généralement admis dans le monde et parmi les médecins que les prostituées sont stériles. — Cette opinion, quoique fondée, n'est pas exacte si on la prend d'une manière absolue. — Nouvelles recherches a ce sujet. — Proportion des accouchements à terme fournis par 1,000 filles dans le cours d'une année. — Les prostituées conçoivent souvent, mais elles avortent fréquemment. — Causes diverses de ces avortements. — Les prostituées croient pouvoir indiquer les auteurs de leurs grossesses. — Renseignements curieux fournis à cet égard. — Mort prématurée des enfants des prostituées. — Causes de cette mortalité.

L'examen de la menstruation, chez les prostituées, m'amène naturellement à traiter de leur fécondité, question importante et sur laquelle règne encore une très grande obscurité.

On croit généralement que les prostituées n'ont pas d'enfants, ou que, si elles en ont, c'est toujours en si petit nombre, qu'on peut les regarder comme stériles ; j'ai trouvé cette opinion chez des administrateurs distingués, chez des médecins qui avaient observé et soigné beaucoup de prostituées, et chez d'autres personnes qui, par leur position, devaient être à portée de bien connaître ce qui existait à cet égard. En résumant toutes les réponses qui m'ont été faites, et ce que j'ai trouvé dans quelques livres anciens et modernes, j'ai dû tirer cette conclusion : que mille prostituées fournissent à peine six accouchements, dans le courant d'une année.

Pour avoir des données plus positives, j'ai demandé aux employés et aux inspecteurs du *Bureau des Mœurs* dans quel endroit les prostituées allaient accoucher, et j'ai su que, sauf quelques exceptions rares, c'était toujours sur la Maternité qu'elles se dirigeaient. M'étant adressé à madame Legrand, sage-femme en chef de cet établissement, j'en reçus verbalement la réponse suivante : « Il n'entre au plus dans notre hôpital que quatre ou six prostituées par année..... Ces filles ne se font pas connaître pour ce qu'elles sont; mais, après quelques jours d'observation, nous les distinguons facilement des autres femmes par leur mise, leur langage, et surtout par les propos qu'elles tiennent dans les salles et les promenoirs. Les remarques les plus curieuses que nous avons faites sur elles, c'est qu'il est rare qu'elles accouchent heureusement; la lenteur du travail nécessite toujours l'emploi du forceps. Leurs enfants vivent rarement, souvent même ils arrivent morts, et les accidents les plus graves suivent constamment ces accouchements. » Des renseignements aussi précis et aussi minutieux prouvent le soin que madame Legrand apporte dans les plus petits détails de son service, et semblent démontrer l'exactitude de l'opinion généralement admise, sur la stérilité presque absolue des filles publiques. Toutefois ne pouvant, pour une question de cette gravité, m'en rapporter à ce seul témoignage, je me suis

adressé aux médecins du dispensaire, à ceux de l'hôpital et de la prison des prostituées, ainsi qu'aux
inspecteurs chargés de les surveiller, et, des réponses de tant de personnes d'états et de positions
si différents, il résulte que les prostituées présentent des grossesses et des accouchements à terme
beaucoup plus fréquemment qu'on ne le pense.
Mais dans quelles proportions sont ces derniers?
Les renseignements à ce sujet ont varié de 30 à 60
pour le courant d'une année.

J'avais un moyen de vérification dans les registres
tenus par les médecins du dispensaire et par ceux
du *Bureau des Mœurs*, car lorsque les prostituées
payaient une taxe, elles en étaient exemptées pendant les deux mois qui précédaient et qui suivaient
leur accouchement; dans le premier cas, il fallait
une attestation des médecins, et dans le second, un
certificat prouvant leur séjour et leur accouchement
à l'hôpital. Les notes médicales ayant été en partie
brûlées, je n'ai pu consulter que des mois isolés appartenant à différentes années; mais en les rap-
prochant, je me suis convaincu que l'on avait dû
constater cet état de grossesse avancée sur plus de
quarante femmes chaque année. Les livres d'exemption du bureau m'ont fourni plus de ressources; on
y voit mois par mois et par années, toutes les
filles qui ont apporté des certificats d'accouchement. Je vais en donner la liste; c'est un docu-

ment certain qui n'est pas sans intérêt. Ce nombre
a été en :

1817	33	13,6	1823	60	22,1
1818	44	17,0	1824	64	22,6
1819	60	23,0	1825	55	20,9
1820	56	20,0	1826	39	16,0
1821	54	18,5	7827	41	16,5
1822	66	22,7	1828	48	18,0

ce qui nous donne une moyenne de 51 et demi pour
les accouchements qui ont eu lieu dans les hôpitaux
spéciaux, et dans lesquels ces femmes ne sont entrées que pour y accoucher.

Mais ces malheureuses ne sont pas toujours libres
d'accoucher où elles veulent; celles qui sont malades et qu'on envoie à l'hôpital, celles qui ont commis quelque délit et qu'on enferme dans une prison,
sont bien forcées d'accoucher dans ces deux endroits;
il fallait donc faire à ce sujet quelques recherches
particulières que je n'ai pas négligées. Il résulte des
notes qu'ont bien voulu prendre, pour moi, pendant plusieurs années quelques internes des Vénériens, et entre autres M. Montault, ainsi que des
renseignements fournis par M. Jacquemin, madame
Lavenard et les infirmières de la prison, que la
moyenne des naissances est de 6 par année pour
chacun de ces établissements, ce qui nous fournit
une nouvelle moyenne de 63 et demi.

Ces renseignements sont positifs, ceux qui suivent
le sont moins.

J'ai la preuve que toutes les prostituées qui ont accouché ne sont pas venues réclamer l'indemnité qu'on leur allouait ordinairement, ce qui avait lieu pour celles qui, étant dans leurs meubles, allaient se confier en ville aux soins de quelque sage-femme; j'ai su aussi que plusieurs quittaient le métier en sortant de l'hôpital, et disparaissaient comme tant d'autres sans revenir au dispensaire. Quel peut être le nombre de celles qui se trouvent dans ces deux catégories? Une induction résultant de notes et de renseignements recueillis sans but et sans intention directe, me font croire que ce nombre est bien de huit à dix par année, ce qui fait 57 ou 21 sur 1,000 en calculant d'après la population, prise à la fin de 1832.

Ceux qui ont fait une étude spéciale des lois qui règlent les naissances et tout ce qui appartient au mouvement de la population (1), reconnaîtront encore

(1) Personne n'a traité ces grandes questions avec plus de talent et de lucidité que M. le docteur L. R. Villermé, membre de l'Institut; on consultera avec un grand avantage ses principaux travaux : — *Mémoire sur la mortalité en France, dans la classe aisée et dans la classe indigente.* (Mémoires de l'Académie royale de Médecine. Paris, 1828, t. 1er, pag. 51.) — *De la mortalité dans les divers quartiers de la ville de Paris.* — *De la distribution par mois des conceptions et des naissances de l'homme.* — *Des épidémies sous les rapports de l'hygiène publique, de la statistique médicale et de l'économie politique.* — *Sur la population de la Grande-Bretagne.* (Annales d'Hygiène publique et de Médecine légale, 1830, t. III, pag. 294. — 1831, t. V, pag. 55. — 1833, t. IX, pag. 5. — 1834, t. XII, pag. 217.)

ici une grande infériorité sur le nombre d'accouchements que devraient présenter des femmes de l'âge
de 18 à 25 ans, vivant dans leur ménage; d'où nous
devons conclure que si l'on a exagéré en disant que
les prostituées étaient presque stériles, il reste cependant prouvé qu'elles sont beaucoup moins fécondes qu'elles ne le seraient en menant une vie
conforme aux lois de la nature.

Nous venons de voir quel était, d'une manière
approximative, le nombre d'accouchements à terme
qu'une quantité donnée de prostituées peuvent fournir dans l'espace d'une année; mais ceci ne nous
apprend rien sur l'aptitude qu'elles peuvent avoir à
l'imprégnation, et sur le résultat de ces conceptions.
Tâchons de jeter quelque jour sur cette question
importante.

D'après les renseignements qui m'ont été fournis
dans la prison et dans les hôpitaux, les avortements
y sont fréquents dans les sept à huit premiers mois
de la grossesse, et plus fréquents encore à une époque
moins avancée; mais comme, dans ce dernier cas,
on n'inscrit pas les naissances, rien ne peut en constater le nombre.

J'ai parlé plus haut de l'irrégularité de la menstruation chez quelques prostituées, et des interruptions que présentait, chez elles, cette évacuation
dans une foule de circonstances; ne pourrait-on pas
les attribuer à une conception et à une véritable

grossesse? Cette opinion, qui a été émise devant moi par plusieurs médecins et physiologistes distingués, acquiert une grande probabilité par les observations faites par M. Serres, lorsque les prostituées étaient soignées dans une des divisions de la Pitié. Je transcris ici les réponses que cet académicien fit à mes questions. « Les pertes abondantes sont rares chez » ces femmes, mais les plus jeunes ont souvent des » retards dans leurs règles, qui se terminent par l'ex- » pulsion de ce qu'elles appellent un *bondon*. Pen- » dant deux années, je ne fis pas attention à cette » expression ; mais ayant dirigé mes recherches sur » l'embryologie, j'examinai avec soin ces produc- » tions, et il me fut facile d'y reconnaître tous les » caractères de l'œuf humain ; j'ai pu, dans un court » espace de temps, en recueillir un grand nombre, » qui tous étaient sortis à une époque qui indiquait » une conception de quatre à cinq semaines. C'est » toujours sur des filles de 18 à 24 ans que j'ai pu » faire ces observations. »

Ces détails jettent un grand jour sur le sujet que je traite ; ils nous prouvent que si les filles publiques amènent à bien un très petit nombre d'enfants, elles ont à l'imprégnation une aptitude plus grande que ne semble l'indiquer au premier aspect ce que j'ai dit précédemment. Les prostituées, en rejetant ces productions organiques, ne croient pas faire de fausses couches, il faut donc les ajouter à toutes celles qu'elles reconnaissent et qu'elles avouent. Je tiens des inspecteurs chargés de les rechercher lorsqu'elles ne se rendent pas à la visite, qu'il leur arrive sans cesse de trouver ces filles dans leur lit, où elles restent par suite d'avortement; quel intérêt auraient-elles, dans ce cas, à ne pas dire la vérité ?

Non seulement elles font des fausses couches, mais il est prouvé qu'elles les provoquent souvent : mon collègue, M. Velpeau (1), qui possède la plus nombreuse collection d'embryons qui existe peut-être, en a recueilli cinq qui appartenaient à des prostituées, et sur ces cinq, trois portent les traces de l'instrument perforant qui leur avait donné la mort. Ils avaient tous de trois à quatre mois de conception.

Je cite ces faits qui n'accusent personne; il en est d'autres que je dois taire, non par respect pour les malheureuses qui, ayant perdu toute honte, ne craignent pas de se souiller par un nouveau crime, mais pour ne pas laisser échapper mon indignation contre ces êtres indignes et pervers, qui, plus coupables à mes yeux que le plus vil des assassins, leur prêtent, dans ces circonstances, le secours de leur art.

Ainsi, sans pouvoir dire précisément quel est le

(1) Voyez *Embryologie* ou *Ovologie humaine*. Paris, 1833, in-fol., avec 15 planches.

nombre de conceptions qui, dans l'espace d'une année, surviendront sur une quantité donnée de prostituées, on voit par ce que j'ai dit, et si on a égard aux renseignements qui arrivent de toutes parts, on acquerra la preuve que le métier qu'elles font n'est pas un obstacle à la fécondité. Mais à quoi peuvent tenir des avortements aussi fréquents, je dirais presque aussi constants?

Sans parler des manœuvres directes que quelques unes mettent en usage, l'exercice seul du métier n'est-il pas plus que suffisant pour tout expliquer? Si la vie que mènent ces filles nous étonne, si nous avons peine à concevoir que la santé puisse résister à des excès de tous les genres et de tous les instants, nous comprendrons aisément l'action fâcheuse que peut avoir sur une grossesse commençante une réunion si nombreuse de causes de désordre et de destruction; tout s'expliquera lorsque nous saurons que ces filles font leur métier jusqu'à la dernière extrémité; que plusieurs ont accouché dans les bureaux de l'administration, et jusque dans la rue, au moment où elles provoquaient les passants.

Pourquoi ces malheureuses, qui pourraient être admises à la Maternité un mois ou six semaines avant leur accouchement, et y jouir de toutes les douceurs qu'on y prodigue aux femmes enceintes, ne profitent-elles pas de cette ressource? On en concevra facilement la raison, lorsqu'on saura qu'une prostituée, dans cet état, est plus recherchée et gagne trois ou quatre fois plus que lorsqu'elle se trouve dans une position ordinaire. C'est donc la nécessité ou l'appât du gain qui fait qu'elles s'exposent à cette nouvelle cause d'avortement. L'état de grossesse les met dans la position de toutes les autres filles qui se font remarquer par quelques particularités insolites : l'existence de la barbe, une peau d'un noir d'ébène, une taille d'une grandeur démesurée ou d'une petitesse extrême, et jusqu'à des infirmités, ont presque toujours un résultat semblable.

Tous ceux qui ont étudié les prostituées, dans les hôpitaux et dans les prisons, ont fait la remarque qu'elles attribuent toujours leur grossesse à un individu particulier, et qu'elles ont la prétention de pouvoir désigner d'une manière positive quel est le père de leur enfant ; ceci cessera de paraître singulier, lorsqu'on se rappellera ce que j'ai dit des amants des filles publiques, en parlant des mœurs et des habitudes de ces filles.

Un ancien registre d'inscription, commencé en l'an iv de la république française (1796), m'a fourni un document curieux, bien capable de jeter quelque jour sur cette prétention qu'ont les filles publiques d'attribuer à leurs amants les grossesses qu'elles peuvent avoir ; ce registre, à son origine, était absolument blanc, de sorte que les employés chargés de l'inscription, étant libres d'y mettre tous les renseignements qu'ils croyaient nécessaires, il vint à la tête d'un de ces employés, qui succédait à un autre, de demander à toutes les filles qu'il inscrivait si elles avaient eu des enfants, et si elles vivaient d'une manière habituelle et particulière avec un amant en titre. Quelques unes refusèrent de lui répondre; mais la plupart satisfirent à ses questions. En voici le résultat : sur 620 femmes inscrites par cet employé,

217 refusèrent de répondre à ses questions;

213 déclarèrent qu'elles n'avaient pas d'amants et n'avaient pas eu d'enfants;

125 avouèrent qu'elles avaient des amants qui les avaient rendues mères;

31 dirent que, bien qu'elles eussent un amant, elles n'avaient jamais eu d'enfants;

26 répondirent qu'elles n'avaient pas d'amants, ce qui ne les avait pas empêchées de concevoir;

8 enfin avaient eu des enfants; mais comme elles étaient mariées, elles attribuaient à leur mari les enfants qu'elles avaient eus.

Si, dans l'examen de ces documents, nous mettons de côté les 217 qui refusent de répondre, il nous en restera 403, sur lesquelles il s'en trouve 159 qui peuvent attribuer leur grossesse à un individu particulier, 31 qui n'ont pas eu d'enfants, bien qu'elles eussent des amants en titre, et 26 seulement qui deviennent fécondes sans avoir de ces amants qui jouent un si grand rôle dans la vie des filles publiques.

Ces renseignements me paraissent authentiques: en effet, quel intérêt ces filles auraient-elles eu à tromper, lorsqu'elles voyaient consigner dans un registre le nom, la profession, et jusqu'à l'adresse de ceux qui s'étaient attachés à elles d'une manière permanente? Des détails de cette nature m'expliquent la réserve des 213 qui refusèrent de répondre; leur silence est la preuve qu'elles ne différaient pas des autres sous le rapport des liaisons particulières.

Ce singulier document nous montre la vérité de tout ce que j'ai avancé précédemment sur la fécondité des prostituées, sur les causes de cette fécondité, et sur l'habitude qu'elles ont de s'attacher plus particulièrement à un individu, et de l'affectionner d'une manière souvent singulière; il nous montre encore que quelques unes peuvent être fécondées par l'homme de passage qu'elles n'ont jamais vu et ne reverront jamais, mais que ces sortes de fécondation sont rares à côté des autres.

Tout semble donc prouver que les prostituées sont plus aptes à la fécondation qu'on ne l'a cru jusqu'ici; qu'il faut, pour que cette fécondation ait lieu, une réunion de circonstances, et, pour ainsi dire, le concours de la volonté et du laisser-aller de la fille, véritable état intellectuel et moral étranger à l'exercice habituel de son métier; que si les filles publiques amènent rarement leurs grossesses au terme ordinaire, c'est qu'elles avortent presque toujours, soit que ces avortements aient lieu par des manœuvres criminelles, soit qu'il faille les attribuer à l'exercice de leur métier.

Il est cependant des filles publiques qui se soustraient aux règles générales, et chez lesquelles la fécondité est remarquable; on m'en a cité un grand nombre qui, tout en faisant leur métier, avaient eu sept, huit, et jusqu'à dix enfants.

Mais cette fécondité a lieu surtout lorsque, quittant leur métier, elles se marient ou s'attachent à un seul homme; dans ce cas, les grossesses se succèdent, elles sont toujours heureuses, et les enfants qui en proviennent sont aussi vivaces que les autres.

Je terminerai ce chapitre, relatif à la physiologie des prostituées, par examiner ce que deviennent leurs enfants, lorsque par hasard, et malgré tant de causes destructives, elles peuvent pousser la gestation jusqu'à son dernier terme.

Je n'ai trouvé qu'une opinion unanime sur la mortalité effrayante des enfants qui proviennent des prostituées, et cette opinion a été confirmée par tous les renseignements que j'ai pris à l'hôpital, à la prison, et auprès de toutes les personnes qui, par leur position, avaient pu faire à ce sujet quelques observations directes. Sur les 8 enfants qui naissent ordinairement dans la prison, 4 succombent dans les 15 premiers jours, et les 4 autres dans le cours de la première année; sur 10 enfants nés à l'hôpital, dans le cours d'une année, 5 sont morts presque au moment de leur naissance, et les 5 autres avant le rétablissement complet de leur mère. Nous avons vu plus haut ce que madame Legrand a observé à la Maternité.

Il faut cependant avouer que cette mortalité n'est pas aussi générale qu'on pourrait le croire d'après ce qui précède; il est quelques filles qui peuvent conserver leurs enfants; mais en général cette exception rare n'a lieu que pour celles que l'on peut ranger dans ce que nous désignons sous le nom de classe élevée des prostituées, qui ont quelques moyens d'existence et de l'ordre dans leur conduite; quant aux filles de la dernière classe, qui paraissent plus attachées à leurs enfants que toutes les autres, et qui les nourrissent plus volontiers, elles n'en élèvent presque jamais. Concevrait-on l'existence de ces petits êtres, puisque leur sort est de rester sur les bras de leurs mères jusqu'à minuit et deux heures du matin, particulièrement en hiver et par tous les temps possibles? Si ces mères conservaient toujours la raison, on pourrait s'en rapporter, pour les soins et les précautions, aux sentiments de la nature; mais, passant la moitié de leur vie dans l'ivresse et dénuées de toute ressource, elles ne savent réchauffer leurs enfants que par des libations de vin et d'eau-de-vie. Quel régime et quel sort! Quand on pense à la santé que doivent avoir ces enfants et au sort malheureux qui les attend dans le monde, on reconnaît bientôt qu'une mort prématurée est pour eux, aussi bien que pour l'État, un bienfait de la Providence.

Le registre dont j'ai parlé plus haut démontre que cette mortalité des enfants dont il est ici question, était à la fin du siècle dernier ce qu'elle est aujourd'hui, c'est-à-dire presque générale. L'employé qui prit de si singuliers renseignements sur les amants des femmes qu'il inscrivait, nota également le nombre des enfants qu'elles avaient eus, et ce qu'étaient devenus ces enfants, et il indiqua presque toujours la mort pour ceux qui n'ont pas été placés aux Enfants-Trouvés; quant à ces derniers, on ne saurait les suivre. Il faut bien remarquer que les renseignements recueillis par cet employé n'ont été fournis que par les filles de la classe supérieure; on n'inscrivait pas, à cette époque, ces misérables qui font leur métier dans les tripots et les réduits les plus obscurs; je le prouverai en parlant d'une manière particulière de l'inscription des prostituées, et des soins que l'administration apporte dans cette partie importante de ses attributions.

Je renvoie, pour tout ce qui regarde ces enfants et la manière dont on les élève, au chapitre dans lequel j'ai traité des mœurs et des habitudes des prostituées.

CHAPITRE IV.

DE L'INFLUENCE QUE PEUT AVOIR SUR LA SANTÉ GÉNÉRALE DES PROSTITUÉES L'EXERCICE DE LEUR MÉTIER.

---

§ Ier. *Considérations générales sur l'ensemble de ce chapitre.*

La syphilis et la gale sont les seules maladies qui soient particulières aux prostituées. — Leur importance fait qu'elles méritent d'être traitées dans un chapitre à part. — Il n'est ici question que des maladies dont toutes les femmes indistinctement peuvent être affectées. — Combien il est difficile d'avoir à cet égard des renseignements précis. — Moyens que j'ai employés pour obtenir ces renseignements.

De toutes les maladies auxquelles sont exposées les prostituées, il n'en est pas de plus fréquentes que la syphilis et la gale; toutes deux, mais surtout la syphilis, sont le résultat nécessaire et pour ainsi dire inévitable de leur métier; elles sont à leur égard ce que la colique métallique est aux ouvriers qui préparent et manient les sels de plomb. Je n'ai pas l'intention de traiter ici cette importante question, elle sera l'objet d'un chapitre spécial; je veux seulement parler des maladies communes et vulgaires dont ne sont pas exemptes les prostituées, et qui peuvent les attaquer aussi souvent, et peut-être même plus souvent que toutes les autres femmes.

Comment avoir des renseignements précis sur un objet de cette importance?

Pour cela, j'avais eu l'intention de proposer une mesure à l'administration; elle consistait à exiger que toute fille qui aurait été malade chez elle, ou qui se serait fait transporter dans un hôpital, en fît la déclaration; dans le premier cas, elle aurait donné le nom et la demeure de la personne aux lumières de laquelle elle se serait confiée, en y joignant son certificat; dans le second, elle aurait ajouté au nom de l'hôpital celui de la salle et du médecin, avec le numéro du lit.

Avec de pareils éléments, rien de plus facile au premier aperçu que d'obtenir tous les renseignements dont on pouvait avoir besoin; mais lorsque l'on connaît bien le régime des hôpitaux et le mécanisme de l'administration, les obstacles et les difficultés se présentent en foule. Il fallait pour cela un inspecteur spécial, je m'imposais une besogne de tous les jours; que d'écritures pour une telle correspondance! mais surtout que de chances d'erreurs! Pouvais-je compter sur l'exactitude de ces femmes? étais-je assuré que les élèves et les employés des hôpitaux, dont j'allais augmenter le travail, me donneraient des renseignements exacts, sans répondre au hasard, et souvent d'avance, à mes différentes questions ? Mais avant tout, avais-je le droit de faire connaître à tout un hôpital, par mes investigations, la position particulière d'une malade, au risque de la signaler à l'animadversion et au mépris des chefs de service, des employés et de tous les autres malades ? Ne devais-je pas respecter le motif qui porte toujours les prostituées à cacher leur véritable état lorsqu'elles viennent dans ces lieux ? D'après ces considérations, j'ai dû me contenter des renseignements que je pouvais recueillir et des documents que me fournissaient les archives de l'administration; s'ils ne résolvent pas la question d'une manière complète, j'ai la confiance qu'ils y jetteront quelque clarté.

§ II. *Pertes utérines, tumeurs et abcès des grandes lèvres, fistules recto-vaginales, cancers de l'utérus.*

Les pertes utérines sont assez communes chez les prostituées. — Elles sont souvent essentielles. — Preuves qu'elles résultent de l'exercice du métier. — Elles se terminent quelquefois par la mort. — Tumeurs qui se forment dans l'épaisseur des grandes lèvres. — Nature de ces tumeurs. — Particularités qu'elles présentent à leur ouverture. — Abcès de la cloison recto-vaginale. — Fistules recto-vaginales. — Elles coïncident souvent avec la phthisie pulmonaire. — Elles n'empêchent pas toujours l'exercice du métier. — Lésions du rectum moins fréquentes qu'on ne pourrait le croire. — Dissidence entre les médecins sur la fréquence du cancer de la matrice chez les prostituées. — Tout prouve que cette maladie est fort rare chez elles. — Cette particularité due probablement à ce que la prostitution n'est pour ces femmes qu'un état passager. — Autre explication donnée par une théorie ingénieuse. — Raisons qui portent à croire que cette théorie n'est pas exacte.

D'après ce que j'ai dit en parlant de la physiologie des prostituées, on serait en droit de penser qu'elles sont plus exposées aux suppressions des menstrues qu'à des pertes bien caractérisées et constituant un état maladif capable de compromettre leur existence; tout prouve cependant qu'elles ne sont pas exemptes de cette dernière affection; mais dans quelle fréquence revient-elle? Ici se retrouvent encore le vague et l'incertitude qu'on rencontre à chaque pas dans la plupart des questions médicales.

La prison d'où les filles ne peuvent pas sortir, qui en renferme toujours de quatre à cinq cents, et où se trouve une infirmerie très bien montée, était peut-être le meilleur endroit pour y faire quelques observations sur l'objet que nous traitons ; voici quelle est à ce sujet l'opinion des médecins attachés à cet établissement.

Les pertes abondantes, constituant une maladie et sans la moindre lésion organique, sont assez fréquentes chez les prostituées ; dans l'espace de six mois, on a pu en observer douze. Aux Madelonnettes, une d'elles s'est terminée par la mort, et l'ouverture du cadavre a prouvé qu'elle était essentielle et sans la moindre trace de rougeur dans les parties qui la fournissaient.

Ces pertes peuvent-elles être attribuées au métier que font ces femmes ? Tous les genres de preuves s'accumulent en faveur d'une réponse affirmative ; on a observé ces pertes sur des filles de quatorze et quinze ans ; or, quoi de plus rare que les pertes à cet âge chez les femmes ordinaires ? Une preuve de la justesse de cette opinion, c'est que les pertes ne s'observent pas dans les maisons de détention spécialement consacrées aux femmes ; j'ai pris à ce sujet un grand nombre de renseignements dans les différentes prisons de France, et en particulier dans celle de Saint-Lazare, dont M. Collineau est médecin depuis plus de vingt ans.

Les prostituées présentent fréquemment, dans l'épaisseur des grandes lèvres, des tumeurs qui commencent par un petit noyau d'engorgement, et

se tuméfient à chaque époque menstruelle; on ne
les observe jamais que d'un côté à la fois, et lorsqu'elles sont abandonnées à elles-mêmes, elles acquièrent un volume assez considérable; elles sont
indolentes, et ne gênent les femmes qui les portent
que d'une manière purement mécanique; il est rare
que ces tumeurs soient fibreuses; le plus ordinairement elles sont remplies d'un liquide albumineux
très épais, ou d'une substance mélicérique; quelques unes se développent aussi à la base des petites
lèvres; ces dernières sont de même nature que les
autres, mais fort douloureuses, et n'acquièrent jamais un grand développement.

Le métier des prostituées explique le travail in-
flammatoire qui se développe quelquefois dans ces
tumeurs et les fait aboutir, mais elles se remplissent
en peu de temps, ou déterminent des fistules fort
désagréables; on ne peut guérir ces fistules qu'en
enlevant les kystes qui les forment ou en les faisant
suppurer.

Tous ceux qui ont eu occasion de percer ces
kystes et d'enlever ces tumeurs s'accordent sur la
fétidité extrême du liquide qu'ils contiennent; sous
le rapport du désagrément que procure cette fétidité, aucun liquide pathologique, suivant ce que
m'a dit plusieurs fois Dupuytren, ne pouvait lui
être comparé. Cette fétidité est inhérente au liquide, et ne peut pas être attribuée à la présence de

l'air. Je tiens des chirurgiens du dispensaire que,
lorsqu'ils sont obligés d'ouvrir ces tumeurs, ils se
servent d'un bistouri à manche très long, pour éviter le contact du liquide, et par conséquent l'odeur
qui, sans cette précaution, resterait inhérente à
leurs mains pendant deux ou trois jours, sans qu'il
fût possible de la faire disparaître.

Rien de plus fréquent que les abcès ordinaires
dans l'épaisseur des grandes lèvres; ils ont toujours
une marche aiguë, et se terminent comme chez
toutes les autres femmes qui y sont fréquemment
exposées.

Il n'en est pas de même de ceux qui se développent quelquefois dans la cloison recto-vaginale,
partie qui, suivant quelques observateurs, est très
amincie chez les prostituées; ils dégénèrent souvent
en fistules très difficiles à guérir, et que gardent souvent pendant toute la vie celles qui les portent;
le plus ordinairement ces fistules se rétrécissent et
ne mettent pas obstacle à l'exercice du métier. A
l'époque où je faisais mes recherches dans la prison,
il s'y trouvait cinq ou six filles avec cette infirmité;
les médecins de cet établissement estimaient que le
nombre des filles qui exerçaient leur métier dans
Paris avec cette dégoûtante infirmité, pouvait bien
être de trente. Qui le croirait? on a vu de ces fistules guérir complétement, malgré l'influence de
tant de causes capables de les entretenir et de les

aggraver ; ce n'est pas cependant ce qui arrive le plus ordinairement : chez une fille, les tentatives que l'on fit pour obtenir la guérison déterminèrent une ouverture d'une dimension telle, que les deux conduits ne formaient plus qu'un seul cloaque, ce qui n'empêchait pas que cette fille ne fût une des plus recherchées.

Ces fistules sont quelquefois le résultat de chancres qui ont été négligés et qui se sont aggravés ; mais, dans ce cas, la perforation ayant lieu le plus ordinairement très près du sphincter et de l'orifice de l'anus, l'infirmité qui en résulte est bien moins désagréable.

D'après les observations faites dans les infirmeries des prisons, ces fistules recto-vaginales coïncident presque toujours avec la phthisie ; on y a vu aussi qu'elles s'accompagnaient souvent d'un engorgement des grandes lèvres ; mais cet engorgement n'est pas une infiltration ou un œdème ordinaire : il est dur et résistant, il ne cède pas à la pression et ne détermine pas de douleur.

Cette infirmité prend quelquefois un tel accroissement chez quelques filles, qu'elles ne peuvent plus faire leur métier, et que, devenues à charge à elles-mêmes, elles cherchent un asile pour y terminer leur triste existence ; c'est ordinairement l'infirmerie de la prison qu'elles choisissent de préférence, et dans laquelle elles se font enfermer ; il n'est pas d'année qu'on n'évacue quelques unes de ces misérables sur le dépôt de Saint-Denis ou sur celui de Villers-Coterets.

Je ne parlerai pas des ulcérations, des rétrécissements et des autres lésions du rectum, dont j'ai indiqué l'existence dans le chapitre précédent. Je dirai seulement que ces lésions se voient quelquefois, mais qu'on ne peut pas les considérer comme fréquentes.

Ici se présente naturellement une grave question restée jusqu'ici dans l'obscurité, et sur laquelle les esprits sont partagés; il s'agit du cancer de l'utérus. Les prostituées sont-elles plus disposées que d'autres à cette maladie, une des plus affreuses dont l'espèce humaine puisse être affligée?

La dissidence qui existe entre les médecins sur différents points de la physiologie des prostituées se retrouve encore dans toute sa force sur cette question de pathologie; s'il ne me suffisait pas, pour établir cette vérité, des réponses qui ont été faites à mes questions, j'en aurais la preuve par la discussion qui s'éleva à ce sujet, le 21 juillet 1831, dans le sein de l'Académie royale de médecine. Beaucoup de membres prirent la parole, chacun cita des faits à l'appui de son opinion, mais les avis furent partagés, et la question demeura indécise.

De ce qui a été dit dans cette discussion, des faits que j'ai recueillis, et des renseignements qui m'ont été donnés, il résulte pour moi, que les prostituées ne sont pas à l'abri du cancer de l'utérus, mais que cette maladie est, chez elles, beaucoup plus rare que le métier qu'elles font ne pourrait, au premier aspect, le faire croire. Si M. Lisfranc a vu des affections organiques de l'utérus chez d'anciennes prostituées, c'est que les salles de son hôpital sont le réceptacle de ces sortes de maladies; c'est que toutes les femmes malades ou qui se croient malades s'empressent de le consulter : il n'est donc pas étonnant que quelques prostituées se soient rencontrées parmi elles. Si ceux qui ne partagent pas l'opinion de ce chirurgien n'ont pas vu de cancers utérins chez les prostituées, c'est qu'ils ne traitent pas la cinquantième partie des malades de cette espèce qui s'adressent à M. Lisfranc. J'ai vu dans les infirmeries de la prison consacrée aux prostituées, des cancers de l'utérus, mais les médecins me les faisaient remarquer comme des cas rares, et dignes, par cette rareté, de fixer l'attention.

Ce que je viens de dire peut être appliqué aux allongements, aux irritations et aux phlegmasies du col de l'utérus; les prostituées ne sont pas à l'abri de ces maladies, mais elles en sont très rarement affectées.

Je conçois tout ce qu'a de vague une pareille expression, et je ne suis pas surpris qu'elle ne puisse pas contenter les esprits judicieux qui veulent des nombres exacts partout où les chiffres peuvent être employés. Je dois ici répéter ce que j'ai dit dans le deuxième paragraphe de mon introduction, tant l'objet me paraît important. Que veut dire, en effet, le mot *rare* dans le cas dont il s'agit? Est-ce deux, quatre ou même huit sur cent malades? Avec une pareille incertitude, telle personne ne pourra-t-elle pas considérer comme fréquent un chiffre qui sera réputé rare par une autre? Malheureusement on n'a pas jusqu'ici, dans les études médicales, apprécié les chiffres autant qu'ils le méritent : aussi quelle incertitude, et, pour dire la vérité, quelle opposition dans les décisions des médecins sur des questions que le premier venu qui saurait compter pourrait résoudre sans réplique! A mon gré, la médecine, comme science, n'existe pas encore; mais elle peut devenir la plus positive des sciences naturelles par l'emploi de la méthode numérique dans tout ce qui la concerne. L'impulsion est heureusement donnée; encore quelques années, et l'on pourra apprécier le bien qu'auront fait, sous ce rapport, les écoles de MM. Louis, Bouillaud et Andral.

On suppose ordinairement que les prostituées, une fois lancées dans la carrière, y persévèrent jusqu'à la dernière extrémité; si cela était, on aurait tout lieu de s'étonner du petit nombre d'affections la prostitution n'était, pour la plupart, qu'un état passager, qu'elles se hâtent de quitter aussitôt qu'elles le peuvent, il n'est pas surprenant qu'il soit chez elles sans influence. D'ailleurs, le cancer de l'utérus n'arrive ordinairement qu'à un certain âge, il est rare de l'observer dans la jeunesse. Lors donc que les femmes se trouvent dans les conditions nécessaires pour qu'il se développe, il y a long-temps que, de gré ou de force, elles ont renoncé à une vie tout exceptionnelle, pour en mener une autre, qui, si elle n'est pas toujours conforme aux lois de la morale, ne diffère en rien de celle que prescrit la nature.

Un médecin qui pendant des années a soigné un nombre considérable de filles publiques, en me parlant de la rareté du cancer de l'utérus et des irritations et autres lésions du même organe chez ces malheureuses, me donna de cette particularité une explication qui mérite d'être indiquée ici. D'après la théorie de ce médecin, l'utérus, à la suite d'un accouchement à terme, reste beaucoup plus bas dans l'excavation du bassin qu'avant cet accouchement; et comme les prostituées amènent très peu de grossesses à leur dernier terme, il en résulte que le col de l'utérus est, chez elles, plus à l'abri des atteintes qui peuvent lui nuire, que chez les femmes mariées ayant eu plusieurs enfants. Je renvoie aux accoucheurs et à ceux qui ont fait des maladies des femmes une étude spéciale (1), l'appréciation de cette théorie; quant à moi, elle ne me satisfait pas; j'ai vu trop souvent, chez de vieilles filles, la maladie dont nous parlons, pour croire qu'elle tienne à une irritation locale; on sait qu'elle était très commune autrefois dans les communautés de filles, et dans les plus régulières, où la vertu seule conduisait; les vieux médecins qui avaient la confiance de ces communautés et qui m'ont donné ces détails, étaient si persuadés de la bonne conduite de leurs malades, qu'ils attribuèrent au célibat et à l'infraction des lois que prescrit la nature la fréquence de ces maladies.

§ III. *Convulsions et affections spasmodiques observées chez les prostituées.*

Accidents nerveux très fréquents autrefois dans les hôpitaux destinés aux prostituées. — Caractères de ces accidents. — Les prostituées les attribuaient au mercure. — Nom qu'elles leur avaient donné. — Moyen employé par Cullerier pour les faire cesser. — Circonstances singulières qui fait qu'ils se renouvellent. — On ne les observe plus aujourd'hui. — Quelques mots sur d'autres affections nerveuses.

On a beaucoup parlé des affections spasmodiques auxquelles les prostituées étaient sujettes. Arrêtons-nous sur ce sujet, et tâchons, s'il est possible, d'y jeter quelque clarté.

A la fin du siècle dernier, les filles publiques at

(1) Voyez *Traité pratique des maladies de l'utérus et de ses annexes*, par madame Boivin et M. A. Dugès. Paris, 1833, 2 vol. in-8°.

taquées de syphilis étaient soignées à Bicêtre dans une salle qui leur était spécialement consacrée. D'après les règlements de la maison, elles ne pouvaient y rester que six semaines, et l'on était si sévère sur cet article du règlement, que, le terme fatal arrivé, elles étaient mises à la porte de l'hôpital, guéries ou non guéries.

L'attente de ce jour faisait une telle impression sur l'esprit de ces malheureuses, qu'elles étaient toutes prises, à la fin de la cinquième semaine, de convulsions et d'attaques de nerfs épileptiformes de la plus grande intensité; elles attribuaient ces accidents au mercure, elles croyaient ne pouvoir s'y soustraire, et leur avaient donné un nom particulier; elles appelaient cet état *revenir de son mercure.*

Depuis un temps immémorial, ces accidents se perpétuaient sans qu'on y fît attention. Lorsque Cullerier obtint, par la voie du concours, la place de chirurgien de Bicêtre, juste appréciateur des causes de ces accidents, il résolut de les faire cesser. Pour cela il donna les ordres les plus sévères à toutes les malades; il fit placer deux grandes tonnes d'eau froide dans la salle pour y plonger, la tête la première, toutes celles qui, malgré la défense, *reviendraient de leur mercure;* et, pour porter plus loin l'impression, il disposa autour d'un fourneau à réverbère une série de fers, de formes et de grandeurs diverses, à l'aide desquels il devait cautériser, en différentes parties du corps, les filles qui, malgré sa défense, seraient prises de convulsions. Ce moyen réussit, comme il avait autrefois réussi entre les mains de Boerhaave, et pendant deux ou trois ans on n'entendit plus parler, parmi ces malades, d'accidents nerveux.

Si ces accidents cédèrent à la terreur qu'inspiraient les menaces et le ton impératif de Cullerier, les éléments n'en existaient pas moins, et la plus petite négligence dans la sévérité du service pouvait les faire renaître; en voici la preuve : le couvent des Capucins ayant été consacré, en 1793, au traitement des maladies syphilitiques, les prostituées y furent amenées de Bicêtre; l'une d'elles, le jour de son arrivée, ayant ouvert un robinet, reçut dans son écuelle un petit globule de plomb ayant encore son éclat métallique. Ce globule fut pris pour du mercure, et cet événement fit une telle impression dans la salle, qu'à l'instant même la plupart des maades furent attaquées des convulsions les plus graves. Le moyen qui avait réussi quelques années auparavant fut encore mis en usage avec le même succès, et depuis on n'a plus entendu parler de ces sortes d'affections nerveuses; le souvenir s'en est même tellement perdu, que lorsqu'on en parle aux plus anciennes et aux plus vieilles prostituées, elles ne savent ce qu'on leur demande.

A l'époque actuelle, tous ceux qui soignent, qui surveillent et qui observent les prostituées, conviennent généralement qu'il est extrêmement rare de remarquer chez elles des accidents hystériques ou de véritables convulsions; si dans l'hôpital ou dans la prison elles en éprouvent quelquefois, il faut les attribuer aux chagrins profonds très communs chez ces femmes, et surtout aux accès de colère et aux contrariétés que leur font éprouver des disputes entre elles, ou à une prolongation forcée de séjour dans un hôpital lorsqu'elles ont des motifs pressants de sortir; dans ce dernier cas, elles se roulent à terre, elles crient, elles vocifèrent, mais cet état n'est jamais permanent.

On a vu quelques unes de ces filles simuler des états nerveux ou convulsifs, et s'en servir d'une manière très adroite, pour s'échapper des mains des inspecteurs et recouvrer leur liberté. Que faire d'une femme qui, au milieu d'une rue ou d'une place, s'évanouit, et par ses contorsions et ses cris excite la commisération du public? Le même moyen leur servait encore bien mieux lorsqu'on les enfermait dans un corps-de-garde. Je reviendrai plus tard sur ces sortes de ruses et de supercheries, lorsque je parlerai de leur arrestation.

On est surpris de cette rareté des affections hystériques après une longue détention, et par conséquent après une longue privation de jouissances voluptueuses chez des femmes qui en ont contracté une aussi longue habitude; mais cela s'explique par les vices et les manœuvres solitaires auxquelles il paraît que quelques unes se livrent dans l'hôpital et dans la prison; c'est du moins ce qui résulte de tous les renseignements qui m'ont été donnés, car elles cachent avec soin ce nouveau vice lorsqu'elles s'y livrent. On ne découvre quelque chose à cet égard que par les rapports et les indiscrétions des camarades. Cette explication me paraît d'autant plus exacte, que celles qui sont rendues à une existence régulière et que l'on admet dans le couvent du Bon-Pasteur, éprouvent des accidents nerveux, des étouffements, des congestions cérébrales, *qui semblent*, m'a-t-on dit, *déranger les fonctions intellectuelles* et qui nécessitent un régime particulier (1). Cet état dure à peu près deux ans et disparaît complétement ensuite. J'entrerai plus tard dans des détails circonstanciés sur les accidents particuliers à ces dernières; leur cause est obscure, et mérite sous plus d'un rapport un examen attentif.

Je viens de parler des affections nerveuses et spasmodiques chez les prostituées, et des causes qui les rendent aujourd'hui plus rares qu'autrefois; je dois m'arrêter sur une maladie de cette classe plus com-

---

(1) M. Leuret a rapporté l'histoire d'une fille *repentie*, devenue aliénée pendant son séjour au Bon-Pasteur. V. *Fragments psychologiques sur la Folie*. Paris, 1834, in-8°, art. *Hallucinations*, pag. 141.

mune chez les filles publiques qu'on ne le croit ordinairement : il s'agit de l'aliénation mentale.

§ IV. *Particularités relatives à l'aliénation mentale observée chez quelques prostituées.*

Faiblesse de l'intelligence d'un grand nombre de prostituées. — Cette tendance à l'aliénation plus fréquente chez les vieilles que chez les jeunes.
— Documents fournis à ce sujet par les registres de la Salpêtrière. —
Tableaux contenant l'analyse de ces documents. — Nature du délire
qu'on observe dans ces cas d'aliénation. — On a de tout temps observé
la folie chez quelques prostituées. — On l'a attribuée à l'action du mercure dont elles font usage. — Fausseté de cette opinion.

Un des faits qui m'a le plus frappé en faisant mes
recherches dans le *Bureau des Mœurs* et dans les
archives de la Préfecture de Police, c'est la fréquence
des observations sur *la faiblesse de tête* et sur l'état
voisin de l'aliénation mentale attribué aux prostituées ; dans les procès-verbaux de leur arrestation,
et dans les rapports des commissaires interrogateurs,
on allègue sans cesse cet état mental pour motiver,
soit leur mise en liberté, soit un adoucissement à la
punition qu'elles ont encourue pour des délits quel-
conques. Chose remarquable ! c'est rarement chez
les plus jeunes que cet état se manifeste ; celles dont
il est question plus haut étaient, pour la plupart,
des filles usées et décrépites, tombées dans le dernier
degré de la misère et de l'abrutissement. Il n'est pas
d'année qu'on n'en envoie quelques unes passer
l'hiver en prison, et cela par commisération ; sans

cette mesure elles mourraient de faim et de froid sur la voie publique. J'ai constamment trouvé de ces filles idiotes, folles, imbéciles et abruties, chaque fois que j'ai visité leur prison dans le courant de l'hiver.

Un document précieux sur l'aliénation des prostituées nous a été fourni par notre confrère M. Esquirol, qui, comme l'on sait, avant d'être médecin en chef de la maison des aliénés de Charenton, a été chargé pendant fort long-temps du service des folles à la Salpêtrière. Il résulte du dépouillement des registres tenus par ce médecin, dépouillement que nous avons fait avec beaucoup de soin, qu'il est entré à la Salpêtrière, de 1811 à 1815, c'est-à-dire pendant cinq ans, 105 prostituées, ce qui donne une moyenne de 21 par année, nombre considérable et auquel on ne devait pas s'attendre. C'est moins par les notes de la police que par des recherches et des investigations de toute espèce sur la vie antérieure des malades entrées, que M. Esquirol (1) a pu établir, pour ce nombre, ce qu'elles étaient ou ce qu'elles avaient été; encore pense-t-il qu'il lui en est échappé plusieurs qui doivent se trouver

(1) L'un des faits les plus curieux recueillis par cet habile praticien sur ces femmes, est celui de la fameuse THÉROIGNE DE MÉRICOURT; nous engageons à lire cette observation dans l'ouvrage de M. Esquirol, *des Maladies mentales, considérées sous les rapports médical, hygiénique, statistique et médico-légal.* Paris, 1837, t. Ier.

parmi les brodeuses, lingères, modistes, marchandes à la toilette, et qui figurent en grand nombre sur ses volumineux registres.

Les 105 folles dont on n'a pu constater rigoureusement l'état antérieur, se répartissent de la manière suivante sur les cinq années qui les ont fournies :

1811	15
1812	23
1813	30
1814	25
1815	12
Total	105

La plus jeune de ces filles avait 16 ans, et la plus âgée 62.

En les réunissant en groupe de 5 en 5 ans d'âge, nous en aurons :

		Report	88
de 15 à 20 ans	4	de 40 à 45 ans	10
20 à 25	15	45 à 50	5
25 à 30	26	50 à 55	0
30 à 35	25	55 à 60	1
35 à 40	18	60 à 65	1
A reporter	88	Total	105

On voit par ce tableau la vérité de ce que j'ai dit plus haut : ce ne sont pas les jeunes et les débu-

tantes dans le métier qui deviennent folles, il fau
pour cela avoir enduré toutes les rigueurs inséparables de cette position. Près des deux tiers de
celles qui deviennent aliénées tombent dans cet
état à l'âge de 25 à 40 ans.

La cause première de cette aliénation est restée
inconnue pour 37
On a pu l'attribuer à la frayeur chez 3
A l'excès de libertinage , ... 3
A des suites de couches, ... 8
A l'excès de la misère, ... 11
Au traitement mercuriel , ... 3
A l'abus du vin, ... 13
A des chagrins profonds, ... 27

Total   105

Chez 14 de ces dernières, ou plus de la moitié,
le chagrin n'était occasionné que par l'abandon ou
l'infidélité de leurs amants; une de ces 27 devint
folle par suite du chagrin qu'elle éprouva d'être
reconnue, dans l'exercice de son métier, par quelqu'un de son pays; une autre, qui venait d'accoucher pour la troisième fois d'un enfant mort, perdit
la tête par suite de la douleur qu'elle ressentit de
ne pouvoir les élever.

Il n'est pas sans intérêt de connaître la nature
du délire particulier aux malades de cette classe; les

mêmes registres nous fournissent le moyen de jeter
encore quelque jour sur cette question :

La mélancolie a été signalée chez   36
La manie,   43
La démence,   18
La maladie n'a pu être caractérisée chez 8
           Total   105

Sur les 36 mélancoliques, dix avaient un penchant bien marqué au suicide, et exigeaient sous ce
rapport la plus grande surveillance. Sur les ma-
niaques, on a remarqué huit fois des symptômes
hystériques, tantôt sur des malades de 16 à 25 ans,
d'autres fois sur des femmes de 30 à 45 ans.

A cette occasion, il est bon de noter que rien
n'est plus rare que le délire érotique chez les prostituées, que ce délire soit chronique, comme dans
la folie, ou qu'il soit le résultat de fièvres ou de
maladies aiguës; d'après les observations de M. Esquirol, il roule presque toujours sur des idées d'am-
bition, d'honneurs ou de richesses.

Cette fréquence de l'aliénation ou de l'altération
de l'intelligence a, de tout temps, été observée chez
les prostituées; on l'attribua au mercure, et les ennemis de ce médicament citèrent ce fait en faveur
de leur opinion; mais les recherches de M. Cullerier ont démontré, depuis long-temps, combien cette

opinion était fausse, et que si la folie était une maladie fréquente chez ces malheureuses, il fallait l'attribuer à leur genre de vie et aux peines de toute espèce inévitables dans leur métier. Ce que j'ai rapporté précédemment d'après les observations directes faites par M. Esquirol, prouve combien était juste l'opinion de Cullerier sur l'aliénation des prostituées.

Je m'arrête dans ces considérations sur l'aliénation des filles publiques, pour passer à l'examen des maladies communes dont elles sont affectées comme le reste de la population; mais avant d'entrer dans ces nouveaux détails, je dirai quelques mots de certaines infirmités congéniales qu'on observe chez quelques filles, et qui cependant ne les empêchent pas de faire leur métier.

§ V. *Indication de quelques infirmités congéniales qui, bien que singulières, n'empêchent pas les prostituées d'exercer leur métier.*

Fréquence de ces infirmités. — Quelques filles ne peuvent pas marcher sans béquilles. — L'une d'elles avait une jambe de bois. — Ces infirmités n'empêchent pas les filles de faire leur métier. — Ce qui peut engager les hommes à les préférer à d'autres. — La constitution scrofuleuse très commune chez les prostituées de Paris. — Elles compliquent et aggravent un grand nombre d'affections vénériennes. — Il faut lui attribuer l'encombrement des infirmeries.

On rencontre fréquemment des prostituées boiteuses, par suite de vices de conformation, ou de luxations non réduites; quelques unes de ces malheureuses ne peuvent pas se passer de béquilles ; il y a quelques années que l'une d'elles venait au dispensaire avec une jambe de bois ; chez une autre, qui ne pouvait pas faire un pas sans se balancer à droite et à gauche d'une manière pénible, les jambes étaient tellement rapprochées l'une de l'autre, que les genoux ne pouvaient s'écarter que de six à sept pouces ; on m'a parlé d'une fille contrefaite et bossue qui resta assez long-temps sur les registres de la police, mais je n'ai pas eu, sur elle, de détails bien précis.

On conçoit avec peine que le métier d'une prostituée puisse se faire avec des infirmités de cette nature ; cependant ces filles le font, car toutes celles dont il est ici question avaient souvent contracté des maladies syphilitiques. Pour jeter quelque jour sur ce point, il faut se rappeler ce que j'ai dit en parlant des prostituées devenues grosses , et qui, dans cet état, font de meilleures affaires que dans toute autre circonstance. J'ai vu parmi ces femmes une sourde-muette, et une autre, qui, dans une dispute, ayant perdu un œil, l'avait remplacé par un œil artificiel qui la défigurait de la manière la plus hideuse.

Un fait digne de la plus grande attention des médecins et des administrateurs, c'est la fréquence de la constitution scrofuleuse, et des scrofules développées chez les filles publiques de Paris ; elle est une des causes de l'encombrement des infirmeries, car elle aggrave les symptômes vénériens et les rend quelquefois indestructibles.

Il faut lui attribuer ces vieux ulcères intarissables, ces lésions de la peau, ces destructions du nez, ces affections de toute espèce qu'on rencontre si fréquemment dans les infirmeries; je reviendrai sur cette disposition aux scrofules, lorsque je parlerai des conditions que doivent réunir les prisons et les hôpitaux destinés aux prostituées.

§ VI. *Fréquence et nature des maladies générales et communes chez les prostituées.*

Origine des renseignements qui m'ont été fournis pour résoudre cette question. — Nombre de filles soignées dans les hôpitaux, à domicile et dans les maisons de santé pendant une année. — Nature des maladies qu'elles ont eues. — Durée moyenne de ces maladies. — Conséquences de ces données pour la conduite future de l'administration. — Tout semble prouver que le métier fait par les prostituées n'est pas aussi dangereux pour la santé qu'on pourrait le croire.—Beaucoup d'ouvrières et de filles vertueuses sont plus à plaindre à cet égard que les prostituées.—Causes de cette différence. — Difficultés d'avoir à cet égard des renseignements très certains.

Où puiser sur le nombre et sur la nature de ces maladies des données certaines, capables de jeter quelque jour sur la santé des prostituées?

Les registres de la comptabilité du dispensaire, dont j'ai tiré un si grand parti pour apprécier la fécondité des prostituées, m'ont été d'un grand secours pour ce nouveau travail; car, dans toutes les maladies graves, les prostituées étaient dispensées de payer leur taxe mensuelle; mais, pour obtenir cette faveur, il fallait que les médecins du dispensaire allassent constater à domicile la nature de leur maladie, ou qu'elles apportassent un billet d'hôpital indiquant le temps qu'elles y avaient passé. Dans tous les cas, elles n'avaient droit à la dispense qu'autant que la maladie avait duré plus de vingt jours.

En réunissant les déclarations faites par les médecins et les certificats fournis par les hôpitaux, j'ai trouvé que depuis 1821 jusqu'en 1828 inclusivement, c'est-à-dire pendant huit ans, le nombre des maladies graves avait été de 1,163, réparties dans ces huit années de la manière suivante :

Année		Nombre	Total
1821	A domicile	51	142
	Dans des maisons de santé	7	
	Dans les hôpitaux	84	
1822	A domicile	48	163
	Dans des maisons de santé	11	
	Dans les hôpitaux	104	
1823	A domicile	33	151
	Dans des maisons de santé	1	
	Dans les hôpitaux	117	
1824	A domicile	28	150
	Dans des maisons de santé	3	
	Dans les hôpitaux	119	
1825	A domicile	47	119
	Dans des maisons de santé	1	
	Dans les hôpitaux	71	
1826	A domicile	51	136
	Dans des maisons de santé	1	
	Dans les hôpitaux	84	
1827	A domicile	59	140
	Dans des maisons de santé	2	
	Dans les hôpitaux	79	
1828	A domicile	75	162
	Dans des maisons de santé	2	
	Dans les hôpitaux	85	

TOTAL 1163

Ainsi, sur 1,163 filles publiques gravement malades :

743 ont été soignées à l'hôpital,
392 à leur domicile,
28 dans des maisons de santé ;

Ou sur 100 64 à l'hôpital,
34 à domicile,
2 dans des maisons de santé ;
——
100

ce qui fournit en moyenne 145 malades par année.

Il faut surtout remarquer, dans le tableau précédent, l'ordre presque constant que suivent tous les ans, pour leur nombre, ces trois classes de maladies. On peut donc regarder comme une loi les indications qu'il nous donne.

Toutes les malades traitées à domicile ont été retenues au lit pendant plus d'un mois, et visitées plusieurs fois par les médecins du dispensaire qui ont eu soin de caractériser leurs maladies, et qui ont toujours apporté, dans cette partie de leur service, les soins et l'exactitude les plus grandes. Voici, d'après leurs notes, quelle a été la nature des maladies dont il s'agit.

Catarrhes, phthisie imminente, et autres affections de poitrine. 87

Pneumonies et pleurésies aiguës. 15
——
A reporter. . . . 102

Report. . .   102

Apoplexie, affections cérébrales.	5
Rhumatismes articulaires.	13
Calculs vésicaux.	2
Engorgement carcinomateux du rein. .	1
Ophthalmies.	11
Pertes et affections de l'utérus.	41
Gastrites, angines, et autres lésions du canal digestif.	58
Blessures, contusions et suite de coups. .	90
Fièvres non caractérisées.	46
Érysipèles, otites, éruptions et névroses diverses.	23
	392

Ces détails sont précieux : aussi ai-je mis à les
recueillir un soin tout particulier; ils nous montrent
que, sous le rapport des affections de poitrine, du
canal intestinal, et de ces maladies appelées fièvres,
les prostituées sont soumises aux mêmes lois que le
reste de la population; mais ce qu'ils nous font
surtout connaître, c'est le nombre considérable de
maladies de l'utérus qu'ont encore ces malheureuses, et la fréquence des blessures qu'elles reçoivent. Le premier de ces documents confirme ce
que j'ai dit plus haut, au sujet des pertes et des affections de l'utérus dont ne sont pas exemptes les
prostituées; le second, qui nous fait voir que les

blessures et les contusions entrent pour un quart dans leurs maladies graves, indique quelles sont, sous certains rapports, leurs mœurs et leurs habitudes.

Il est fâcheux que les hôpitaux ne puissent pas nous fournir des renseignements semblables sur les prostituées soignées dans ces établissements; mais si leurs registres sont muets relativement à la nature des maladies, ils nous donnent avec exactitude la longueur de ces maladies. Voici ce nouveau document fourni depuis 1825 jusqu'en 1828, c'est-à-dire pendant quatre ans; j'ai groupé en un seul nombre le résultat de ces quatre années, qui pour les détails n'ont varié entre elles que dans de faibles proportions.

Il faut se rappeler que le nombre des prostituées qui entrèrent dans les hôpitaux, fut en

1825 de.	71
1826.	84
1827.	79
1828.	85
Total.	319

Sur ce nombre, la durée du séjour dans les hôpitaux, fut

De moins de 20 jours pour.	85
De 20 à 30.	69
A reporter. . .	154

Report.	154
De 30 à 40.	72
De 40 à 50.	15
De 50 à 60.	21
De 60 à 70.	17
De 70 à 80.	11
De 80 à 90	5
De 90 à 100.	9
De 100 à 125.	6
De 125 à 150.	5
De 175 à 200.	1
De 200 à 250.	3
TOTAL.	319

Qu'on ne soit pas surpris de trouver dans cette dernière liste un nombre considérable d'individus ayant été moins de trente et même moins de vingt jours à l'hôpital; comme les femmes qui forment cette catégorie ont toutes reçu l'exemption de la taxe, c'est qu'il avait été constaté qu'avant leur entrée à l'hôpital, elles avaient été malades pendant un certain temps, ou n'étaient pas rétablies au moment de leur sortie. Je dois prévenir que l'administration était très sévère sur ces sortes d'exemptions, et qu'il n'y a pas eu de confusion entre les femmes soignées chez elles pendant toute leur maladie, et celles qui ont été traitées à l'hôpital, et par conséquent qu'on ne doit pas craindre de double emploi dans l'évaluation du nombre total.

Si nous prenons la moyenne de toutes ces durées de séjour, c'est-à-dire si nous supposons que les premières n'ont été à l'hôpital que pendant 25 jours, les deuxièmes pendant 35, les troisièmes pendant 45, et successivement, nous aurons une masse de 13,542 journées d'hôpital, qui, réparties entre les 319 malades sur lesquelles nous opérons, nous donne pour chacune d'elles une moyenne de 42 2/3.

Supposons que toutes les prostituées qui se sont fait soigner chez elles, ont été aussi gravement malades que celles qui ont été à l'hôpital, et cela n'est pas douteux, d'après la nature des maladies qu'elles ont eues, nous aurons, en nombre rond, pour les 1,163, la masse de 48,846 journées de maladie, ou par année 6,203 jours.

Maintenant que nous connaissons les chances de maladies graves pour les prostituées, nous pourrons, connaissant pareillement la moyenne de leur nombre par année, savoir, d'une manière exacte, les chances de maladies graves qu'elles ont à redouter; il nous suffira de diviser, pour chaque année, ce nombre par 6,203, ce qui nous donne le résultat suivant:

Anuées.	Nombre de filles.	Chances de maladies.
En 1821	2,913.	2,13
— 1822	2,902.	2,14
— 1823	2,709.	2,25
— 1824	2,820.	2,20
— 1825	2,623.	2,36
— 1826	2,495.	2,48
— 1827	2,461.	2,51
— 1828	2,663.	2,33

Ou, en définitive, un peu plus de deux jours de maladie par individu, dans le courant d'une année.

A ces éléments il faut joindre ceux que nous fournit la prison consacrée aux prostituées, qui, comme nous le verrons plus tard, n'est pas seulement un lieu de réclusion, mais une espèce d'hôpital, dans lequel un grand nombre de femmes sont envoyées uniquement pour y être traitées.

D'après les notes qui m'ont été fournies par MM. Jacquemin et Collineau, la moyenne des entrées aux infirmeries, en 1827, 1828, 1829 et les six premiers mois de 1830, a été, pour les maladies étrangères aux affections vénériennes, de 38 par mois, et par année de 456. Sur ce nombre, les affections chirurgicales entrent pour 1/7; elles étaient de 1/4 pour les maladies traitées à domicile; mais cette différence s'explique par la surveillance exercée sur les femmes renfermées dans la prison, et par leur éloignement des circonstances propres à exciter les querelles et les batteries.

Si je n'ai pas fait entrer dans ces calculs les six

derniers mois de 1830, cela tient au bouleversement général amené dans le régime des prostituées, et en particulier dans celui de la prison, après le 28 juillet; à cette époque, les entrées dans les infirmeries n'ont été que de 2 dans le courant d'un mois.

Il nous reste à savoir quelle a été la durée de séjour de chacune de ces malades dans les infirmeries. Or, nous trouvons qu'elle a été de 19 jours, ce qui fait pour les 456, dans le courant de l'année, 8,664 jours.

C'est donc 8,664 qu'il faut ajouter aux 6,203 que nous avons déjà trouvés; ce qui fait en tout 14,867.

Mais dans ce nombre ne se trouvent pas celles qui sont mortes; nous n'avons pas de données sur la longueur des maladies qui les ont fait mourir; mais comme une foule de faits et de renseignements, réunis aux observations qui me sont propres, prouvent qu'elles succombent presque toujours à des maladies de la poitrine ou à des affections intestinales, je ne crains pas d'exagérer en estimant à 60 jours la durée de chacune de ces maladies. De 1820 à 1828, l'administration a pu constater le décès de 347 filles publiques mortes pendant l'exercice de leur métier, ce qui fait une moyenne de 43; cette moyenne, multipliée par 60, nous fournit une nouvelle quantité de 2,580 jours de maladie, qui, ajoutés aux 14,867, font en tout 17,447.

Ne convient-il pas de comprendre parmi les maladies de femmes, surtout lorsqu'on les envisage comme empêchement de travail, les moments de leurs couches. Or, nous avons vu à l'article de la physiologie, que l'on pouvait évaluer à 75 le nombre d'accouchements à terme qu'elles présentent chaque année. Si nous portons à 15 le nombre de jours que chacun de ces accouchements aurait exigés pour le rétablissement de chaque femme, il nous viendra 1,125 jours, et en les ajoutant à 17,447, le terme de 18,572 donnera :

Années.	Nombre de filles.	Chances de maladies.
— 1821	2,913.	6,37
— 1822	2,902.	6,40
— 1823	2,709.	6,85
— 1824	2,820.	6,59
— 1825	2,623.	7,08
— 1826	2,495.	7,44
— 1827	2,471.	7,51
— 1828	2,663.	6,97
	Moyenne.	6,90

Mais il faut remarquer que le nombre de maladies ou d'indispositions assez graves pour empêcher de travailler pendant un mois est rare, si on compare ces maladies à celles qui n'exigent des soins que pendant cinq, huit ou dix jours ; c'est du moins ce que nous démontrent les sociétés de secours mutuels établies en grand nombre dans la ville de Paris Or, d'après ce qui arrive à beaucoup de membres de ces sociétés, et surtout d'après le nombre considérable de prostituées que j'ai observées dans les hôpitaux , et qui n'y séjournaient que pendant cinq, huit ou dix jours, je ne crois pas m'écarter beaucoup de l'exactitude en portant à dix par année le nombre de jours que chacune de ces filles devra passer dans l'hôpital.

En partant de cette supposition , que la moyenne des chances de maladies s'élève à dix jours par année pour chaque prostituée, nous arrivons à ce résultat, que mille de ces filles occupent en permanence vingt-cinq lits dans nos hôpitaux, et que si l'administration de la police , pour avoir toujours ces filles sous la main et ne pas les confondre avec le commun des malades, voulait, par une mesure quelconque , leur consacrer une infirmerie spéciale où elles seraient tenues de se rendre, il suffirait de ces données pour savoir au juste l'étendue que cette infirmerie devrait avoir, le nombre de lits et d'autres meubles qu'il faudrait y mettre , et la dépense générale qu'elle occasionnerait.

Tout ce que je viens de dire sur les chances de maladies auxquelles les filles publiques sont exposées confirme la vérité de ce qui m'a été souvent répété par tous les médecins et par toutes les personnes qui soignent et observent les prostituées : c'est que , malgré tant d'excès et tant de causes de maladies, leur santé résiste plus que celle du commun des femmes qui ont des enfants et qui travaillent dans leur ménage; que si les maladies communes

les attaquent comme tout le monde, elles ne paraissent pas plus graves chez elles que chez les autres ;
elles ont enfin, comme me le disait quelqu'un, des
corps de fer qui leur permettent d'affronter des excès
qui ruineraient promptement d'autres femmes.

Ainsi le métier de prostituées, à l'exception toutefois des maladies syphilitiques, ne serait donc pas
par lui-même insalubre. Si je compare l'existence
de ces femmes à celle des ouvrières obligées de mener une vie sédentaire et de s'exténuer de travail
pour pourvoir à leurs besoins, ces dernières me
paraîtront plus à plaindre que les autres (1). On ne
voit pas, en effet, que les prostituées soient exposées à ces maux de tête et d'estomac, à ces diges-
tions pénibles, à ces congestions cérébrales et à
toutes ces affections nerveuses, maladies ou plutôt
indispositions si fréquentes chez les ouvrières honnêtes, qui sont en bien plus grand nombre qu'on ne
le croit généralement, dans l'immense population
de notre capitale. Si cette classe semble petite, si
son existence paraît même problématique à quelques
personnes, c'est que les êtres respectables qui la
composent se cachent, et qu'il faut les chercher pour
les découvrir : j'ai, à cet égard, des données positives. La vie absolument sédentaire serait-elle donc
plus nuisible à la santé qu'une vie de désordre,
mais active? Ce que je viens de dire semblerait le

(1) Ch. Londe, *Nouveaux éléments d'Hygiène*, t. Ier

prouver : résultat fort triste , et sur lequel les hommes qui s'occupent du soin de venir au secours de leurs semblables doivent fixer leur attention. Pour mieux apprécier cette influence de la prostitution sur la santé des femmes , il faudrait que ces malheureuses, une fois engagées dans leur métier , ne le quittassent jamais, et qu'on pût les suivre en masse pendant un grand nombre d'années. Mais comme la prostitution n'est , pour la plupart , qu'un épisode de leur vie et un moment de passage , comme on les perd de vue lorsqu'elles cessent d'exercer leur métier , il devient impossible d'avoir rien de positif à cet égard, et l'on ne peut avoir recours qu'à des conjectures.

CHAPITRE V.

DES MAISONS PUBLIQUES DE PROSTITUTION.

La police étant dans l'impossibilité d'empêcher l'existence des maisons de débauche, elle se trouve dans la nécessité, non de les autoriser, ce qu'elle ne fait jamais, mais de les tolérer. J'exposerai, dans ce chapitre, les mesures qu'elle a prises pour en diminuer les inconvénients, et pour mériter, par ses soins et sa surveillance, la reconnaissance de la population.

§ Ier. *Noms particuliers donnés chez nous aux maisons publiques de prostitution à des époques différentes.*

Ces maisons ont existé dans tous les temps et dans tous les pays. — Nom qu'elles avaient dans l'ancienne Rome. — Nom qu'on leur donna chez nous à l'époque de saint Louis. — Variations subies par ce nom depuis les temps anciens. — Combien le langage actuel est convenable.

Les maisons publiques de prostitution ont de tout temps existé ; elles sont aussi de tous les pays, et n'ont offert que des modifications qui tiennent aux climats, aux mœurs et aux habitudes de la société. Je n'entreprendrai pas de parler de toutes ces différences, ce serait un travail d'érudition qui me ferait sortir du cadre dans lequel je dois me renfermer.

Dans notre pays, on les a désignées sous des noms différents, depuis l'origine des temps historiques jusqu'à nos jours. Les Romains conquérants les appelaient *lupanaria*, de *lupa* (louve), comme pour désigner la vie brutale qu'on y menait; et parce que, à Rome, ces lieux, dans l'origine, étaient voûtés, on nomma *fornicatio*, de *fornix* (voûte), les actions auxquelles on s'y livrait (1).

Cette dénomination paraît avoir été en usage jusqu'au temps de saint Louis; mais à cette époque (1254), remarquable par les lois répressives de la prostitution que l'on fit alors, on leur donna le nom de *bordeaux*, dérivé, suivant les uns, du mot saxon *bord*, qui veut dire maisonnette, loge ou logette, et suivant les autres, des mots français *bord* et *eau*, parce qu'ils se trouvaient presque tous sur le bord de la rivière ou dans les maisons de bains (2). Il faut savoir qu'après les croisades, l'usage des bains devint fréquent dans Paris, et que la plupart des lieux où on les donnait se convertirent bientôt en lieux de prostitution; on peut voir

(1) De La Marre, *Traité de la police*, t. 1er, pag. 486.
(2) Le même ouvrage, t. 1er, pag. 490.

à ce sujet l'intéressant mémoire de M. Girard (1).

A la même époque, on désigna encore les lieux publics de prostitution sous le nom de *clapier*, souterrain où se logent les lapins, et qui répond bien à celui de *fornix* des Latins; ce qui prouve que de tout temps la prostitution s'est cachée pour ainsi dire dans les lieux les plus obscurs et les plus abjects. Ce nom de *clapier*, appliqué aux lieux de prostitution, ne dura pas long-temps : on le trouve cependant encore dans une ordonnance du 30 juin 1395.

Du mot *bordeau* est venu celui de *bordel*, que nos pères ne craignaient pas d'employer, mais que notre langage, plus épuré, a proscrit depuis long-temps, et qu'on n'entend plus sortir que de la bouche des gens du peuple, des soldats et de ceux qui manquent de la première éducation.

Les mots de lieux publics, de maisons publiques, de mauvais lieux, ont depuis plus d'un siècle été adoptés. Restif de la Bretonne, en 1770, voulut, dans son projet, lui substituer celui de *parthénions*, mais cette expression prétentieuse ne prévalut pas; aujourd'hui l'administration, plus réservée encore dans son langage, a donné à ces lieux le nom de *maisons tolérées*, car elle ne les autorise jamais

(1) Recherches sur les établissements de bains publics à Paris, depuis le quatrième siècle jusqu'à présent, par P. S. Girard. (*Annales d'Hygiène publique*, t. VII, pag 5 et suiv.)

d'une manière positive, ce serait aller contre les lois et les règlements qui régissent encore la matière. J'aurai plus d'une fois occasion de revenir sur cette dernière dénomination, à mon avis la plus sage et la plus morale qu'il soit possible d'employer.

§ II. *Conditions principales exigées dans Paris, pour toutes les maisons de tolérance.*

Il ne peut pas en exister deux dans le même local. — Inconvénients qui en seraient le résultat.— Cette règle a subi des exceptions. — Le local proportionné au nombre de personnes qu'il doit contenir. — Nécessité d'une chambre spéciale pour chaque femme. — Interdiction des coffres, armoires et cabinets noirs. — Importance attachée à tout ce qui regarde la propreté, la sûreté et la salubrité.

Une longue expérience a prouvé qu'il ne faut pas que deux établissements tolérés, tenus par des personnes différentes, aient une entrée commune, encore moins le même escalier, un de ces établissements se trouvant dans la même maison au-dessus de l'autre. Il résulte en effet de cette disposition des erreurs continuelles de la part des habitués, et souvent des disputes et des scènes scandaleuses; c'est établir une trop grande rivalité entre deux maisons du même genre, et qui finit toujours par quelques éclats, qu'une sage administration doit prévenir. On n'a qu'un seul exemple de deux maisons tolérées ainsi disposées, qui aient pu subsister pendant un certain temps; mais la classe élevée

des hommes qui les fréquentaient, la position particulière des deux gérantes, les antécédents de ces
femmes, et la crainte qu'elles avaient de voir leurs
maisons fermées si elles donnaient lieu à la moindre
plainte, les mettaient dans la nécessité d'éviter
toute collision, soit entre elles, soit entre leurs filles,
et de faire ce qui dépendait d'elles pour n'être pas
remarquées.

Depuis que l'ordre est établi dans tout ce qui a
rapport aux attributions du *Bureau des Mœurs*, on
attache une haute importance à ce que les localités
soient proportionnées au nombre des personnes qui
doivent s'y trouver, et surtout à ce que chaque
femme *ait une chambre particulière entièrement
distincte de celles des autres*, ce qui n'existait pas
autrefois, et ce qui donnait lieu à des désordres
sans nombre, dont parlent sans cesse les anciens
rapports, et qui paraissent avoir disparu.

Outre une étendue proportionnée à la population, on exige que toute maison tolérée ne puisse
pas communiquer avec les habitations voisines, et
avoir des portes de derrière et cachées. Leur entrée principale ne peut pas être commune à une
autre maison, ou à deux corps de bâtiment appartenant à deux propriétaires différents. Cette
disposition des maisons est fréquente à Paris, et
particulièrement dans les anciens quartiers, dans
quelques rues étroites, n'ayant que des maisons à

allées, et qui pour cela même sont particulièrement recherchées par les prostituées. Des accidents, autrefois très fréquents, et aujourd'hui pour ainsi dire inconnus, font qu'on ne souffre plus dans les maisons publiques les *recoins cachés*, les *cabinets noirs*, et même les *coffres* ou *armoires* d'une capacité suffisante pour y cacher quelqu'un.

Avant l'administration de M. Pasquier, vers l'année 1811, une foule de maisons du dernier étage se faisaient remarquer par leur mauvaise tenue, leur insalubrité, et surtout par leur excessive malpropreté; les rapports, faits à ce sujet par quelques chirurgiens et quelques employés de cette époque, sont curieux à lire, et dépeignent avec une énergie remarquable l'horreur que ces lieux devaient inspirer, et les dangers de toute espèce qu'on y courait sans cesse. Qui le croirait? quelques unes étaient établies dans des masures tellement vieilles, qu'elles pouvaient compromettre la vie de ceux qui y entraient. Ce n'étaient pas des habitations destinées à l'espèce humaine, mais plutôt à des animaux immondes; la gale et la syphilis y étaient en permanence, et la vermine y fourmillait.

Pour remédier à un pareil état de choses qui parut à cette époque capable de compromettre la santé, non seulement des mauvais sujets qui pénétraient dans ces repaires du vice, mais encore des familles honnêtes que la nécessité forçait de rester dans le voisinage, M. Pasquier rendit, le 26 juillet 1811, une ordonnance remarquable portant *qu'une visite générale de toutes les maisons connues de l'administration serait faite sans retard, et que toutes celles qui pècheraient par le défaut d'espace et d'air, et qui par conséquent pouvaient être regardées comme insalubres, seraient fermées.* Non seulement il prescrivit la propreté et la bonne tenue des logements, il voulut qu'on tînt la main à ce que cette propreté se retrouvât dans les vêtements et le linge de corps. Quelques mois plus tard, ce même magistrat s'étant fait rendre compte de tout ce qui s'était passé depuis ces ordonnances, exigea que cette propreté s'étendrait au lit et à tous les objets qui le composent, et défendit, sous des peines sévères, que, *dans aucune circonstance, le même lit pût servir à deux filles à la fois,* chacune devant avoir un lieu spécial et séparé. Il suffit de se rappeler ce que j'ai dit des amants des filles publiques, au chapitre de leurs mœurs et de leurs habitudes, pour apprécier la sagesse de cet article, et pour prouver qu'en fait d'administration il n'est pas de détails indignes d'un homme supérieur décidé à faire tout concourir au bonheur de ses administrés.

M. Pasquier ne s'en tint pas là pour toutes les mesures sanitaires dont on lui représentait la nécessité : éclairé par des rapports remplis de sagesse que lui adressèrent les chirurgiens du dispensaire et

quelques uns de ses principaux agents, il conclut
que les maîtresses de maisons fournissent gratuitement à chacune de leurs filles, et séparément à toutes,
ce qui pouvait être indispensable pour tous ces soins
de propreté; il exigea que les inspecteurs et toutes
les personnes chargées de la visite des prostituées
fussent aussi sévères sur ce point que sur tous les
autres objets de salubrité, et pendant tout le temps
qu'il resta en place, c'est-à-dire jusqu'en 1814, il
exigea qu'il en fût fait mention dans les rapports
particuliers qu'on lui adressait tous les huit jours,
sur l'état de la prostitution et des maisons où elle
s'exerce.

Cette mesure, suivie avec rigueur pendant plusieurs années, a produit les plus heureux effets;
elle a fait disparaître ces lieux abjects où toutes les
causes d'insalubrité et de contagion se trouvaient
réunies. Si elle n'a pas changé le caractère domi-
nant des prostituées, c'est-à-dire le penchant à la
malpropreté, elle a fait reconnaître aux plus soi-
gneuses, et, dit-on, à la majeure partie, les avantages qu'elles peuvent retirer de ces soins, et leur
en a fait contracter l'habitude. Suivant quelques médecins, cette habitude de la propreté doit être
comptée pour quelque chose dans la diminution de
la fréquence des maladies vénériennes, chez les prostituées de Paris.

§ III. *Considérations sur l'existence des boutiques dans les maisons tolérées et dépendantes de ces maisons.*

Ces boutiques ont eu de tout temps de graves inconvénients. — Elles empêchent la répression du scandale. — Particulièremeut nuisibles lorsqu'on y débite du vin et des liqueurs. — La plupart des prostituées se mirent en boutique pendant les désordres de la révolution. — Enseignes qu'elles avaient adoptées. — Ce que fait l'administration lorsqu'elle tolère quelques unes de ces boutiques. — Circonstances dans lesquelles elle peut les tolérer. — Avantages qu'elle en tire quelquefois.

On a de tout temps reconnu le grave inconvénient que présentaient les boutiques dans des maisons de prostitution; on ne peut empêcher les filles d'y être en permanence; de s'y montrer pour ce qu'elles sont, et de rendre impossible, dans une foule de circonstances, la répression du scandale; l'inconvénient est plus grave, lorsque dans ces boutiques sont établis des estaminets et des débits de liqueurs qui attirent les hommes, et leur donnent un prétexte d'y séjourner, et pour ainsi dire de s'y établir.

Dans les nombreux arrêts rendus dans le courant du siècle dernier, contre les désordres des prostituées, et dont j'aurai bientôt occasion de rendre compte, on en trouve plusieurs où il est question de ces prostituées en boutique, et ce seul motif suffisait pour aggraver leur punition, et leur imposer quelquefois le maximum de la peine.

C'est surtout pendant les désordres de la révo-

lution que les prostituées de Paris prirent l'usage
de se mettre en boutique; on comptait plus de vingt
de ces établissements dans le Palais-Royal (Palais-
Égalité); et sur ces vingt, huit se trouvaient dans les
anciennes Galeries de Bois. Elles avaient adopté
pour enseignes des vases remplis de poudres de différentes couleurs, qu'elles disposaient d'une manière particulière, que tout le monde connaissait,
et que les plus élégantes entremêlaient de fleurs de
la saison. Qu'on imagine par la pensée ce qui devait
se passer dans ces lieux composés de deux pièces,
la boutique et l'arrière-boutique, l'une et l'autre
souvent très exiguës, et n'ayant d'autres meubles
qu'un paravent et quelques chaises; aussi les rapports de l'époque parlent-ils des horreurs qui s'y
commettaient, et des désordres journaliers qu'ils
occasionnaient dans le jardin et dans les galeries, qui
étaient devenus impraticables pour tout homme
tant soit peu réservé. La destruction de ces repaires
fut la première mesure prise par l'autorité, lorsque,
avertie par la rumeur publique, elle se vit obligée
de mettre un peu d'ordre dans Paris. Il n'existe aujourd'hui qu'un très petit nombre de maisons ayant
des boutiques; elles exigent une surveillance extrême, car les filles qui s'y tiennent font tout ce
qu'elles peuvent pour se mettre en évidence; souvent elles ne ferment pas les rideaux, qu'on exige
impérieusement, ou elles affectent de les faire avec

des tissus si clairs, qu'ils cessent de remplir le but pour lequel ils sont placés. On en voit même qui s'établissent à la porte pour provoquer les passants, à toute heure de la journée.

L'inconvénient de ces boutiques est plus ou moins grand, suivant les quartiers; il en est quelques uns où elles seraient intolérables, par exemple, dans les quartiers somptueux, et surtout dans les passages et galeries qui, depuis quelques années, se sont établis sur un grand nombre de points de Paris. Dans tous les rapports des inspecteurs, je n'ai vu à ce sujet qu'une seule opinion. Il est cependant des cas où on peut les autoriser, et jusqu'à un certain point y favoriser l'établissement d'un estaminet: ceci a lieu dans les quartiers les plus infimes, où se trouvent en quantité les estaminets, tabagies et débits de vins, de liqueurs, etc., et où se groupent pour ainsi dire les tapageurs et les mauvais sujets. Rien de plus difficile que de maintenir l'ordre dans ces lieux; aussi, lorsqu'on veut y établir une maison de prostitution, l'administration s'empresse-t-elle d'accorder la tolérance, car il est d'observation que le désordre cesse à l'instant, ou devient moindre; les prostituées s'y contiennent et ne se disséminent plus, la surveillance devient plus active, la répression plus aisée; et comme le chef de l'établissement peut voir sa maison fermée sans forme de procès, comme les agents de l'autorité peuvent y entrer à toute heure, ce qui n'a pas lieu pour les autres établissements, ce chef veille avec un soin extrême à ce qu'il ne s'y passe rien de contraire à l'ordre. Nouvelle preuve de l'impossibilité d'établir des règles générales, et de la nécessité où se trouve l'administration de déroger elle-même à celles qu'elle s'est tracées ; c'est ordinairement dans la Cité, dans les rues de la Savonnerie, de la Tannerie, de la Mortellerie, et quelques autres semblables, qu'ont lieu ces dérogations.

§ IV. *Des lieux auprès desquels les maisons de tolérance ne peuvent pas s'établir.*

On ne les supporte pas auprès des églises et des temples. — Les ministres protestants aussi sévères sous ce rapport que les prêtres catholiques. — Maximum et minimum de cette distance — Pourquoi on les éloigne des marchés, de la demeure des grands fonctionnaires, et même des corps-de-garde. — Exigence de Napoléon à cet égard. — La sévérité portée à l'extrême sous la Restauration. — Soins tout particuliers que nécessitent les écoles de filles et de garçons. — Sagesse remarquable de l'administration dans tout ce qu'elle fait sur ce point. — Sa conduite pour ce qui regarde les hôtels garnis.

Il est des établissements à la proximité desquels on ne tolère pas de maisons publiques de prostitution ; ce sont :

1° Les temples à quelque culte qu'ils appartiennent, les palais, les grands établissements publics et les demeures des grands fonctionnaires ;

2° Les écoles de filles et de garçons ;

3° Certains hôtels garnis.

Je n'ai pas pu découvrir à quelle époque précise

on exigea qu'un certain espace se trouvât entre un édifice consacré au culte religieux et une maison de prostitution ; mais les observations adressées au préfet de police, à différentes époques, par les ministres luthériens et protestants, sur ce qu'avait de choquant un pareil voisinage, m'ont convaincu que les prêtres catholiques n'étaient pas les seuls à se plaindre et à réclamer un ordre de choses plus conforme aux règles, non seulement de la morale, mais des plus simples convenances. On prit ce voisinage en grande considération sous le consulat de Napoléon et pendant tout son règne ; le préfet de police Anglès fut plus sévère que ses prédécesseurs ; on ajouta aux exigences sous M. Delaveau, et ces exigences furent portées à un tel point, qu'on refusa l'autorisation à des maisons qui voulaient s'établir auprès des édifices religieux dont on posait les fondations et dont la construction devait durer plusieurs années. Ceci a eu lieu pour la chapelle expiatoire du duc de Berry, que l'on devait bâtir sur l'emplacement de l'ancien Opéra.

A l'époque actuelle, la distance exigée est de cent pas, lorsque les filles de la maison ne sortent pas dans la rue et ne s'y font pas connaître pour ce qu'elles sont ; dans le cas contraire, cette distance doit être plus considérable, et varie suivant une foule de circonstances dépendantes des localités.

Napoléon, qui avait une espèce d'horreur pour

la prostitution, fit éloigner du château des Tuileries, et des rues qui y aboutissaient, toutes les maisons publiques. On fut plus hardi que lui sous la Restauration, car on en fit déguerpir les filles isolées qui demeuraient dans leurs meubles, qui ne raccrochaient pas, qui restaient inaperçues, et qui n'étaient connues que de la police seule. Lors de l'avénement de Napoléon au pouvoir, l'accumulation des maisons de prostitution dans les rues qui aboutissent au Carrousel était si considérable, et le scandale qui en résultait porté à un tel point, qu'on ne pouvait tolérer plus long-temp sun pareil état de choses dans un gouvernement régulier ; mais il ne poursuivit pas, par un excès de scrupule, quelques malheureuses filles isolées qui ne pouvaient, en aucune manière, lui porter ombrage.

Non seulement les palais, mais encore les établissements publics, ceux auprès desquels se forment quelquefois des réunions nombreuses, doivent, autant que possible, se trouver éloignés des lieux publics de prostitution ; on y a compris, pendant un certain temps, les marchés ; le quartier de la Halle a eu le privilége d'en être dépourvu. Napoléon avait compris dans cette liste le domicile des grands dignitaires, les casernes, et jusqu'aux corps-de-garde ; on verra bientôt qu'il y avait là de l'exagération et une ignorance de détails bien pardonnables dans le chef d'un État.

Pour ce qui est des écoles et des maisons d'éducation, l'administration n'a pas établi de règles fixes relativement à la distance qui les sépare des maisons tolérées, mais elle veut qu'on ait égard au voisinage des maisons d'éducation : ainsi elle examine si on n'y reçoit que des enfants très petits, ou des enfants de dix, douze ou quinze ans; si les enfants y sont à demeure ou s'ils y viennent simplement prendre des leçons; si les salles d'études sont au rez-de-chaussée, sur le devant ou sur le derrière de la maison; si, par le contour que fait une rue ou par toute autre disposition, la vue de l'établissement en instance est cachée au pensionnat, etc., etc. L'appréciation de tant de considérations est laissée à la prudence des commissaires de police et des employés de l'administration, qui ont encore à considérer la nature de la maison qui veut s'établir, la manière dont elle sera tenue, l'état du quartier, tant sous le rapport physique que sous celui des habitants, et des désordres qu'il faut prévenir ou arrêter. Ces considérations et bien d'autres rendent impossible l'application de règles constantes; tout le mal à empêcher et tout le bien à faire dépendent de la sagacité et du bon choix des chefs et de leurs subordonnés; en général, la distance la plus petite qui doive se trouver entre les deux établissements est de cinquante à soixante pas. Serait-il possible de porter plus loin les soins et les précautions? Honneur donc, je ne crains pas de le dire, à l'administration qui fait de pareilles choses; honneur aux agents qui méritent sa confiance et qui savent si bien relever, par de pareils services rendus à la société, l'obscurité des emplois qui leur ont été confiés!

Le voisinage immédiat d'un grand hôtel garni, ou d'un de ces garnis infimes où se rassemblent les tapageurs et les mauvais sujets, est ordinairement un motif suffisant pour refuser une tolérance.

Dans le premier cas, les étrangers, qui ne connaissent pas bien les localités, se méprennent de porte, ce qui donne lieu à des plaintes sans cesse renaissantes, et qui sont d'autant plus vives, que l'hôtel garni est mieux composé. On a vu des étrangers, surtout lorsqu'ils venaient avec leurs familles, quitter un hôtel aussitôt qu'ils apercevaient la nature du voisinage; quelques établissements ont été, de cette manière, entièrement ruinés. J'ai eu entre les mains des lettres curieuses écrites par quelques uns de ces étrangers aux préfets de police, pour leur faire part de leurs mésaventures, et adresser des reproches à ces magistrats.

Dans le second cas, c'est-à-dire lorsqu'il s'agit de garnis infimes, les inconvénients sont d'une autre nature : ce sont souvent les habitués du mauvais lieu qui, dans un état d'ivresse, entrent dans le garni et s'y conduisent d'une manière fort inconvenante vis-à-vis de personnes très honnêtes ; d'autres, au milieu de la nuit, prennent la maison tolérée pour le garni, veulent à toute force la faire ouvrir, et, par le tapage qu'ils font, troublent le repos de tout le quartier.

§ V. *Motifs pour lesquels l'administration n'accorde pas de tolérance pour une maison quelconque sans le consentement du propriétaire.*

Preuves que le consentement du principal locataire ne suffit pas. — Jugement remarquable du tribunal de première instance. — Tout montre l'ignorance et le défaut d'éducation chez ceux qui donnent leur consentement.—Une maison qui a servi de repaire à la prostitution est perdue de réputation et ne peut plus servir à d'autre usage. — Preuves de cette vérité.

Pour tolérer l'établissement d'un lieu public de prostitution dans une maison quelconque, l'administration exige, avant tout, le consentement par écrit du propriétaire et du principal locataire, soit qu'il y ait un bail, soit qu'il n'y en ait pas ; cette mesure est en vigueur, et est devenue obligatoire, depuis un arrêté pris par le préfet de police Anglès, le 22 août 1816.

On ne se contente pas du consentement du principal locataire, parce que, comme un bail ne renferme pas ordinairement de clauses relatives aux prostituées, il arriverait des contestations entre les parties, et des réclamations auxquelles l'administration ne pourrait pas toujours faire droit. Il y

a quelques années qu'un procès eut lieu entre un
propriétaire et son principal locataire pour un fait
de cette nature: le propriétaire alléguait que son
bail ôtant la faculté de sous-louer à des gens à
marteaux, et autres professions capables de dété-
riorer la maison, cette interdiction s'étendait, à
bien plus forte raison, à des prostituées, qui, par
leur habitation continuelle dans une maison, la
déshonoraient aux yeux du public, et lui causait,
pour l'avenir, le plus grand préjudice... Que c'était
un principe de droit commun, qu'un principal locataire ne peut pas porter détérioration à la chose
louée, ni en changer la destination, et qu'évidemment il manquait à cette obligation lorsqu'il se permettait de sous-louer, sans le consentement exprès
du propriétaire, à des prostituées. Le tribunal de
première instance, devant lequel fut portée cette
affaire, ne trouvant pas suffisants de pareils motifs,
maintint dans son bail une femme Braque, tenant
une maison dans la rue Saint-Honoré.

J'ai examiné des centaines de certificats fournis
par les propriétaires et principaux locataires, j'ai
tenu note de la manière dont ils étaient écrits,
signés et rédigés, et je dois dire ici que, sauf quelques exceptions, ils annoncent tous un défaut complet d'éducation et la plus grande ignorance. On
aime à voir cette pudeur, et ce résultat d'une instruction quelconque ; on applaudit à la répugnance

que doit éprouver tout homme délicat à former dans sa maison un repaire de vice et d'infamie ; pourquoi faut-il que certains hommes qui occupent les premiers rangs et les plus honorables dignités, ne portent pas aussi loin le scrupule ? Ici, je dois taire les noms, et garder pour moi ce que je sais à cet égard.

Je viens d'indiquer les motifs allégués par un propriétaire, pour prouver que la présence accidentelle de prostituées dans sa maison la perdait de réputation, et lui ôtait par là une partie de sa valeur. Je vais donner à ce sujet quelques explications.

Il est des industries particulières à certains quartiers ; il est des magasins et des boutiques qui vivent de la réputation que se sont transmise tous ceux qui les ont tenus ; il en est de même de la prostitution : lorsqu'une maison a été, pendant un certain temps, habitée par des prostituées, elle ne peut plus servir qu'à cette classe ; on a beau la métamorphoser, l'embellir et baisser les prix de location, si elle est destinée à la classe bourgeoise, sa réputation se conserve, personne, dans le quartier, ne veut l'habiter, il faut des années pour la réhabiliter dans l'esprit du public ; il résulte de cette disposition des esprits, que les maisons, consacrées depuis long-temps à la prostitution, ont une valeur très grande ; j'ai eu entre les mains les baux de ces maisons, et le haut prix du loyer m'a toujours surpris ; il en résulte encore que lorsque la mort, une faillite, ou toute autre cause, rendent une maison vacante, elle est aussitôt envahie par les prostituées libres et dans leurs meubles qui viennent s'y réfugier, bien certaines d'y prospérer mieux que partout ailleurs; ou a vu des maisons occupées de cette manière dans l'espace de quelques heures jusqu'au quatrième étage. La connaissance de cette particularité fait que l'administration met toujours en observation les maisons qui se ferment, ou qu'elle fait vider d'autorité; car, outre les prostituées qui pourraient y faire renaître le désordre qu'il fallait supprimer, elle sait qu'une foule de femmes non inscrites recherchent ces maisons, pour se mettre à l'abri de l'action immédiate de l'autorité qu'elles redoutent.

Les recherches que j'ai faites dans les anciennes sentences rendues par le tribunal du Châtelet et par le lieutenant de police, dans le siècle dernier, à l'occasion de certains désordres commis par les prostituées, m'ont prouvé qu'une foule de mauvais lieux, aujourd'hui existant dans Paris, n'avaient pas d'autre destination il y a plus de cent ans. A des intervalles de huit, dix et douze ans, on retrouve dans ces sentences la désignation, non seulement de la rue, mais de la maison même, et l'on y voit que la classe qui les fréquentait alors ne différait en aucune manière de celle qu'ils reçoivent à l'époque actuelle.

Si nous consultons des documents historiques plus anciens, nous trouverons la confirmation de tout ce que je viens de dire : ainsi, nous avons une ordonnance de 1367 qui parle des bordeaux existant dans les rues Mâcon, de la Bûcherie, de Glatigny, Froidmantel, etc. Une ordonnance de 1419 les relate encore, et dit qu'ils existaient dans les mêmes lieux, sous saint Louis (de 1230 à 1250), et aujourd'hui, après six cents ans, ces mêmes rues sont renommées par la quantité de prostituées qu'elles renferment encore. En 1381, une ordonnance de Charles VI expulsa les filles des rues Beaubourg et Geoffroy-Langevin, et de toutes les autres parallèles et transversales aux rues Saint-Martin et Saint-Denis ; mais en 1560, un nouvel édit les retrouva dans les mêmes lieux, et les sentences du Châtelet et du lieutenant de police, dont j'ai parlé plus haut, font mention d'une foule de mauvais lieux du plus bas étage, existant encore dans ces mêmes rues, dans le courant du siècle dernier (1).

L'ordre admirable qui existe à l'époque actuelle dans l'administration de la police sanitaire, et la nécessité de s'assujettir à ses injonctions, pour tout ce qui regarde l'emplacement des lieux publics de prostitution, a changé, jusqu'à un certain point, l'allure des prostituées, et les a portées sur d'autres

(1) De La Marre, *Traité de la police*, t. Ier, pag. 490. — Desessards, *Dictionnaire de police*, pag. 585.

lieux ; mais ce que je viens de dire n'en confirme pas moins ce que j'ai rapporté plus haut, sur la difficulté de changer la destination d'une maison dans laquelle des prostituées ont séjourné pendant un certain temps.

§ VI. *Des rues qui peuvent recevoir ou dont on doit éloigner les maisons tolérées.*

Inconvénients des rues étroites et mal habitées. — Ces mêmes rues quelquefois très avantageuses. — Il ne peut y avoir rien de fixe à cet égard.

Outre les conditions que doit présenter par elle-même une maison pour qu'on puisse y autoriser un lieu public de prostitution, il faut qu'elle en remplisse d'autres non moins importantes. Une des principales regarde la rue dans laquelle elle se trouve située.

On peut établir, en général, que les rues étroites et peu fréquentées ne sont pas convenables pour l'établissement de maisons de prostitution ; ces maisons, lorsqu'elles se trouvent dans des quartiers mal habités, dans ceux où se réunissent les vauriens, deviennent dangereuses pour les passants que les souteneurs peuvent alors voler plus à l'aise. L'action de la police est rendue nulle et la répression des désordres impossible. Mais tout cela varie singulièrement suivant la manière dont la maison est tenue ou composée, suivant la disposition de la rue, et suivant la position sociale de ceux qui l'habitent. Il est à Paris de ces petites rues, connues depuis long-temps comme repaire de prostitution, qui ne mènent à rien, dans lesquelles on ne pénètre qu'à dessein, qu'un étranger à la ville ou au quartier ne prendra jamais dans la vue d'abréger son chemin, et qui se trouvent dans de très beaux quartiers; pour ces rues, l'administration ne refuse jamais de tolérance, elle s'estime même heureuse de pouvoir cacher dans ces lieux les repaires du vice qui lui donnent tant d'embarras, et voudrait qu'il en existât de semblables dans tous les quartiers; malheureusement, ils ne forment que des exceptions à l'ordre général des choses (rue Soly).

§ VII. *Inconvénients que peut avoir le rapprochement immédiat de deux maisons tolérées.*

Ce qui arrive lorsqu'elles se trouvent en face l'une de l'autre. — Conduite des prostituées de chaque maison — Conduite de leurs souteneurs. — La force armée devenue quelquefois nécessaire. — L'administration doit modifier les mesures d'après les quartiers et la classe de la société qui fréquente les maisons qui s'y trouvent.

Relativement au rapprochement des maisons, une règle générale veut qu'on les établisse à une certaine distance les unes des autres; mais cette distance varie suivant la rue, le quartier et la nature de la maison.

Dans les rues étroites, le contact de plusieurs

maisons, surtout leur établissement l'une vis-à-vis
l'autre, fait naître très souvent des rassemblements,
du bruit, et par suite l'interruption de la circulation ; des jalousies de métier amènent des haines et
des collisions entre les filles d'une maison et celles
d'une autre ; les souteneurs quelquefois se divisent et
prennent parti les uns contre les autres ; il faut que
l'administration intervienne sans cesse, et qu'elle
ait même quelquefois recours à la force armée. Tous
ces inconvénients n'existent pas, ou ils sont singulièrement diminués, lorsque les maisons ne sont fréquentées que par une classe choisie, lorsque les filles
ne stationnent pas à la porte, et surtout lorsque les
maîtresses ont un intérêt majeur à rester dans le
lieu qu'elles occupent ; dans ce cas, elles exercent
elles-mêmes une police sévère. N'avons-nous pas vu
précédemment ce même intérêt permettre à deux
maisons de rester inaperçues sous le même toit, et
pour ainsi dire sous la même clef ?

§ VIII. *De l'agglomération des maisons tolérées sur certains points de la ville ; avantages et inconvénients qu'elle présente.*

Tendance des maisons tolérées à se grouper sur certains points. — Leur surveillance est pénible pour les commissaires de police de quelques quartiers. — Combien ces magistrats répugnent à cette partie de leurs attributions. — Ils adressent tous à ce sujet des réclamations au préfet de police. — L'agglomération facilite la surveillance. — Combien elle est utile dans quelques quartiers. — Nécessité indispensable d'assortir les maisons aux mœurs et aux habitudes des quartiers. — Importance du voisinage des postes militaires. — Erreur dans laquelle Napoléon est tombé à cet égard.

Les quartiers, envisagés comme ne formant qu'un tout, ou une même localité, méritent d'être examinés sous le rapport de l'agglomération des maisons de prostitution.

Ces maisons ont une tendance particulière à se grouper sur certains points de la ville, et chacune, suivant son genre, adopte de préférence telle ou telle localité ; relativement aux avantages et aux inconvénients de cette agglomération, les opinions sont partagées : les commissaires de police la regardent comme très fâcheuse ; l'administration y trouve, au contraire, de grands avantages.

On ne peut se dissimuler qu'il doive être très désagréable, pour un commissaire de police, de surveiller un grand nombre de maisons de prostitution, et d'être sans cesse dérangé pour y rétablir l'ordre et verbaliser contre des individus, le rebut et la fange de la société ; aussi, dans leurs rapports, trouve-t-on presque toujours des observations dont le but indirect est d'engager l'administration à re-fuser la tolérance, lorsqu'elle n'est pas donnée, ou à la retirer lorsqu'elle a été accordée, et cela, tout en convenant souvent de la bonne disposition de la maison et de tous les accessoires. Les commissaires demandent tous que la charge imposée par la présence de ces maisons soit également répartie ; qu'un quartier n'ait pas le triste privilége d'en être surchargé, lorsque celui auquel il est contigu n'en a pas une seule. « Grouper ainsi, disent-ils, sur un même point les maisons de débauche, c'est vouloir que la prostitution frappe les regards, et se montre plus hideuse par l'accumulation des scandales ; c'est vouloir réduire les habitants d'un seul quartier à la pénible alternative d'abandonner le domicile qu'ils ont choisi, ou de souffrir le spectacle de désordre et de scandale que la présence des prostituées propage journellement. »

A ces observations des commissaires de police, l'administration répond : « Que si l'agglomération des prostituées sur un point a de graves inconvé-nients, ces inconvénients sont balancés par des avantages qui méritent d'être pris en considération par l'autorité centrale, surtout pour certains quar-tiers ; prenant pour exemple la Cité, elle fait obser-ver que les maisons de ce quartier sont presque inhabitables ; qu'à l'excepti on de quelques particuliers, on n'y trouve que des familles pauvres et des logeurs qui y sont attirés par la modicité du prix des loyers ; que depuis des siècles la prostitution s'est agglomérée sur ce point ; que la population est accoutumée à sa présence, et que chaque habitant, avant de venir dans ce quartier, en connaissait les inconvénients ; que si l'accumulation a des inconvénients qu'on ne peut contester, elle concentre le mal sur un point, tandis que chaque mauvais lieu transporté ailleurs, et par sa nature dans une localité analogue, devient un foyer qui étend d'autant plus ses ravages que les limites locales sont plus reculées ; que, dans l'état d'agglomération, on peut, d'un coup-d'œil, embrasser toute l'étendue du terrain où les mauvais lieux existent ; qu'il en résulte une plus grande facilité pour la surveillance, et des secours plus prompts et, par conséquent, plus efficaces ; qu'on peut être, en quelque façon, partout à la fois, tandis que, dans le cas contraire, il faut, ou un plus grand nombre d'agents, ou souffrir l'impunité de beaucoup de désordres, et que par cette concentration on est toujours présent, pour ceux à qui cette présence est toujours nécessaire. »

A ces considérations, on ajoute les suivantes :

Si on supprime dans la Cité quelques maisons de prostitution, ou si on n'accorde pas facilement la tolérance pour en ouvrir de nouvelles, toutes les filles de la plus basse classe, qui sont attirées dans ce quartier par les mauvais sujets qui y habitent ou qui s'y rendent, iront se réfugier dans les garnis voisins, ce qui ne fera que changer le désordre de place, sans le diminuer en rien; ou bien elles se répandront dans les rues, dans les boutiques de marchands de vins et d'eau-de-vie que l'administration ne peut pas surveiller, et que là se commettront impunément les vols, les tapages et les scènes les plus révoltantes; qu'il faut supporter ces maisons là où elles existent et où elles ont pris, en quelque sorte, droit de domicile; car, dans l'état actuel de notre société, on ne pourrait soulager un quartier de ces sortes d'établissements qu'en en surchargeant un autre.

Dans cette agglomération des maisons publiques sur un point circonscrit, il faut toujours, de la part de l'administration, une très grande prudence et beaucoup de circonspection : elle doit, pour ainsi dire, assortir les maisons aux goûts, aux mœurs et aux habitudes du quartier; par exemple, ne pas permettre, dans le quartier Feydeau, un établissement qui, par sa nature, sa composition et la manière dont il est tenu, ne peut rester que dans la Cité ou le quartier des Arcis; tel, en effet, qui restera inaperçu sur un point, causera dans un autre le plus grand scandale, et attirera à l'administration le reproche de négligence et d'immoralité.

Suivant que la rue est paisible ou sans cesse en-

combrée de voitures, de piétons et de gens qui font
du bruit, en les supposant toutes deux aussi bien
habitées, la conduite de l'autorité doit varier lorsqu'il s'agit d'accorder une tolérance : dans les quartiers populeux et bruyants, une maison de prostitution se confond dans la foule et reste inaperçue :
dans le cas contraire, elle fait un contraste choquant aux yeux du public, et ne saurait être autorisée sans blesser d'une manière trop forte les yeux
des habitants. La proximité ou l'éloignement des
postes militaires est un point très important à considérer dans l'établissement de toute maison de débauche, mais surtout lorsqu'il s'agit de maisons infimes, repaires de vauriens et de souteneurs. J'ai
toujours vu attribuer l'ordre admirable qui règne
dans la Cité, malgré tant de causes de désordre,
au voisinage de la Préfecture de police ; les rapports
des inspecteurs que j'ai pu consulter confirment tout
ce que je viens de dire. Suivant ces rapports, c'est à
la proximité des postes de gendarmerie qu'est due
la tranquillité vraiment surprenante de quelques
maisons très mal famées et plus mal habitées encore : c'était donc à tort que Napoléon voulait
qu'on éloignât les maisons publiques des postes militaires ; il est vrai qu'elles peuvent nuire aux individus qui y sont renfermés, mais les postes sont
pour la ville et non pour les soldats.

Il nous faut examiner maintenant ce que peuvent,

contre l'établissement d'une maison de prostituées,
les plaintes et les réclamations des voisins.

§ IX. *Oppositions et réclamations des propriétaires et
locataires contre l'existence et l'établissement, dans
leur voisinage, des maisons de tolérance.*

Les propriétaires et habitants tous opposés à l'établissement de nouvelles
maisons. — Noms particuliers donnés par nos ancêtres à quelques rues
de Paris. — Motifs allégués par ceux qui font des plaintes et des oppositions. — Ce que répond l'administration. — Sa conduite pleine de sagesse dans ces sortes de circonstances. — La plupart des oppositions
dictées par l'intérêt personnel et non pas par celui de la morale.

Il n'est pas de rue, quelque sale et dégoûtante
qu'elle soit, quelque mal habitée qu'elle puisse
être, où l'établissement d'un lieu public de prostitution n'excite des réclamations de la part de tous
les propriétaires et locataires voisins; l'administration en a reçu souvent, et de fort énergiques, de la
part des habitants de la rue de La Reynie, autrefois *Trousse-Vache*, de ceux des rues aux Fèves et
Saint-Éloi, dans la Cité, les plus sales et les plus
dégoûtantes de Paris, et de ceux de la rue Marie-
Stuart, autrefois *Tire-Boudin*, de tout temps consacrées à la prostitution. Ces noms anciens que je
rappelle à dessein, qui remontent au premier temps
de notre histoire, et que l'administration a cru devoir changer pour obéir à une sorte de pudeur publique, montrent qu'ils ne doivent leur origine
qu'à des usages que nos pères ne craignaient pas

d'appeler par leurs noms. Nous avions jadis le cul-de-sac *Putigny*; le cul-de-sac *Putigneux* existe encore, ainsi que les rues du Petit, du Grand et du Moyen-Hurleur, autrefois *Heurleux*, expression analogue à celle de *chienlit*, et dont se servaient les enfants et la populace en poursuivant ceux qu'ils voyaient sortir de ces rues encombrées de prostituées et particulièrement consacrées à la prostitution.

Dans ces sortes de circonstances, les observations des habitants ressemblent beaucoup à celles des commissaires de police dont j'ai parlé plus haut : ils demandent si un particulier a le droit, pour louer plus avantageusement sa maison, de porter à tous ses voisins un préjudice notable ; ils disent que si les maisons destinées à la prostitution sont une chose publique, il faut qu'elle soit également supportée par tous, et qu'après avoir pesé pendant un certain nombre d'années sur un point de la ville, il est nécessaire et juste de la reporter sur un autre. Faisant allusion aux établissements insalubres et incommodes, ils allèguent qu'il existe dans Paris des états vraiment utiles, et qui cependant ne peuvent s'établir qu'à certaines conditions et après une enquête préalable, à cause des inconvénients qu'ils procurent au voisinage; ils se demandent par quelle anomalie des établissements, aussi honteux qu'ils sont dangereux et nuisibles, ne sont pas assujettis aux

mêmes formalités. On a vu de véritables coalitions,
formées par tous les propriétaires et locataires d'une
rue, donner de véritables embarras à l'administration par leur persévérance et leur opiniâtreté :
quelques uns d'eux, fatigués de voir leur réclamations inutiles, les ont portées jusqu'au trône ; j'ai
vu une lettre adressée à la duchesse d'Angou-
lême, et renvoyée par cette princesse à M. Delaveau.

On a deviné d'avance les réponses de l'administration à toutes ces doléances et à toutes ces réclamations ; en voici les principales : La prostitution
est inhérente aux sociétés, et on ne peut pas la détruire ; si on expulse d'un endroit quelconque une
maison de prostitution, il faudra de toute nécessité
qu'elle aille s'établir ailleurs ; or, sur ce nouveau
point, elle excitera des réclamations aussi justes que
sur le premier ; si on écoutait toutes les réclamations, aucune maison ne pourrait s'établir ; il faut
donc passer outre, chaque fois que les inconvénients ne sont pas trop graves et tant qu'ils n'intéressent pas d'une manière directe la morale et l'ordre
public ; s'il n'y avait qu'à opter entre des propriétaires respectables et un vil teneur de maison,
on peut être assuré que l'administration ne balan-
cerait pas ; mais il faut voir l'ensemble des choses,
et ne pas faire pour un particulier isolé ce qu'on
est dans l'impossibilité d'accorder aux autres ; si,

par des considérations particulières, on faisait droit
à la demande d'un particulier, quelque méritant
qu'il fût, à quel degré de l'échelle s'arrêterait-on,
car les droits de tous les propriétaires sont également respectables ?

Lorsque des plaintes, soit isolées, soit collectives,
sont faites contre une ou plusieurs maisons, l'administration fait prendre des renseignements et re-
commande à ses agents une surveillance exacte : le
plus ordinairement ces mesures suffisent pour réprimer le désordre, s'il s'en commettait réellement ;
on avertit les maîtresses de maisons d'être sur leurs
gardes, et, s'il leur est impossible de maintenir
leurs filles, la tolérance leur est ôtée sans forme de
procès, et transmise à une autre ; car, par les raisons
que j'ai dites plus haut, si la maison cessait d'être
publique, elle serait à l'instant envahie par la prostitution clandestine ou particulière, et le désordre
ne ferait qu'augmenter.

Le plus ordinairement les plaintes et les réclamations adressées contre des maisons publiques sont
dictées par des motifs d'intérêt personnel : souvent
un particulier répare et embellit sa maison ; il aug-
mente d'un tiers tous ses appartements, et ne pouvant les louer, il accuse le mauvais lieu voisin, qui
souvent y existait bien avant qu'il fût propriétaire.
Ce cas, ou d'autres analogues, se présentent tous
les jours.

§ X. *Désordres qui ont quelquefois lieu dans les maisons de tolérance.*

Ces désordres sont très rares. — Ils s'élèvent d'une manière périodique. — Sont occasionnés par l'ivresse. — Quelquefois par l'esprit de vengeance. — Bien plus graves et bien plus fréquents autrefois qu'à l'époque actuelle. — Peinture de ces désordres anciens. — Nous ne sommes pas assez reconnaissants envers l'administration actuelle des services qu'elle nous rend. — Sa conduite dans quelques cas embarrassants.

Le sujet que j'ai traité dans le paragraphe précédent m'amène naturellement à l'examen des désordres qui se passent le plus ordinairement dans les maisons publiques de prostitution, et qui par leur nature méritent l'attention de l'administration.

On peut dire en général que ces désordres sont très rares, et qu'ils n'ont jamais lieu que dans les maisons les plus infimes; ils ne sont pas journaliers, et reviennent d'une manière périodique, ce qui tient aux habitudes de la classe ouvrière. Ainsi, le samedi, jour de paie, le dimanche et le lundi, jours de débauche, on peut s'attendre à des scènes tumultueuses ; elles sont toutes occasionnées par les désordres inévitables de l'ivresse, le refus de paiement, et quelquefois pour les prétextes les plus frivoles ; les souteneurs en sont souvent la cause par les querelles qu'ils cherchent, soit aux étrangers, soit à leurs rivaux.

On entend quelquefois crier au voleur, au meurtre, à l'assassin; mais ces cris sont toujours poussés par les filles qui se trouvent en butte aux mauvais traitements que leur font subir des hommes plus forts qu'elles, et dont elles ne peuvent se débarrasser.

Il arrive quelquefois que des individus, pour assouvir leur vengeance contre une maison dans laquelle ils auront été infectés, y entrent en force, tombent sur la maîtresse de la maison et sur ses filles, et les maltraitent de la manière la plus horrible; j'ai vu plusieurs rapports où ce motif de tapage se trouvait spécifié.

Les militaires ont de tout temps été la terreur des dames de maisons et la cause de tous les désordres qui se passaient chez elles; aussi a-t-on été obligé de prendre à cet égard des mesures sévères dont je parlerai au chapitre XII.

Je dois le répéter, tous ces désordres, en général très rares, le sont encore plus dans les maisons publiques; presque tous ceux qui viennent à la connaissance de l'administration ont lieu dans les garnis et chez les filles isolées.

Les sentences rendues par le tribunal du Châtelet et par le lieutenant de police me mettent à même d'établir un parallèle entre l'époque actuelle et le siècle dernier, relativement aux désordres qui se passaient dans les maisons publiques. Il y est sans cesse question de scandale affreux commis en pleine rue, de voisins battus, maltraités, et qui ne peuvent ni entrer dans leur maison, ni en sortir sans courir le risque de perdre la vie. On y dit que le tapage est si fort et si continuel, que les habitants du quartier ne peuvent reposer, malgré les soins du commissaire, qui est sans cesse sur pied; on y parle plusieurs fois, et en particulier de 1720 à 1730, de meurtres commis dans les maisons, ce qui les fait murer pendant six mois. En 1725, tous ceux qui fréquentaient les mauvais lieux avaient l'épée au côté; aussi, dans la description du désordre que l'on voulait réprimer, parle-t-on de bruit et de cris épouvantables, de blessures, de cliquetis de sabres et d'épées, ce qui empêchait souvent le *guet* d'y pénétrer. Que pouvait faire dans ce cas un commissaire de police suivi de trois ou quatre soldats? car c'était quelquefois dans les caves des maisons que se passaient ces scènes de désordres et de barbarie.

On a peine à comprendre un pareil ordre de choses, et on ne le croirait pas s'il n'était constaté par des pièces authentiques. Après cela, qu'on parle du désordre actuel, qu'on accuse l'administration de négligence et d'incurie, qu'on n'ait pas honte de l'appeler immorale! Quant à moi, je vois partout les heureux résultats de son action tutélaire, j'admire les bienfaits dont nous lui sommes redevables: j'en ai déjà signalé quelques uns, et j'aurai plus d'une fois l'occasion d'en signaler d'autres plus importants encore.

Cette police, tant décriée par ceux qui ne connaissent pas le bien qu'elle leur procure, se trouve quelquefois dans un grand embarras au sujet de quelques maisons qu'on lui demande l'autorisation d'établir. Je vais citer quelques exemples qui serviront à faire connaître les autres cas analogues.

Certains endroits de Paris, on ne peut plus mal situés, et, par leur disposition, véritables coupe-gorges, semblent être choisis de préférence par les mauvais sujets et par tout ce qu'il y a de plus abject parmi les prostituées. Autour de ces lieux fourmillent les cabarets, les tabagies et les estaminets qui ne prospèrent que par la dépense que vient y faire cette population immonde. En vain a-t-on expulsé à cent reprises différentes les filles publiques qui y stationnent; en vain a-t-on employé tous les moyens pour *assainir* ces rues, les efforts ont toujours été vains, et les moyens qu'on a mis en usage n'ont servi qu'à faire subir des pertes aux principaux locataires, et à convaincre l'autorité que ces endroits ne pouvaient être *désinfectés.* Dans ce cas, lorsque l'on demande à y établir une maison publique de prostitution, on se hâte de la tolérer, *sans faire attention aux écoles de filles et de garçons qui peuvent se trouver à côté.* Ce cas s'est présenté pour le passage de la Pompe et pour le cul-de-sac de la Brasserie près le cloître Saint-Honoré.

Il est des individus très mal famés sous une foule de rapports, et que l'administration ne doit jamais perdre de vue. Quelquefois ces individus demandent à ouvrir des maisons de prostitution dans les lieux qui ressemblent à ceux que j'ai indiqués plus haut; s'ils demandaient cette autorisation pour des lieux ordinaires, elle ne leur serait pas accordée; mais, dans le cas en question, on s'empresse de la leur donner; ils purgent en effet le quartier en concentrant chez eux tous les mauvais sujets, que l'on peut alors maintenir avec plus de facilité. Le teneur de maison devient en quelque sorte agent de l'administration par la surveillance qu'il exerce sur tous les habitants; et par la crainte de voir sa maison fermée et de perdre ainsi son industrie, il s'empresse d'aller au-devant des désordres, et fait plus à lui seul qu'un grand nombre d'inspecteurs.

On en donne aussi quelquefois à des logeurs, à certaines femmes qui, malgré toutes les défenses, favorisent la prostitution clandestine. (Voyez chapitre VIII.)

§ XI. *Projets présentés à l'administration pour l'organisation et la répartition, dans Paris, des maisons tolérées.*

Le plus ancien de ces projets appartient à Restif de la Bretonne. — Curieux règlement proposé par cet auteur. — Son érudition et son ignorance sur une foule de points. — Son projet impraticable. — Il est imité par d'autres spéculateurs. — Impudeur de quelques uns. — Bassesse et abjection de tous.

On vient de voir dans ce chapitre le tort immense que la présence des prostituées faisait à la réputation d'une maison, et combien était pénible à toute la population la présence et le voisinage de tous les lieux consacrés d'une manière spéciale à la prostitution. Ceci m'amène à examiner les projets présentés en différentes circonstances à l'administration, pour l'établissement de maisons publiques de prostitution appartenant soit à la ville, soit à l'État, soit à des compagnies particulières.

De tous ces projets, le plus ancien et le plus remarquable est celui que Restif de la Bretonne a inséré dans son *Pornographe*, livre extraordinaire, et où l'on trouve, traitées d'une manière bien légère, des questions dont la nature réclame la réserve et la gravité. Cet auteur, qui écrivait en 1770, proposait à l'administration d'établir dans les grandes villes des édifices plus ou moins vastes, où toutes les filles publiques seraient obligées de se retirer; il donna le plan de ces maisons, et fit pour elles un règlement en soixante-six articles, dans lequel se trouvent les choses les plus étranges qu'il soit possible d'imaginer ; il y établit différentes classes de filles, suivant leur beauté et leurs agréments ; il dresse des tarifs, et organise un personnel pour l'administration intérieure et extérieure de la maison ; il prévoit ce que l'on fera des femmes mariées, des filles qui deviendront grosses, des enfants de ces filles, suivant leur âge et leur sexe; il s'occupe du sort des malades, des infirmes et des surannées ; il n'oublie pas le chapelain ou le curé de la maison,

et lui prescrit ses devoirs à l'égard des enfants des
filles converties et de celles qui sont dans l'exercice
du métier; il fait un grand éloge de la religion et
des livres capables d'en inspirer le goût; il entre enfin
dans les plus petits détails sur le linge, la nourriture,
la dépense de la maison et son revenu probable, etc.

Dans ce travail, fruit d'une imagination en délire, on reconnaît l'homme qui a lu tout ce qui
concerne les prostituées, et qui possède à cet égard
la plus vaste érudition; mais on ne tarde pas à voir
qu'il n'a pas approfondi le sujet dont il parle; qu'il
ne connaît ni les mœurs, ni les goûts, ni les habitudes de la plupart des prostituées de Paris; qu'il
n'a pas suivi ces femmes dans toutes leurs classes et
dans toutes les périodes de leur vie; aussi propose-
t-il sans cesse des mesures qui, se trouvant en opposition avec tout ce qu'apprend l'observation et
l'étude attentive de cette population, seront toujours impraticables. Ce qui, dans ce projet, est véritablement honorable pour son auteur, c'est d'a-
voir pensé que l'on pourrait améliorer la santé des
prostituées, et détruire, par une surveillance attentive, la maladie qu'elles transmettent sans interruption et avec une activité véritablement effrayante;
cette idée de Restif, dédaignée par ses contemporains
et regardée comme une utopie, fut mise à exécution
quarante ans plus tard : nous verrons par la suite les
fruits merveilleux qu'elle a produits.

A peu près à la même époque, un anonyme, inspiré probablement par le livre de Restif, adressa à l'autorité, dans un mémoire manuscrit, des vues particulières sur les prostituées de Paris. Les améliorations qu'il proposait étaient basées sur l'établissement de maisons particulières, ayant chacune à leur tête une femme *supérieure*, et, pour en faciliter la surveillance, il demandait que le nombre en fût limité *à cinq cents*.

Dans un mémoire présenté au lieutenant de police Lenoir, se trouve l'indication de maisons publiques qu'il serait utile d'établir; mais on ne fait qu'en parler sans entrer dans des détails, et sans indiquer d'une manière précise ce que l'on entendait par ces sortes d'établissements.

Depuis le rétablissement de l'ordre dans notre pays, et par suite la réorganisation de la police, des spéculateurs moins désintéressés que Restif ont, à différentes reprises, adressé à l'administration des projets analogues; je vais, en peu de mots, passer en revue quelques uns des principaux.

Le 10 germinal an x (30 mars 1802), un officier de santé, jaloux des avantages que procurait à quelques uns de ses confrères la visite des prostituées, instituée récemment par le préfet de police Dubois, adressa un mémoire à ce magistrat pour lui proposer quelques améliorations qu'il jugeait indispensables : au nombre de ces améliorations se trouvait l'établissement de lieux publics ou parthénions dans lesquels on renfermerait toutes les filles, pour les assujettir au régime que l'on jugerait nécessaire.

Deux mois après (3 mai), un autre particulier envoya, sur le même sujet, quelques observations au ministre de la police générale (Fouché) ; il voulait une organisation pour la France entière, et l'établissement, dans chaque ville, de maisons spéciales indépendantes de l'administration municipale, mais qui ressortiraient toutes d'une administration centrale dont le siége serait à Paris ; il finissait par demander une place dans cette organisation.

En 1820, un habitant de Charleville fit, dans un long mémoire, une peinture hideuse de l'intérieur de Paris, sous le rapport des mœurs et du dévergondage des prostituées ; pour remédier à ce désordre, il proposait d'établir, dans chacun des arrondissements de Paris, six maisons publiques qu'il intitulait Wauxhalls de Cythère ; et, dans le dernier article d'un règlement pour la police intérieure de ces lieux, il prouvait que personne n'était plus à même que lui d'en être l'inspecteur-général.

Le peu de succès obtenu par tous ces faiseurs de projets n'empêcha pas, en 1827, un M. Jourdain de traiter le même sujet. Cette fois, considérant ce qui se pratiquait à Paris comme un modèle à suivre, il demandait que des établissements semblables fussent formés dans toutes les villes de France, où, di-

sait-il, la syphilis fait d'épouvantables ravages, et
ceux qui en sont affectés sont repoussés de tous les
établissements publics; la seule amélioration qu'il réclamait pour Paris était l'établissement de maisons
publiques qu'il distribuait dans chaque arrondissement de la manière suivante :

Dans le	1er	10
le	2e	30
le	3e	40
le	4e	20
le	5e	10
le	6e	8
le	7e	6
le	8e	6
le	9e	8
le	10e	4
le	11e	2
le	12e	3
	Total.	147

Ce M. Jourdain ne demandait pas directement
une place, mais il faisait entendre de quelle utilité
il pourrait être pour l'organisation de tous ces établissements.

Le 10 décembre 1828, un sieur Lafargue adressa
au préfet de police des vues sur la prostitution.
Entre autres projets, il voulait que l'on cantonnât
les prostituées dans des quartiers et des maisons *ad
hoc*, qu'on les y retînt en *charte privée ;* que des
jardins publics, entourés de portiques, dépendis-

sent de ces maisons, qui ne seraient ouvertes qu'à certaines heures et aux hommes seulement. L'auteur de ce projet n'oubliait ni *le tarif*, ni le règlement, ni tous les autres accessoires, suivant lui, nécessaires pour la sûreté et l'embellissement de ces lieux.

Le dernier mémoire qui, à ma connaissance, soit parvenu à l'administration, sur l'organisation de ces maisons, lui fut adressé, en 1829, par une compagnie représentée par un nommé D***, se disant directeur d'une agence générale pour les placements sur les fonds publics : rien de plus immoral que ce mémoire, rédigé d'ailleurs avec beaucoup d'esprit. Si on le compare au *Pornographe* de Restif, ce dernier, que bien des gens traitent avec rigueur, et cela avec juste raison, se fera remarquer par sa pudeur, sa décence et sa retenue. Il est dit dans ce mémoire : — que le mariage et la satisfaction *légitime* du besoin de la reproduction ne *conviennent* pas à tout le monde..... — qu'il faut savoir calculer quelle peut être à cet égard la *somme véritable* des besoins d'une population.... — que c'est d'après ces calculs qu'ils ont basé leur projet.... — que l'industrie dont ils vont s'occuper a jusqu'ici été exercée d'une manière déplorable, et qu'elle a besoin, pour sortir de l'état où elle est, d'être stimulée par la concurrence.... — qu'ils *n'épargneront et ne négligeront rien* pour faire prendre au public l'habitude de fréquenter leurs maisons..... — que rien n'était plus moral que leur projet ; les maisons qu'ils fonderont n'auront pas d'autre inscription que le mot MORALE.... — En parlant des dames de maison et des établissements qu'elles dirigent, ils disent : que, jusqu'à présent, *des individus incapables de s'élever à une idée générale* se sont emparés, *avec toute la mesquinerie de conception et toute la rapacité qui caractérise l'intérêt personnel,* de la destinée des filles publiques, et de cette manière les ont rendues aussi ignobles que possible.... que l'esprit d'association est seul capable d'améliorer le sort de ces filles et leur rendre ce que la société n'aurait jamais dû leur refuser, une existence *compatible avec une morale supportable...*—Mais pour que cet esprit d'association produisît tous ses fruits, et imprimât à ses œuvres *les caractères de grandeur et de générosité qui ennoblissent toutes choses,* il fallait, pour indemniser la compagnie des *millions* qu'elle devait dépenser, que l'administration lui donnât un *privilége exclusif,* et fît fermer d'autorité toutes les maisons tolérées, *véritable foyer,* disait-on, *de scandale et de désordre.*

On pense bien que cette demande ne fut pas écoutée ; on la rejeta moins peut-être à cause de l'impossibilité physique d'exécuter un pareil projet, que par le dégoût qu'inspira à l'administration une pareille manière d'envisager un état de choses qui, pour être inévitable, n'en est pas moins pénible ;

elle pensa qu'il fallait laisser aux êtres vils les spéculations viles, et que, pour avoir des *millions* à
sa disposition, on n'en restait pas moins dans la
catégorie de ces individus réputés infâmes et abjects
par tous les peuples, et dont l'histoire fera le sujet
du chapitre qui doit suivre celui-ci.

Cette histoire des maisons publiques de prostitution resterait incomplète si je me taisais sur un
genre particulier dont je vais m'occuper.

§ XII. *Des changements et mutations que les maisons
tolérées éprouvent dans le cours d'une année.*

Les établissements tenus par les maîtresses de
maison sont sujets à des changements et à des mutations que l'on peut rapporter à huit causes principales ; ces causes sont :

1. Le changement de domicile ;

2. Le décès de la maîtresse ;

3. La cession qu'elle fait à une autre de son établissement ;

4. La banqueroute ou l'abandon de la maison,
sans déclaration ;

5. La retraite volontaire, rapportant à l'autorité
la tolérance obtenue ;

6. Son expulsion par le propriétaire ;

7. La suspension de la tolérance, par ordre de
l'administration ;

8. La fermeture définitive de la maison.

Je vais, dans un court tableau, indiquer ce qui s'est passé, à cet égard, pendant l'espace de dix années.

Epoques	Changement de domicile.	Décès.	Cession de l'établissement à d'autres.	Banqueroutes.	Retraite volontaire.	Expulsion.	Suspension de l'établissement.	Fermeture de l'établissement.
1818	12	3	1	4	21	0	3	11
1819	3	6	1	5	8	2	0	8
1820	2	4	9	6	10	7	3	3
1821	6	5	29	6	5	0	1	5
1822	4	6	13	2	13	3	5	7
1823	5	4	4	2	8	1	5	9
1824	2	3	9	3	5	1	2	0
1825	7	5	16	0	5	0	2	4
1826	5	4	10	4	9	0	4	5
1827	4	3	20	0	11	0	2	4
1828	4	4	4	0	4	0	0	0

§ XIII. *Considérations importantes sur ce que l'on entend en langage administratif par maisons de passe.*

Ce qu'est une maison de passe. — Classe des prostituées qui fréquentent ces maisons. — On y reçoit une foule de femmes et de filles qui ne sont pas inscrites sur les registres des prostituées. — Combien elles favorisent le désordre et l'immoralité. — Nécessité de les surveiller d'une manière plus exacte que toutes les autres. — Moyens différents proposés à l'administration pour atténuer le mal fait par ces maisons. — Ils sont tous reconnus impraticables. — Nécessité de mettre beaucoup de sagesse et de prudence dans tout ce qui regarde la police de ces maisons. — Nouvelle preuve qu'il faut se borner à atténuer le mal lorsqu'on ne peut pas l'empêcher.

La plupart, pour ne pas dire toutes les dames de maison, ne se contentent pas de tirer parti des malheureuses qui se réfugient chez elles et qu'elles livrent aux libertins, elles ouvrent encore leurs établissements à tous les individus de l'un et l'autre sexe qui viennent leur demander, pour un temps fort court, une chambre garnie de meubles plus ou moins somptueux. Si ce commerce se pratique dans toutes les maisons de Paris, on en compte un certain nombre qui lui sont consacrées d'une manière en quelque sorte exclusive ; le nombre des prostituées qui se trouvent dans ces dernières est au moins de deux ; il n'y en aurait même pas si la police n'exigeait leur présence d'une manière formelle : j'en dirai bientôt la raison.

Quelle est la population qui fréquente ces maisons? c'est un point qu'il est important de connaître, pour savoir l'influence qu'elles peuvent avoir sous le rapport moral et sous le rapport sanitaire.

Nous avons vu que la masse des prostituées pouvait se diviser en trois classes : l'une retirée dans les maisons de débauche, l'autre habitant des chambres particulières, et la troisième reléguée dans les garnis du plus bas étage. Si quelques filles de la seconde classe exercent leur industrie dans leur demeure, la majeure partie ne le fait pas ; il en est de même des filles de la dernière, qui se contentent de passer la nuit dans des réduits où on les accumule souvent les unes sur les autres.

C'est aux filles de ces deux dernières catégories

que servent les maisons dont il est ici question ;
elles y amènent les hommes dont elles se font suivre, ou qu'elles raccrochent dans les rues et dans
tous les lieux où elles pénètrent. Pour peu qu'on
réfléchisse à cette manière de vivre, on comprendra
aisément les motifs qui font que tant de prostituées
la préfèrent à la condition de filles de dames de
maison ; car elles jouissent de leur liberté, tout ce
qu'elles gagnent leur appartient, elles n'acceptent
que les gens qui leur conviennent, et elles peuvent
exercer leur industrie dans toute l'étendue de Paris,
aujourd'hui sur un point, et demain sur un autre.
On trouvera à l'article *stationnement* et *raccrochage* le complément de tout ce qui regarde ce point
particulier de la vie des prostituées.

Si les dames de maison ne recevaient chez elles
que les prostituées reconnues et enregistrées à la
Préfecture de police, le mal qu'elles feraient ne serait pas bien grand, et l'on pourrait sans crainte
tolérer un pareil ordre de choses ; mais il n'en est
pas ainsi, et voici ce qui arrive.

Elles offrent une merveilleuse ressource aux domestiques de Paris, qui, en faisant leurs commissions et soignant en apparence les intérêts de leurs
maîtres, savent prendre une demi-heure sur le temps
qui leur est accordé, et conserver, de cette manière,
la réputation de sagesse si importante pour leurs
intérêts ; on y voit accourir des ouvrières qui ont

fini leur journée, et qui, sous un déguisement quelconque, y amènent leurs amants ou les hommes qui leur sont adressés; des femmes mariées ne craignent pas de s'y rendre; souvent des hommes y amènent les jeunes filles trompées par leurs fallacieuses promesses; il n'est pas rare enfin de trouver de petites filles de douze, treize et quatorze ans, qui connaissent toutes ces maisons, et qui y conduisent les hommes qu'elles vont chercher dans des réunions ou sur la voie publique. Quelques unes de ces maisons sont spécialement consacrées aux actrices de second ou de troisième ordre, et à toutes les femmes de théâtre si nombreuses dans Paris.

Cette allure particulière de la prostitution explique les raisons qui ont engagé la plupart des préfets de police à surveiller les maisons qui la favorisent, et à les considérer comme plus dangereuses que toutes les autres. Cette surveillance est d'autant plus nécessaire, que quelques unes sont dirigées par des individus qui souvent se cachent dans le mystère, et qui mettent dans toute leur conduite une telle réserve, qu'elles parviennent à rester inconnues, même aux voisins les plus immédiats. Une de ces directrices exerça son industrie avec tant d'habileté et d'adresse, que ses deux gendres, hommes très honorables, n'apprirent qu'après sa mort quelle était la source impure d'où provenaient les cinquante mille francs que leurs femmes avaient chacune apportées en dot, et la somme pareille qu'ils trouvaient dans la succession.

La surveillance de ces maisons fut particulièrement active sous M. Anglès, dont le nom revient toujours chaque fois qu'il s'agit d'un perfectionnement apporté dans une branche quelconque du régime des prostituées; elle ne diminua pas sous M. Delavau; ni pendant l'administration de ses deux successeurs, MM. Debelleyme et Mangin.

Parmi les moyens qui furent proposés en différentes circonstances pour atténuer les inconvénients inhérents à cette tournure particulière de la prostitution, je dois en signaler quelques uns qui m'ont paru plus raisonnables que les autres.

On conseilla aux préfets d'astreindre les directrices de ces sortes de maisons à tenir une note de toutes les femmes qui viendraient ou qui leur seraient amenées du dehors, pour en former une liste indicative qu'on ferait passer le lendemain à la Préfecture de police; on espérait par ce moyen surprendre une foule d'insoumises, les assujettir à la surveillance sanitaire, et inspirer pour ces sortes de maisons une crainte salutaire à toutes les femmes qui, conservant quelque pudeur, ne voudraient pas que leurs noms, ainsi que leurs habitudes, fussent divulgués et signalés à l'autorité; mais on reconnut toujours l'impossibilité d'exécuter une pareille mesure. Comment, en effet, exiger ce travail de femmes qui, pour la plupart, savent à peine écrire d'une manière lisible, et qui par là pourraient compromettre la réputation de plusieurs personnes? D'un autre côté, quelle sincérité peut-on espérer de pareils êtres? Que leur importe d'ajouter une nouvelle infamie à toutes celles qui les couvrent? N'ont-elles pas un grand intérêt à conserver leur clientelle, qu'elles perdraient certainement en signalant à la police les filles et les femmes qu'elles reçoivent? Qui peut d'ailleurs les porter à favoriser cette police, trop souvent obligée de sévir contre elles?

En supposant que les inconvénients ci-dessus signalés pussent être évités par un moyen quelconque, quel travail que celui de vérifier chaque jour cent cinquante ou deux cents listes, contenant chacune dix, vingt, et il faut l'avouer, pour quelques unes, plus de quatre-vingts noms, dans le but d'y découvrir quelques femmes non connues, qui, intéressées à se cacher, se déroberaient d'autant plus aisément aux recherches, qu'il leur suffirait pour cela de ne pas indiquer leur adresse véritable!

On a plusieurs fois examiné s'il ne conviendrait pas de se borner à défendre expressément aux dames de maison de recevoir, de cette manière passagère, d'autres femmes que celles qui leur seraient bien connues pour être enregistrées à la police, et qui leur justifieraient d'une carte de visite du dispensaire, n'ayant pas plus d'un ou deux mois de date.

Il est hors de doute qu'à l'aide de visites fréquentes et inopinées, faites dans toutes les maisons
par les officiers de paix et les inspecteurs, et surtout avec la menace d'une peine sévère, telle que
la fermeture de la maison, on ne parvienne à en éloigner pour un certain temps quelques unes des habituées; mais aura-t-on obtenu par ce moyen des
résultats bien avantageux pour le bon ordre et
pour les mœurs? On peut, sans crainte de se tromper, affirmer le contraire; cette population refluera
dans les maisons clandestines; il s'en formera partout, et l'on sera inévitablement réduit à regretter
un ordre de chose très triste, il est vrai, mais qu'il
faut nécessairement tolérer pour en éviter un pire.
On peut voir, à l'appui de cette opinion, ce que
contient le chapitre où il est question de la prostitution clandestine.

Il est évident que l'administration ne peut pas
assimiler à des prostituées toutes les femmes qui
viennent ainsi passagèrement dans les maisons consacrées à la débauche; elle n'a d'autorité, ni sur
elles, ni sur les personnes qui les accompagnent;
elle n'a pas à leur reprocher de scandale public;
elle ne peut pas les empêcher de faire ce qui leur
convient, et elle se compromettrait gravement en
agissant autrement; ici, comme dans tout ce qui
regarde la prostitution, il faut savoir tolérer ce
qu'on ne peut empêcher; il faut reconnaître que les

dames de maison sont encore ici de quelque utilité, et que, dans l'intérêt du bien général, il faut se contenter de les surveiller, et de les mettre par là dans la nécessité de ne pas dépasser les bornes au-delà desquelles leur mauvais naturel, la bassesse de leur âme et leurs habitudes perverses les entraînent nécessairement.

Pour arriver à ce but, l'administration n'a jusqu'ici trouvé qu'un moyen, c'est d'exiger que dans toutes les maisons consacrées d'une manière particulière et spéciale à ce genre d'industrie, il s'y trouvât, au moins, en permanence et à demeure, deux filles publiques inscrites et soumises aux règlements de la police. Il a été reconnu par l'expérience que la seule présence de ces filles en impose aux femmes qui tiennent les maisons; en effet, elles les considèrent comme autant de surveillantes qui peuvent faire connaître tous les délits dont elles se rendraient coupables, et dénoncer les individus qui, par leur âge ou par toute autre circonstance, devraient être éloignés de ces maisons; elles y rendent nécessaires les visites des chirurgiens du dispensaire, et y motivent l'entrée des inspecteurs à toutes les heures du jour et de la nuit. Dans un rapport fait en 1823 par un officier de paix du dispensaire, j'ai trouvé que sur 150 maisons que l'on connaissait alors, et qui ne contenaient en tout que 220 filles, on en comptait 48 n'ayant pas à

demeure une seule fille inscrite et connue de l'administration ; aussi cet officier déplorait-il cet ordre
de choses qu'il dénonçait au préfet comme aussi
pernicieux à l'intérêt de la société qu'à la morale
publique. Ces détails sont curieux, et font naître
plus d'une réflexion, surtout lorsqu'on se reporte à
l'époque indiquée dans le rapport qui les donne.

Un pareil état de choses paraîtra surprenant à
bien des personnes respectables, et ne manquera
pas de les scandaliser ; mais que ces personnes ne se
hâtent pas pour cela d'accuser leur siècle et la société au milieu de laquelle elles se trouvent placées ;
qu'elles apprennent plutôt que les tristes détails
que je viens de leur faire connaître, et que je déplore aussi bien qu'elles, ont existé dans tous les
temps, et sont de tous les pays ; que les établissements dont je viens de parler, et souvent de plus
abominables encore, sont inhérents à toutes ces immenses agglomérations d'hommes, où viennent se
cacher les mauvais sujets d'un royaume tout entier,
et que l'ignorance où ces personnes sont restées pendant toute leur vie de l'existence de ces repaires
du vice, leur fasse apprécier, autant qu'ils le méritent, les soins éclairés de l'administration.

§ XIV. *Des établissements désignés en administration sous le nom de maisons à parties.*

Ces maisons tenues par des femmes d'esprit et d'intrigue. — Les repas qui s'y font, véritables orgies. — On y joue des sommes considérables. — La plupart de ces maisons restent inaperçues. — On y rencontre les intrigues les plus infâmes. — Raisons qui font que l'administration ne peut atteindre ces maisons qu'avec beaucoup de peine.

Quelques dames de maison, non dépourvues d'esprit, d'instruction et de bonnes manières, et possédant surtout le caractère de l'intrigue, donnent chez elles des déjeuners et des dîners, où se rendent les débauchés de toutes les classes de la société qui ont de l'argent à leur disposition, et qui sont sûrs d'y trouver les prostituées les plus agréables, et cette classe particulière de femmes dangereuses dont j'ai parlé ailleurs, et que l'administration ne peut pas et ne doit pas considérer comme des filles publiques, bien qu'elles en exercent véritablement le métier. Souvent ces parties se font à la campagne ou dans des endroits retirés, tantôt sur un point, tantôt sur un autre; on y joue des sommes énormes; et comme les filous d'esprit et de bon ton qui s'y trouvent sont toujours de connivence avec les filles et la maîtresse de la maison, on conçoit aisément le danger de ces réunions, plus pernicieuses encore pour la bourse que pour la santé.

Il existe de ces maisons, tenues sur un très haut

pied, dans lesquelles on fait de très grandes dépenses, qui sont tenues par des femmes que la police ne saurait saisir, bien qu'elle les connaisse, et qui affichent en tout les dehors de la réserve et de la modestie, passent, dans leur quartier, dans leur rue et souvent même dans la maison où elles demeurent, pour des femmes très honnêtes.

C'est dans toutes ces maisons que se trament les intrigues, que se ménagent les rendez-vous, que se trouvent des femmes abandonnées de leurs maris, ou qui, véritables Messalines, viennent se livrer à des orgies et à la débauche la plus effrénée; c'est là, enfin, que se discutent et que se vendent les moyens de procurer à un homme les femmes qu'il convoite et qu'il désire, avec d'autant plus d'ardeur, que les obstacles qui s'opposent à l'accomplissement de ses desseins, paraissent plus insurmontables.

On concevra aisément, pourvu qu'on y réfléchisse, que l'administration n'a qu'une action très faible contre ces sortes de maisons; ceux qui les fréquentent ayant un intérêt majeur à ce qu'elles restent inaperçues, on ne peut les découvrir qu'avec peine. On se ferait difficilement une idée de toutes les ruses qui sont mises pour cela en usage; d'ailleurs, le respect dû au domicile, et son inviolabilité consacrée par nos lois, font qu'on ne peut les atteindre que par des mandats de perquisition dont l'exécution entraîne souvent des lenteurs, soit pour acquérir la connaissance des localités , soit pour connaître le moment d'opérer avec succès. L'expérience prouve que ces perquisitions sont presque toujours inutiles, qu'elles n'aboutissent à rien, et que, par cela même, elles font perdre à l'administration l'autorité et la force morales qui doivent caractériser toutes ses mesures, et qu'il est important de lui ménager par tous les moyens possibles.

Ce qui reste à dire sur ces sortes de maisons trouvera sa place à l'article qui traite des maisons clandestines, à la classe desquelles elles appartiennent évidemment.

§ XV. *Répartition des maisons tolérées dans Paris,*
à quelques époques différentes.

Il n'était pas indifférent , pour connaître les habitudes d'un arrondissement ou d'un quartier, le genre de la population qui s'y trouve , les soins qu'il réclame de la part de l'administration, etc., d'avoir quelques détails sur la manière dont les maisons tolérées s'y trouvaient réparties à des époques différentes; j'ai fait , à cet égard, quelques recherches dont je vais ici consigner les résultats.

ARRONDISSEMENTS.	QUARTIERS.	ÉPOQUES		
		1824	1831	1832
1er	1	0	1	0
	2	0	0	0
	3	2	0	0
	4	0	0	0
2e	5	12	7	6
	6	19	24	27
	7	20	23	25
	8	1	5	5
3e	9	0	0	0
	10	3	4	5
	11	3	4	4
	12	5	7	8
4e	13	13	16	18
	14	3	6	6
	15	1	0	1
	16	16	14	15
5e	17	0	2	1
	18	1	1	1
	19	9	11	15
	20	6	7	6
6e	21	8	8	12
	22	4	5	4
	23	4	3	2
	24	3	2	2
7e	25	3	2	1
	26	0	1	1
	27	3	4	4
	28	8	13	15
8e	29	0	0	0
	30	0	0	0
	31	0	0	0
	32	0	0	0
9e	33	0	0	0
	34	2	2	2
	35	6	22	19
	36	0	0	0
10e	37	2	4	5
	38	0	1	1
	39	0	0	0
	40	0	0	0
11e	41	3	4	4
	42	2	2	2
	43	1	2	1
	44	0	0	0
12e	45	0	1	1
	46	0	0	0
	47	0	1	1
	48	0	0	0
TOTAL.		163	209	220

Ce tableau nous fait voir d'une manière évidente ce que j'ai déjà dit dans un autre endroit, en parlant des prostituées en général, qu'il est des lieux qui semblent attirer les maisons de débauche, et que d'autres les repoussent constamment; que les localités très rapprochées, et qui souvent sont même contiguës, présentent à cet égard les oppositions les plus tranchées.

Nous pouvons maintenant apprécier à leur juste valeur les observations de tous les propriétaires et de tous les habitants, ainsi que d'un grand nombre de commissaires de police, qui, mécontents d'avoir à leur porte ou d'avoir à surveiller des maisons mal famées, s'efforcent de prouver à l'autorité qu'elle doit répartir les maisons dans les différents quartiers d'une manière uniforme, pour que les charges soient supportées par tous dans une égale proportion ; nous comprenons aussi jusqu'où allait l'ignorance de ces faiseurs de projets dont nous avons parlé.

Il est vrai que l'administration est pour quelque chose dans cette répartition.

§ XVI. *Du mouvement des prostituées.*

En parlant de la tournure et du caractère d'esprit des prostituées, j'ai fait remarquer leur légèreté, le besoin qu'elles avaient du mouvement, ainsi que

la fréquence de leurs déménagements. Cette impossibilité de rester long-temps dans le même logement est généralement connue; tout le monde en
parle, il est même passé en proverbe; car l'on entend dire sans cesse de celles qui changent souvent
de logement : *qu'elles sont, sous ce rapport, de
véritables filles publiques.* Quelques chiffres que
j'ai pu recueillir vont me mettre à même de donner,
à cet égard, des notions qui ne sont pas tout-à-fait
dénuées d'intérêt.

Pour recueillir ces documents d'une nouvelle espèce, j'ai choisi 2,254 filles qui, pendant une année entière, n'avaient pas quitté Paris; et, en consultant les notes particulières à chacune d'elles, j'ai
fait en quelque sorte leur biographie, dont voici le
résultat :

N° 1.	LE 0 INDIQUE CELLES QUI N'ONT PAS DÉMÉNAGÉ; LES AUTRES CASES, LE NOMBRE DE FOIS QUE CES DÉMÉNAGEMENTS ONT EU LIEU DANS L'ANNÉE.																								
Nombre de déménagements..	0	1	2	3	4	5	6	7	8	9	10	11	12	13	14	15	16	17	18	19	20	21	22	23	24	
Filles de Paris. Leur nombre.	70	90	102	88	60	38	41	34	19	14	15	7	12	3	4	0	2	1	1	0	1	0	0	0	0	602
Filles des départements. Leur nombre	172	183	193	176	164	140	84	61	47	16	20	16	12	11	5	6	6	2	2	1	2	1	0	0	1	0
Filles des pays étrangers. . .	6	13	14	10	8	6	4	6	5	0	1	1	1	0	0	1	0	0	0	0	0	0	0	0	0	36
Filles sur lesquelles on manque de renseignements. . .	74	46	30	31	16	15	1	8	0	2	1	1	0	0	0	0	0	0	0	0	0	0	0	0	0	0
NOMBRE TOTAL. . .	322	332	339	305	248	199	130	100	71	62	37	25	25	14	9	7	8	3	3	1	3	1	0	0	1	0

Parisiennes. 602
Provinciales. 1351
Étrangères. 76
Sans indication 225

TOTAL GÉNÉRAL. . . 2254

Ce nombre de filles comprend toutes celles qui sont restées à Paris pendant une année entière. — Il est à remarquer que, passé l'âge de 30 ans, elles paraissent prendre des habitudes plus sédentaires, car en général elles déménagent moins souvent après cet âge qu'auparavant. — Autre observation : les filles très anciennes dans le métier déménagent très peu; c'est ce qu'on peut voir pour les filles sur lesquelles on n'a pas de renseignements; ces filles n'ayant pas été arrêtées depuis la fixation du bureau qui date de 1829, on n'a pas pu les forcer à faire leur déclaration. — Autre observation : celles qui ont déménagé un nombre de fois qui passe le nombre de douze, se trouvent parmi les plus jeunes et les plus âgées, qui toutes sont en général de très mauvais sujets. Il est digne de remarque que la plupart de celles qui appartiennent à cette dernière classe ont été arrêtées un grand nombre de fois et ont passé en prison la majeure partie de l'année, étant presque toutes des filles de terrain; elles ne sont donc restées dans la même demeure que l'espace de quelques jours.

Parmi les filles formant cette dernière population, et qui, au nombre de 248, ont été plus d'une année sans changer de logement, on en compte :

De Paris.	70	1 sur 8 1/2	ou sur 100	11,62
Des provinces.	172	8		12,73
Des pays étrangers . .	6	12 1/2		7,89

Ce qui nous montre que les filles de Paris et celles qui arrivent des provinces se ressemblent beaucoup pour tout ce qui regarde cette partie de leurs habitudes, et que les filles étrangères sont beaucoup plus constantes, sous ce rapport, que les indigènes.

Il est important de noter ici que les filles dont je n'ai pas pu avoir le lieu de la naissance, sont encore bien plus constantes que toutes les autres, puisque sur le nombre de 225, on en compte 74 ou 1 sur 3, ou sur 100, 32,80 qui restent une année entière dans le même logement. J'essaierai bientôt d'exposer la raison, suivant moi probable, de cette singulière différence.

Sur ces 2,254, il s'en est trouvé 322, ou 1 sur 7 1/2, qui, pendant une année entière, sont restées dans le même logement.

332 ont déménagé. . . .	1 fois.	130 ont déménagé. . . .	6 fois.
339.	2	109.	7
305.	3	71.	8
248.	4	62.	9
199.	5	37.	10

25.	11		3.	17
14.	13		3.	18
9.	14		1.	19
7.	15		3.	20
8.	16		1.	21
25	12		1.	24

Ces déménagements réunis nous donnent la quantité de 8,162, ou près de quatre déménagements par individu.

Si de cette quantité de **2,254** filles, à l'égard desquelles j'ai pu connaître le nombre de fois qu'elles ont déménagé, nous déduisons **225** individus, dont je n'ai pas pu découvrir le lieu de la naissance, il nous restera :

Filles natives de Paris.	602
— des départements.	1,351
— des pays étrangers.	76
TOTAL.	2,029

Sur 2,254 filles qui sont restées à Paris pendant un an, 272 filles de maison n'ont jamais été mises en cartes; sur ces 272 filles, 61 n'ont jamais changé de maison.

306 ont changé 1 fois, passant de maison en carte, de carte en maison, ou d'une maison à une autre.

249 ont changé.	2 fois.		27 ont changé.	9 fois.
166.	3		22.	10
119.	4		15.	11
84.	5		9.	12
73.	6		5.	13
39.	7		7.	14
32.	8		2.	15

2. 16   1. 18
1.. 17   2. 19

Nota. Ces filles sont passées alternativement de cartes en maisons, de maisons en cartes, ou d'une maison à une autre.

1,088 filles en carte ne sont jamais passées en maison.

522 *id.* sont passées 1 fois de carte en maison, ou de maison en carte.

296 *id.* y sont passées 2 fois.

65 *id.*   3

10 *id.*   4

1 seule y est passée 5

Sur les 2,254 filles qui sont restées une année entière à Paris, 1,249 ont été arrêtées. Savoir :

575 de celles qui sont passées de maisons en cartes ou de cartes en maisons.

Sur ce nombre de 575,   232 ont été arrêtées   1 fois.
—   169.   2
—   106.   3
—   49.   4
—   9.   5
—   6.   6
—   2.   7
—   2.   9
                    ———
Total. 575

162 de celles qui sont toujours restées en maisons. Savoir :

Sur ce nombre de 162,   60 ont été arrêtées   1 fois.
—   52.   2
—   31.   3
—   11.   4
—   2.   5
—   1. . . . . ,   6
—   3.   7
—   1.   8
—   1.   9
                  ———
Total . . . 162

512 de celles qui sont toujours restées en cartes.
Savoir :

Sur ce nombre de 512	217 ont été arrêtées	1 fois.
—	134.	2
—	91.	3
—	33.	4
—	25.	5
—	2.	6
—	8.	7
—	1.	8
—	1.	9
TOTAL.	512	

Total général des filles arrêtées appartenant à ces trois classes, 1,249.

Sur les 2,254 filles qui sont restées une année entière à Paris, 1,231 ont manqué d'aller à la visite un certain nombre de fois, ainsi qu'il suit. Savoir :

508 de celles qui sont passées de maisons en cartes ou de cartes en maisons.

Sur ce nombre de 508,	147 ont manqué	1 fois.
—	101.	2
—	78.	3
—	51.	4
—	40.	5
—	36.	6
—	18.	7
—	11.	8
—	11.	9
—	5.	10
—	6.	11
—	3.	12
—	1.	14
TOTAL. . .	508	

723 de celles qui sont toujours restées en cartes.
Savoir :

Sur ce nombre de 723,	227 ont manqué	1 fois.
—	136.	2
—	71.	3
—	90.	4
—	57.	5
—	38.	6
—	41.	7
—	19.	8
—	16.	9
—	11.	10
—	9.	11
—	3.	13
—	2.	14
—	1.	15
—	1.	16
—	1.	17

Total. . . 733

Total général. 1,231

Tous ces relevés avaient été faits année par année de service ; mais, la proportion étant la même
pour tous les âges, nous avons, pour que ce soit
plus clair, réuni toutes les années ensemble.

§ XVII. *Peut-on et doit-on reléguer les prostituées dans
certains quartiers et dans quelques rues particulières
d'une ville.*

En parlant de tout ce qui regarde les maisons publiques de prostitution, j'ai déjà effleuré cette question ; j'ai dit, en effet, quels étaient les lieux où

ces maisons pouvaient exister, ceux dont il fallait les éloigner, les conditions qu'elles devaient remplir, les avantages et les inconvénients de leur accumulation, etc., etc.; mais en me bornant aux maisons de prostitution, je n'ai rien dit des prostituées envisagées dans leur ensemble et leur généralité. Les considérations qui vont suivre sur l'opportunité du cantonnement compléteront ce chapitre des maisons publiques : le peu de détails que j'ai à donner sur ce nouveau sujet me permettra d'être court.

L'idée de reléguer les prostituées dans quelques coins des villes, et de les y parquer en quelque sorte, a toujours souri aux personnes qui, reconnaissant l'impossibilité de détruire la prostitution et la nécessité de la tolérer, ont cherché les moyens d'en diminuer les inconvénients. Nous avons vu saint Louis leur assigner, dans Paris, des rues particulières pour l'exercice de leur métier, et leur interdire, sous des peines très sévères, la faculté de l'exercer ailleurs. J'ai fait voir combien ces règlements furent inutiles, et que ce n'était connaître ni l'esprit des prostituées, ni les habitudes de ceux qui les fréquentent, que de croire qu'il était possible de les assujettir à de pareils règlements.

Puis donc qu'une expérience de plusieurs siècles a démontré l'impossibilité de reléguer dans une localité toutes les prostituées d'une même cité,

quand sa population dépasse celle des villes de second et de troisième ordre , comment se fait-il que,
jusque dans ces derniers temps, on ait vu des personnes graves vanter cette méthode et en proposer
l'adoption comme une des plus efficaces pour diminuer le scandale et les inconvénients de la prostitution ? Il est évident pour moi que ces personnes,
remplies des meilleures intentions, n'avaient pas
étudié dans leur ensemble les mœurs et les allures
des prostituées ; qu'elles ne considéraient que la
prostitution exercée dans les maisons publiques, et
qu'elles ne connaissaient pas le mal qui résulte de
la prostitution clandestine , ainsi que les difficultés
qu'on éprouve à l'atteindre (1).

Lorsqu'on examine la répugnance avec laquelle
les propriétaires d'une rue y supportent aujourd'hui
la présence d'une maison publique de prostitution ,
on reconnaît bientôt la grandeur des obstacles que
rencontrerait l'administration si , par impossible,
elle voulait y cantonner les prostituées et en faire la
seule et unique population de cette localité ; ces
obstacles naîtraient non seulement des propriétaires
et des filles publiques elles-mêmes , mais surtout de
la population qui fréquente ces filles. Qui voudrait,
en plein jour, et même la nuit, pénétrer dans ces
rues ? quelle avanie ne recevraient pas ceux qu'on

(1) *Dictionnaire des Sciences médicales*, t. XLV, pag. 488.

en verrait sortir? qui consentirait à se voir poursuivi par les huées dont jadis les polissons et les *gamins* de la populace assaillaient ceux qui sortaient des rues Grand, Petit et Moyen Hurleur, qui sont encore aujourd'hui au nombre des plus sales, des plus étroites et des plus dégoûtantes de Paris, et dans lesquelles on était parvenu à cantonner, dans les siècles passés, quelques unes des prostituées de notre capitale? Ce sentiment de pudeur qui se retrouve dans une population tout entière, et jusque dans sa partie la plus infime, et pour ainsi dire la plus abjecte, mérite toute l'attention des administrateurs; il leur indique les devoirs qu'ils ont à remplir et la marche qu'il leur faut suivre pour ne point heurter des opinions qu'on ne peut s'empêcher d'approuver, et qui font l'éloge de ceux qui les professent.

La prostitution, comme je l'ai déjà dit plusieurs fois, semblable à un torrent qu'on ne peut arrêter, mais qu'il est jusqu'à un certain point possible de diriger, tend toujours à se niveler sur les besoins et sur les habitudes de la population. Il est des lieux qui la repoussent, il en est d'autres qui l'attirent; en vain cherchera-t-on à l'éloigner de ceux-ci et à la porter vers ceux-là, une force irrésistible déjouera toutes les mesures et fatiguera la surveillance la plus active et la plus persévérante. Qu'on se reporte à ce que j'ai dit dans le chapitre qui traite de la répartition des filles publiques dans Paris, et à celui dans lequel il sera question de la législation qui les concerne, on y verra l'impossibilité où on fut toujours de les cantonner toutes dans les lieux qu'on leur indiquait, l'impossibilité plus grande de les expulser de plusieurs autres, et ne perdons pas de vue qu'à l'époque actuelle nous les retrouvons dans les mêmes quartiers, dans les mêmes rues, et jusque dans les mêmes maisons où l'histoire nous apprend qu'elles ont été sans interruption depuis cinq ou six siècles.

D'après ces faits incontestables, on peut apprécier à sa juste valeur l'opinion de ceux qui, en faisant des réclamations, demandaient que les charges, résultat de la prostitution, fussent réparties entre chaque quartier, en raison de la population de ces quartiers, et qu'on ne les fît pas peser, d'une manière pour ainsi dire exclusive, sur quelques uns d'entre eux; ils servent encore à faire voir si tous les spéculateurs qui proposaient à l'administration d'ouvrir des maisons particulières de prostitution, et qui basaient leur étendue et leur nombre sur la population, agissaient avec connaissance de cause, et si c'est avec raison qu'on n'a pas accueilli leurs demandes.

Si, dans l'intérêt de la surveillance sanitaire, ainsi que dans celui du bon ordre public, il est de la plus haute importance d'empêcher la prostitution clandestine, il faut faire en sorte que cette industrie cesse d'être avantageuse à ceux qui l'exercent; or, ce n'est pas en allant contre les goûts, les habitudes et les besoins d'une population qu'on parviendra à ce but désiré; ce n'est pas en détruisant dans un quartier les maisons connues de prostitution qu'on en fera disparaître les prostituées; c'est, au contraire, par de semblables mesures qu'on les multipliera et qu'on ajoutera volontairement à tous les maux ainsi qu'à tous les désordres dont elles sont la source; il faut donc, et, dans une question de cette gravité, il est nécessaire de le répéter sans cesse, il faut, en ce point comme en tout autre, étudier les habitudes d'une population, et ne rien faire qui puisse les heurter et les contrarier d'une manière trop énergique.

Je n'en dirai pas davantage sur une question qui se juge d'elle-même, et sur laquelle il suffit de réfléchir; quand on connaît bien tout ce qui regarde les prostituées, tout démontre jusqu'à l'évidence, non seulement l'impossibilité d'exécuter une mesure si utile en apparence aux yeux des esprits superficiels, mais encore les inconvénients graves qui seraient la suite inévitable de son adoption.

Si, comme tout semble le démontrer, le but de ceux qui ont proposé le cantonnement des filles publiques a été de les soustraire aux regards et de faire disparaître de nos rues le scandale qu'elles **y** donnent, leurs intentions sont trop louables pour n'être pas applaudies et pour ne pas mériter notre approbation; ne leur reprochons que de s'être trompés dans les moyens de mettre à exécution leurs projets, et tâchons nous-mêmes de ne point errer dans ceux que nous croirions meilleurs et que nous pourrions proposer à l'autorité.

Le chapitre XI fera voir quels sont les moyens qui, jusqu'ici, ont paru les plus efficaces pour diminuer le scandale qui résulte de la présence des prostituées dans les rues, et pour atténuer ou faire disparaître les inconvénients nombreux qu'elles y occasionnent.

§ XVIII. *Peut-on et doit-on obliger les prostituées à porter un costume particulier?*

Pendant fort long-temps, certains administrateurs, et quelques esprits spéculatifs, ont pensé qu'il était aussi avantageux pour les mœurs que pour l'ordre public d'assujettir les prostituées à porter, soit une marque distinctive, soit un costume particulier; cette mesure, suivant eux, devait avoir pour résultat immédiat et certain de faire reconnaître ces femmes partout où elles étaient, de les signaler par ce moyen au public, et par suite, de les mettre dans la nécessité de renoncer à leur métier, ou de ne point se trouver au milieu des femmes et des filles honnêtes.

Dans l'ancienne Rome, du temps des empereurs, ce costume était sévèrement exigé par les édiles; leur vêtement avait beaucoup d'analogie avec celui des hommes, ce qui fait que l'épithète de *togata* pour une femme avait le même sens que le mot *meretrix*.

Nous sommes obligés de remonter à saint Louis, c'est-à-dire à l'année 1224, pour retrouver chez nous de semblables règlements; tant qu'ils subsistèrent, c'est-à-dire pendant plusieurs siècles, ils eurent pour sort d'être sans cesse éludés, et sans cesse renouvelés, chaque fois qu'il s'est agi de remédier aux désordres occasionnés par les prostituées.

En 1347, Jeanne 1ʳᵉ, reine de Naples, comtesse de Provence, ordonna à toutes les prostituées d'A-vignon de porter une aiguillette (1).

---

(1) Ce document est trop curieux pour que nous ne le rapportions pas en entier.

1° L'an 1347 et le huitième du mois d'août, notre bonne reine Jeanne a permis un lieu particulier de débauche dans Avignon, et elle défend à toutes les femmes débauchées de se tenir dans la ville, ordonnant qu'elles soient renfermées dans le lieu à ce destiné, et que pour être connues elles portent une aiguillette rouge sur l'épaule gauche.

2° Si quelque fille, qui a déjà fait faute, veut continuer ce mauvais train de vie, le porte-clefs ou capitaine des sergents l'ayant prise par le bras, la mènera par la ville au son du tambour, avec l'aiguillette rouge sur l'épaule, et l'établira à domicile dans le lieu public de débauche,

En 1389, les prostituées de Toulouse adressèrent une réclamation au roi Charles VI, pour être af-

en lui défendant de sortir dans la ville, à peine du fouet pour la première fois, et du fouet et du bannissement en cas de récidive.

3° Notre bonne reine ordonne que la maison de débauche soit établie dans la rue du *Pont-Troué*, près du couvent des Frères-Augustins jusqu'à la porte Saint-Pierre, et que du même côté il y ait une porte d'entrée qui fermera à clef, pour empêcher qu'aucun homme aille voir les femmes sans la permission de l'abbesse ou baillive, qui tous les ans sera élue par les consuls. La baillive gardera la clef, et avertira les jeunes gens de ne causer aucun trouble, et de ne faire aucun mauvais traitement aux filles de la maison; autrement et à la moindre plainte, ils n'en sortiront que pour être conduits en prison par les sergents.

4° La reine veut que, tous les samedis, la baillive et un chirurgien préposé par les consuls visitent toutes les femmes et filles du lieu de débauche, et s'il s'en trouve quelqu'une qui ait contracté du mal provenant de paillardise, qu'elle soit séparée des autres, pour qu'elle ne puisse point s'abandonner et donner du mal à la jeunesse.

5° Si quelqu'une des filles devient grosse, la baillive prendra garde qu'il n'arrive aucun mal à l'enfant, et elle avertira les consuls qui pourvoiront aux besoins de cet enfant.

6° La baillive ne permettra absolument à aucun homme d'entrer dans la maison le Vendredi-Saint, ni le Samedi-Saint, ni le bienheureux jour de Pâques, à peine d'être cassée et d'avoir le fouet.

7° La reine défend aux filles de joie d'avoir aucune dispute ni jalousie entre elles, de se rien dérober non plus que de se battre; elle veut au contraire qu'elles vivent ensemble comme sœurs; qu'en cas de querelle la baillive les accorde, et qu'elles s'en tiennent à ce qu'elle aura décidé.

8° Que si quelqu'une a dérobé, la baillive fasse rendre à l'amiable l'objet du larcin; et si la voleuse se refuse à le restituer, qu'elle soit fouettée dans une chambre par un sergent; si elle retombe dans cette faute, qu'elle soit fouettée par le bourreau de la ville.

9° Que la baillive ne permette à aucun juif d'entrer dans la maison;

franchies de porter le costume qu'on leur avait assigné, et ce roi, par une ordonnance, leur permit de porter telle robe et tel chaperon qu'elles voudraient, et de telle couleur qu'il leur plairait, mais à condition qu'elles auraient autour du bras une jarretière ou lisière de drap d'une couleur différente de la robe (1).

Cette ordonnance nous montre qu'à cette époque on ne se contentait pas de prescrire aux prostituées de ne paraître en public qu'avec une marque distinctive, mais qu'on leur interdisait même l'usage des robes, vêtements et bijoux que l'empire des modes faisait rechercher par les femmes honnêtes, et surtout par les dames nobles; il serait difficile de rappeler toutes les ordonnances qui furent rendues à cet effet; il n'est pas de siècle, jusqu'à celui de Louis XIV, qui n'en compte trois ou quatre.

Ce costume distinctif, prescrit par la police, a varié suivant les temps, et consistait, du temps de Henri IV, en une plaque dorée portée à la ceinture, d'où le proverbe devenu chez nous populaire : *Bonne renommée vaut mieux que ceinture dorée.*

---

et s'il arrive que quelqu'un d'eux, s'y étant introduit en secret et par finesse, ait eu affaire à quelqu'une des filles, qu'il soit mis en prison pour avoir ensuite le fouet par tous les carrefours de la ville.

(1) *Histoire de la législation sur les femmes publiques*, par M. Sabatier. Paris, 1828, in-8°, pag. 113.

Si, dans le siècle dernier, l'administration, reconnaissant le peu d'efficacité de ce moyen, dédaigna d'y assujettir les prostituées, le public ne partagea pas à ce sujet sa manière de voir; car, dans un projet d'organisation, présenté au lieutenant de police en 1762, projet dont j'ai déjà parlé, **on demandait** que les filles publiques renfermées dans les maisons de prostitution, ainsi que leurs supérieures, ne pussent sortir de leur demeure et paraître dans les rues, sans porter au travers du milieu de leur bonnet, un ruban large de trois doigts et d'une couleur particulière, et cela à peine de 50 livres d'amende. Dans le *Dictionnaire de police* de Des Essarts, qui parut à la fin du siècle dernier, se trouvent les réflexions d'un citoyen estimable sur différents points du bien public, où il est question de ce costume et du bien qu'il peut produire.

Il faut remarquer que dans tous les projets d'organisation et d'amélioration qui furent adressés aux préfets de police, dans les vingt-cinq premières années de ce siècle, on ne parle pas des avantages que pouvait présenter l'adoption d'un costume ou d'une marque distinctive spéciale pour les prostituées; mais en 1827 un médecin de Montpellier, dans un long mémoire adressé à M. Delavau, s'efforça de prouver que parmi les moyens les plus efficaces pour détruire la syphilis et réprimer les désordres de la prostitution, il fallait placer en première ligne l'obligation imposée à toute prostituée de porter une marque distinctive : il demandait donc pour elles un chapeau de soie *jaune-serin* garni d'un ruban et d'un voile de même couleur ; il complétait ce costume par une ceinture jaune portant une plaque plus ou moins ornée, suivant les moyens de la fille, et de plus le numéro de la carte ; sur cette proposition, comme sur toutes les autres, la commission permanente demanda l'ordre du jour.

Peu de temps après l'arrivée de M. Debelleyme à la Préfecture de police, un propriétaire de la rue des Boucheries-Saint-Honoré, après avoir démontré d'une manière énergique le tort insigne que lui faisait le voisinage des prostituées, et menacé de s'adresser au ministre, aux chambres et au roi lui-même, si on ne l'en débarrassait pas promptement, ajoutait, en *post-scriptum*, quelques considérations sur un moyen qui, suivant lui, devait être très efficace pour diminuer, dans Paris, le nombre des prostituées. Ce moyen consistait à les forcer à ne paraître en public et dans les rues que revêtues d'un costume qui leur serait fourni par la police lors de leur inscription. Suivant l'auteur du projet, on obtiendrait, par son exécution, que les filles de province qui se perdent à Paris n'y viendraient pas ou ne s'y rendraient qu'en très petit nombre ; que celles que la coquetterie entraîne dans le vice renonceraient au métier ; que les hommes ne voudraient plus sortir avec ces filles costumées d'une manière reconnaissable; et que les femmes honnêtes n'étant plus confondues avec elles, les mœurs y gagneraient beaucoup. Il demandait que le costume qu'il proposait fût très simple; qu'il y en eût un pour l'été et un autre pour l'hiver; il voulait que la robe fût bordée d'une large bande de couleur éclatante, et que la coiffure, d'étoffe de même teinte, se fît également remarquer. « Pourquoi, ajoutait-il, ces filles seraient-elles plus épargnées que tant de braves gens qui, réduits à l'état de cochers de fiacre ou de cabriolet, portent un costume uniforme? » Il complétait ce costume par un numéro porté ostensiblement, ce qui devait faire découvrir bien des vols et souvent même des voleurs.

Je ne m'arrêterai pas à faire voir l'absurdité de tous ces beaux projets, ils se réfutent d'eux-mêmes et montrent la suffisance de tous ces gens qui, tourmentés de la manie de critiquer tout ce qui se fait et mécontents de ce qui existe, imaginent des réformes qui ne pourraient que bouleverser l'ordre social si l'on essayait de les mettre en pratique.

Revenons à ce qui regarde le costume qu'on voudrait donner aux prostituées. Je dirai, en terminant ce chapitre, que dans tous les temps et dans tous les lieux ce costume leur a été à charge; qu'il a été pour elles le comble de l'humiliation; qu'elles ont toujours cherché à s'en affranchir, et que les administrateurs n'ont jamais pu réussir à faire exécuter d'une manière constante les ordonnances qu'ils ont publiées à cet égard. J'ai dit que le bruit s'étant répandu, en 1827 ou 1828, qu'on allait les obliger à porter un costume, et de plus un numéro, la consternation devint chez elles générale, et qu'il y eut à ce sujet, dans la prison et dans l'hôpital, une sorte d'émeute et une agitation qui durèrent plusieurs jours.

A l'époque actuelle et dans notre pays, une marque distinctive et uniforme imposée aux prostituées aurait pour résultat inévitable de mettre à leur poursuite tous les polissons des rues, et de les faire honnir par toute une population. Ne pouvant plus sortir sans recevoir d'avanies, ces filles se réfugieraient dans toutes les maisons clandestines, ce qui ferait perdre en un instant tout le fruit si péniblement obtenu par la surveillance sanitaire. Il est maintenant reconnu qu'en donnant aux prostituées une marque distinctive, ce serait infecter les lieux publics d'enseignes ambulantes du vice, et indiquer à l'adolescent timide les personnes auxquelles il peut hasarder des demandes qui ne seront pas refusées. On se contente donc d'exiger des femmes de cette classe une mise décente et en même temps salubre ; il faut qu'elles aient en tout temps les épaules, ainsi que la tête, couvertes ; qu'elles ne se fassent pas remarquer du reste de la population, et qu'elles atti-

rent le moins possible les regards. On arrivera au
terme de la perfection et du possible en ce genre, en
obtenant que les hommes, et en particulier ceux qui
les recherchent, puissent les distinguer des femmes
honnêtes; mais que celles-ci, et surtout leurs filles,
ne puissent pas faire cette distinction, ou ne la fassent du moins qu'avec difficulté.

Notre administration n'a pas eu de peine à obtenir
des prostituées une mise décente; depuis quelques
années elle y tient sévèrement la main, et leur en a
pour ainsi dire fait contracter l'habitude; elle a
rendu par ce moyen les plus grands services aux
bonnes mœurs; elle a fait disparaître de nos places
et de nos rues des objets dégoûtants et qui offus-
quaient les regards; elle a par suite puissamment
contribué à la santé et à la longévité des prostituées,
en les préservant des maladies résultat inévitable des
intempéries des saisons, dont elles ne pouvaient
pas se défendre.

CHAPITRE VI.

DE L'INSCRIPTION DES PROSTITUÉES SUR LES REGISTRES DE L'ADMINISTRATION.

§ Ier. *Notions historiques sur l'enregistrement des prostituées.*

Les peuples anciens ont connu la nécessité de cette mesure. — Il n'en est pas question dans les règlements faits à Paris pendant les derniers siècles. — On commença à s'en occuper en 1765 et 1771. — On la considère comme inutile. — Elle est enfin adoptée, mais mal exécutée. — Abandonnée pendant nos temps de troubles et reprise ensuite.—Combien imparfaite dans le principe. — Elle est successivement améliorée. — Importance de cette mesure. — Bien qu'elle a opéré. — Sans elle point d'ordre possible.

Le besoin de régulariser tout ce qui a rapport à la prostitution a fait sentir aux peuples anciens et modernes la nécessité d'inscrire les prostituées, pour les mettre sous la surveillance plus immédiate de l'administration. Dans l'ancienne Rome, toute prostituée par état était obligée d'aller se faire inscrire chez les édiles, sous peine du bannissement.

Depuis Charlemagne jusqu'au milieu du siècle dernier, beaucoup de nos rois ont fait contre les prostituées de leurs États, et en particulier contre celles de Paris, des règlements plus ou moins sévères dont nous aurons plusieurs fois occasion de parler ; mais dans aucun de ces règlements il n'est question d'inscription et d'organisation régulières, ce qui les rendit inutiles, et les fit tomber en désuétude presque aussitôt après leur publication.

Ce fut en 1765 qu'un commissaire de police, adressant au lieutenant de police en fonction à cette époque, un rapport sur les désordres et les abominations commis par les prostituées, dans les jardins et promenades publics, lui indiquait comme moyen de faciliter la répression devenue nécessaire, une inscription générale de toutes ces femmes, et la formation d'un bureau spécial pour recevoir les noms, demeures, âges et qualités de celles qui voudraient jouir *de la protection* qu'on leur accorderait à cette condition ; à l'appui de sa proposition, et pour qu'elle parût moins étrange, il citait les exemples de Rome, de Naples et d'autres villes d'Italie, où des mesures semblables étaient en usage, et où l'on punissait très sévèrement celles des prostituées qui ne voulaient pas s'y soumettre ; il insistait beaucoup sur l'exemple fourni à cet égard par la capitale du monde chrétien, et prouvait par là que ses vues n'avaient rien d'immoral.

Cinq ou six ans plus tard, vers 1771, le lieutenant de police reçut un long mémoire rempli de vues très sages et des plus remarquables sur l'organisation des prostituées, sur la nécessité de les enregistrer et de *surveiller leur état sanitaire*. L'auteur de ce mémoire, dont le nom n'est pas connu, avait, dans une série d'articles, combattu victorieusement toutes les objections que l'on pouvait adresser à son projet, et prouvé les immenses avantages que la société en retirerait. La commission chargée d'examiner ce travail dit en terminant son rapport « que les projets de l'auteur, *et particulièrement ceux d'une surveillance sanitaire*, pouvaient être considérés comme le rêve d'un homme de bien, mais que l'exécution n'en était pas praticable. »

Que s'est-il passé depuis cette époque, jusqu'au commencement de la révolution? nous l'ignorons absolument; nous savons seulement que lorsque la révolution éclata, deux employés étaient chargés *d'inscrire* et de surveiller les prostituées. J'ai fait des recherches et pris des renseignements pour savoir en quelle année commença ce premier retour à l'ordre, mais je n'ai pu rien découvrir; tout m'autorise à croire qu'on peut le faire remonter au temps qui suivit les ordonnances rendues par le lieutenant de police Lenoir, lorsqu'on reconnut par expérience que ces ordonnances ne pouvaient pas être exécutées et qu'elles ne pouvaient opérer le moindre bien.

Les filles publiques, abandonnées à elles-mêmes

et dégagées de surveillance pendant l'anarchie des premières années de la première révolution, s'abandonnèrent à tous les désordres que favorisait, à cette époque désastreuse, l'état de la société; en peu de temps, le mal devint si grand qu'il excita d'unanimes réclamations, et, *sous la Convention*, l'autorité municipale ordonna un nouveau recensement; il fut commencé le 20 ventose an IV (mars 1796).

Le registre qui servit à ce recensement, et qui a été conservé dans les archives de la Préfecture, est un monument curieux du désordre qui régnait alors dans l'administration; on dit à un employé ignorant d'inscrire les prostituées; on lui donne pour cela un registre parfaitement blanc, et on le laisse libre d'y mettre tout ce qu'il croira utile et nécessaire. Point de méthode, point de marche arrêtée : ce n'est que peu à peu que le commis fait son éducation, et ajoute successivement aux simples noms qu'il mettait d'abord, l'âge, la demeure, puis le lieu de naissance, ensuite le signalement, et plus tard une foule de renseignements quelquefois curieux, mais le plus souvent tout-à-fait insignifiants, et suivant que les commis changent, ces renseignements varient, l'un attribuant une grande importance à des détails que l'autre dédaignait. Comme il est souvent question dans ce registre de celui tenu antérieurement par un nommé Guidou, et qu'on aura pu et dû se modeler sur lui, on voit par là que cet ancien registre ne devait contenir que de simples notes tout-à-fait insignifiantes, et dont il faut très peu regretter la perte.

Non seulement les renseignements tels qu'il étaient recueillis ne pouvaient être d'aucune utilité, on voit encore, par leur date, qu'on mettait à les prendre une négligence extrême; il se trouve en effet des intervalles de dix, douze et quinze jours entre une inscription et une autre. Quelle différence entre ce temps et l'époque actuelle !

D'après cela, cessons d'être surpris de voir, le 15 floréal an v (4 mai 1797), un officier de paix obligé d'adresser à l'autorité municipale des observations sur le désordre intolérable des prostituées, et de trouver, le 8 germinal an viii (29 mars 1800), un particulier faire une peinture hideuse de l'état des choses à cette époque, et demander une nouvelle inscription, *méthode*, dit-il, *en usage depuis long-temps, mais devenue inutile par la négligence avec laquelle elle est faite*. Le particulier qui faisait cette proposition fut écouté par le préfet de police qui venait d'être créé, et un nouveau recensement eut lieu en l'an ix (1801).

Cette nouvelle inscription n'eut pas plus de succès que les autres ; car, sur des plaintes réitérées contre le désordre occasionné par les prostituées, le préfet nomma une commission pour examiner cette affaire, et l'installa dans ses fonctions le 28 thermidor an XII (16 août 1804); elle se mit au travail, et le 20 vendémiaire an XIII (12 octobre 1804) elle fit son rapport, dans lequel on trouve la demande d'une nouvelle inscription *plus détaillée et plus méthodique que les précédentes*, avec des registres spéciaux pour les différentes classes de prostituées, pour les maîtresses de maison, pour les filles qui seraient chez elles, etc.

Ce nouveau mode d'inscription a été conservé jusqu'en 1816, époque remarquable pour tout ce qui regarde la police et le régime des prostituées; un arrêté du préfet, en date du 15 juillet de cette année, prescrivit un enregistrement général de toutes les filles publiques; on disposa à cet effet un sommier contenant des numéros imprimés et laissant des blancs que les employés n'avaient plus qu'à remplir; ce sommier avait un répertoire qui renvoyait à d'autres registres destinés aux mutations de toute espèce, aux inscriptions nouvelles; il en existait aussi un spécial pour les dames de maison, d'autres pour la comptabilité, le mouvement de l'hôpital, celui des prisons, etc.

Une expérience de plus de quinze années a démontré la bonté du mécanisme adopté à cette époque, car on le suit encore; mais, en 1828, on y ajouta un perfectionnement très grand, en n'inscrivant plus de femmes sans la présentation de leur acte de naissance, et en faisant pour chacune d'elles un *dossier spécial*, contenant non seulement la répétition de ce que renferme le sommier, mais encore tous les renseignements qu'on recueille sur son compte, les rapports auxquels elle donne lieu, et jusqu'aux plus petites particularités de sa vie. J'aurai plus d'une fois occasion de parler de l'ordre admirable que présente cette partie de l'administration, et d'en faire ressortir tous les avantages ; ce que j'ai dit plus haut prouve qu'il est le fruit de l'expérience, qu'il a nécessité de nombreux tâtonnements, et qu'on ne pouvait pas l'improviser.

Nécessité et avantages de l'inscription.

Ces notions historiques, que je n'ai fait qu'esquisser, montrent l'importance que l'on a de tout temps attachée à l'enregistrement des prostituées, et qu'on l'a toujours considéré comme le premier moyen d'arrêter le désordre inévitable de la prostitution. N'est-il pas en effet nécessaire de connaître l'individualité de toutes les personnes qui attirent sur elles l'attention de la police ? L'inscription fait connaître la femme aux employés : celle-ci, voyant qu'on a des moyens de la découvrir, reste plus craintive, s'abandonne moins au désordre, et n'a pas si souvent recours à des noms supposés, chaque fois qu'elle se rend coupable d'un délit nouveau.

Si ces avantages étaient le résultat d'une simple

inscription dans laquelle on se contentât des renseignements fournis par la femme, on conçoit aisément tout ce que la présentation de l'acte de naissance peut apporter d'utilité sous une foule de rapports ; par cette mesure, plus de possibilité d'échapper aux recherches des parents ou à celles de la
justice ; moyen facile de retrouver un mineur ou un
individu dont la présence est nécessaire pour des
intérêts de famille, et s'il vient à mourir, possibilité de faire connaître ce décès. Il n'est pas de semaines où des cas de cette nature ne se présentent
plusieurs fois au *Bureau des Mœurs*.

Examinons maintenant la manière dont on procède à cette inscription.

§ II. *Manière dont on procède à l'inscription des prostituées. Admirable sagesse de toutes les mesures prises
par l'administration dans cette grave et importante
question.*

Série de questions adressées à une fille avant de l'inscrire sur les registres
des prostituées. — Moyens que l'on prend pour bien connaître son individualité. — Renseignements demandés aux autorités de son pays. —
Formules pour les filles majeures. — Formules pour les filles mineures.
— Autre formule de l'engagement que l'on fait contracter à la fille
lors de son inscription. — Filles sur lesquelles on ne peut avoir aucun
renseignement.—Différence entre l'inscription volontaire et l'inscription
d'office. — Ce qu'exige de particulier cette dernière. — Conduite de
l'administration en différentes circonstances délicates et épineuses.

On peut ranger dans trois catégories dictinctes
les prostituées que l'on inscrit :

Les unes se présentent d'elles-mêmes et réclament l'inscription ;

Les autres sont amenées à l'inscription par une dame de maison ;

Il en est que les inspecteurs arrêtent et que l'on inscrit d'office.

Dans ces trois cas, l'on commence toujours par faire subir à la fille un interrogatoire. On inscrit d'abord sur un bulletin son nom, son âge, le lieu de sa naissance, sa profession et sa demeure actuelle; ce bulletin est à l'instant porté, par un inspecteur, au bureau des renseignements judiciaires.

En poursuivant cet interrogatoire, on lui demande si :

Elle est mariée, veuve ou célibataire ;

Si ses père et mère sont vivants et ce qu'ils font ;

Si elle demeure avec eux, depuis quel temps elle en est séparée, et pour quels motifs elle les a quittés;

Si elle a eu des enfants et si elle les conserve ;

Depuis quel temps elle habite Paris ;

Si quelqu'un pourrait la réclamer à Paris ;

Si elle a été arrêtée, combien de fois elle l'a été et pour quels motifs ;

Si elle a déjà fait le métier de prostituée quelque part, et depuis combien de temps elle le fait ;

Si elle a actuellement ou a déjà eu une ou plusieurs affections vénériennes ;

Si elle a reçu une éducation quelconque ;

Quels sont les motifs qui la déterminent à se faire enregistrer.

Ces questions, et beaucoup d'autres que suggèrent les réponses, ne tardent pas à faire connaître aux interrogateurs quel est le sujet auquel ils ont affaire : si la fille est corrompue et sans aucune ressource, si elle est véridique dans ses réponses, si elle ne fait que débuter dans le métier, si elle cherche à se cacher sous le voile de la prostitution, dans quelle classe il faut la placer, et si de plus amples renseignements deviennent nécessaires. L'étude continuelle de ces filles, et l'habitude de les questionner, ont donné sous ce rapport aux interrogateurs, et en général à tous les employés, une sagacité et une perspicacité véritablement remarquables; j'ai souvent été à même d'en faire l'observation. Au dire des médecins du dispensaire, il n'est pas jusqu'à la manière dont s'asseoit une fille soumise à leur examen pour la première fois, qui ne les aide à reconnaître si c'est une ancienne ou une nouvelle prostituée.

Cet interrogatoire terminé, et les réponses consignées dans un procès-verbal, un inspecteur reçoit un bulletin contenant les nom, prénoms et âge de la fille, qu'il conduit au bureau sanitaire; les médecins, après l'avoir visitée, la renvoient par le même inspecteur, auquel ils remettent un autre bulletin sur lequel ils exposent qu'après avoir visité la demoiselle . . . . . , ils l'ont trouvée saine ou malade ; ce billet doit être signé, et fait partie du dossier consacré à la fille.

Pendant tout ce temps arrive la réponse du bureau des renseignements, qui sert souvent à contrôler la vérité de tout ce qu'a dit la fille dans son interrogatoire.

Je viens de faire connaître les questions que l'on adresse à la fille pour savoir son nom et s'assurer de son *individualité;* mais qui pourrait répondre de la véracité et de l'exactitude des réponses faites par ces femmes? Ce que j'ai dit plus haut en parlant de leurs mœurs et de leurs habitudes, et en montrant quel était autrefois le nombre vraiment remarquable de celles qui changeaient ou altéraient leurs noms, devait inspirer quelque doute à cet égard : aussi prit-on le parti, comme je l'ai encore dit, de ne les inscrire définitivement que sur la présentation de leur acte de naissance, et de ne regarder que comme provisoire et de pure précaution l'inscription première dont il a été question plus haut.

Il est rare qu'une fille qui se présente pour être inscrite sur les registres des prostituées ait avec elle son acte de naissance ; elles ne conservent presque jamais les passeports qu'on leur donne pour venir à Paris, si toutefois elles en prennent. On conçoit, d'après cela, que celles que l'on arrête et que l'on veut inscrire d'office, ne l'aient jamais; en général, à peine sur soixante à quatre-vingts filles en trouve-t-on une seule en état de produire cette pièce. Pour remédier à cet inconvénient, l'administration a pris le parti de s'adresser directement aux maires ; elle leur écrit donc une lettre dont la formule varie suivant que la fille est majeure ou mineure ; voici cette formule pour celles qui sont majeures :

M. le maire,   il importe que je sois fixé sur l'individualité de la nommée   , qui dit être native de votre   . Je vous invite en conséquence à vouloir bien me transmettre le plus tôt possible, et sans frais, l'extrait de l'acte de naissance de cette fille.

Voici la seconde, adoptée pour les mineures :

M. le maire,   une fille qui dit se nommer être née à   et avoir   ans, vient de se présenter dans mes bureaux pour demander son inscription sur les contrôles des femmes publiques.   Elle a déclaré que   Je vous prie de vouloir bien m'informer   de la position de   et me faire connaître quels moyens elle prendrait pour assurer auprès d'elle le retour de cette jeune personne, dans le cas où elle voudrait qu'elle lui fût renvoyée.

Que l'on examine bien ces deux formules, et que l'on apprécie la sagesse qui a présidé à leur rédaction. Par la première, on respecte l'honneur des familles, que des êtres libres de leurs actions ont pu compromettre ; on laisse tout dans le vague, mais on en dit assez pour éveiller l'attention de parents susceptibles de comprendre les dangers que peut courir leur fille loin de leur surveillance.

La seconde est tout autrement énergique; ici l'individu n'est pas libre de ses actions, on suppose qu'il n'est pas tout-à-fait perverti, ses parents conservent sur lui toute leur autorité; on peut encore le ramener au bien, le déshonneur n'est pas consommé; mais le péril est imminent, il n'y a pas de temps à perdre; aussi parle-t-on d'une manière explicite et sans la moindre ambiguïté.

Les réponses à ces lettres arrivent toujours, et lorsque les familles ne réclament pas la fille, ce qui a lieu très fréquemment, elle est alors définitivement inscrite sur le sommier général, et soumise à tous les règlements de police relatifs aux filles publiques. Cette nouvelle inscription étant pour ainsi dire un engagement ou un contrat passé entre la fille inscrite et l'administration, mérite, sous ce rapport, d'être examinée; en voici la formule :

L'an   , par-devant nous, commissaire de police,
              bureau   s'est présentée pour être inscrite
comme fille publique, la nommée   , (prénoms)   ,
(profession), native de   , département de   ,
demeurant à Paris,   n.   enregistrée d'après
décision du   ;
laquelle, instruite par nous des règlements sanitaires établis par la préfecture pour les filles de cette classe, nous déclare s'y soumettre, et s'engage en conséquence à subir les visites périodiques de MM. les mé-

decins du dispensaire de salubrité, promettant de se conformer strictement à toutes les règles prescrites pour la surveillance.

Le commissaire de police,
D...

En foi de quoi elle a signé.

En faisant souscrire à ces filles, lorsqu'on les en-
registre, une déclaration et un engagement de remplir certaines obligations qu'on leur impose, on a
eu principalement en vue de donner une sorte de
légalité aux punitions qu'on est sans cesse obligé de
leur imposer; on a considéré cette déclaration, et
l'engagement qui en est la suite, comme une espèce
de contrat synallagmatique passé entre la fille et
l'administration; de là l'importance de faire apposer
au bas de cette déclaration leur signature ou toute
autre marque pour celles qui ne savent pas signer.
Qu'on se garde de considérer cette mesure comme
une vaine formalité; tous ceux qui ont bien étudié
l'esprit et le caractère des prostituées m'ont assuré
qu'elle avait, aux yeux de ces malheureuses, une
grande importance, et que celles qui n'avaient pu
faire qu'une simple croix se regardaient comme
tout aussi engagées que les autres qui avaient signé
leurs noms. Comme il est bon de les entretenir dans
cette persuasion, il ne faut pas laisser tomber en
désuétude un usage conservé jusqu'à ce jour.

Cette signature et cette marque étaient bien plus importantes à l'époque où l'on prélevait sur les filles une

taxe mensuelle; j'en parlerai plus tard, lorsque j'examinerai la prostitution sous le rapport de la légalité.

A l'époque actuelle, la plupart de renseignements fournis par les maires sont conformes à ceux qu'ont donnés les filles, ou ne servent qu'à rectifier quelques fautes dans la manière dont les noms sont orthographiés. Il arrive cependant encore de temps en temps que quelques unes ne sont pas connues dans les lieux qu'elles ont donnés comme étant leur pays; cette circonstance engage à de nouvelles formalités dont je vais dire quelques mots.

Lorsque la réponse d'un maire prouve qu'une fille n'est pas connue dans le lieu qu'elle a indiqué, on la mande pour lui faire subir un nouvel interrogatoire; on modifie les questions, on lui fait comprendre qu'il est de son intérêt de faire connaître la vérité; on lui adresse quelques menaces, et si malgré cela elle persiste dans les premières déclarations, on la lâche, en ne considérant son inscription que comme provisoire; pendant ce temps elle reste en surveillance; et si elle commet quelque faute, on en profite pour la retenir quelques jours de plus en prison. Il est rare que ces femmes résistent à cette épreuve prolongée pendant deux ou trois semaines, et l'on finit toujours par découvrir la verité. A l'époque actuelle, on peut porter à trente ou quarante par année, le nombre des filles qui font de fausses déclarations.

Parmi ces malheureuses, il en existe toujours un certain nombre qui, sans être animées de mauvaise volonté, sont dans l'impossibilité de dire où elles sont nées; ceci se remarque particulièrement pour les enfants de troupe, dont les mères suivent des régiments, et pour quelques autres qui ont été élevées on ne sait comment et par qui ; pour les filles de cette classe comme pour les étrangères, on n'exige pas leur acte de naissance.

Quant aux filles qui sont rappelées par leurs parents, le nombre en est encore plus limité; ceci n'est pas étonnant, lorsqu'on pense à la misère extrême et souvent à l'inconduite de tous les membres de ces familles; d'autres sont bien aises d'être débarrassées d'un mauvais sujet qui les déshonore, et se gardent de le réclamer; dans tous les cas, l'administration a fait son devoir et ne peut plus recevoir de reproches.

J'ai supposé jusqu'ici que les filles se présentaient elles-mêmes pour demander leur inscription, ou qu'une dame de maison venait la réclamer pour elles; toutes cependant ne se trouvent pas dans ce cas, il en est un certain nombre qu'il faut enregistrer de force; on dit de ces dernières qu'elles sont enregistrées d'office.

Cette classe se compose de toutes ces femmes que les inspecteurs saisissent lorsqu'elles se livrent à la prostitution, soit dans les maisons publiques, soit dans les promenades, les rues et les places de la ville, soit lorsqu'elles raccrochent sur la voie publique, soit enfin lorsqu'elles commettent d'autres délits contraires à la décence et aux mœurs; dans tous ces cas, ils doivent saisir ces femmes, dresser un rapport très détaillé des circonstances dans lesquelles ils les ont arrêtées, et les amener à l'instant au bureau de la préfecture.

On conçoit que dans ces cas le refus que fait la femme de se laisser inscrire, l'opiniâtreté avec laquelle elle soutient qu'elle ne se livre pas à la prostitution, et que c'est à tort qu'on l'a arrêtée, imposent à l'administration la plus grande réserve et la nécessité de temporiser; on n'inscrit donc jamais d'une manière définitive avant la troisième et quelquefois la quatrième récidive; mais cette réserve n'est qu'un excès de prudence, car il est d'observation constante que toute fille arrêtée une première fois pour fait de prostitution, et relâchée ensuite, sera arrêtée de nouveau quelque temps après si elle ne vient pas elle-même réclamer son inscription.

C'est dans ces inscriptions d'office qu'on remarque le plus ordinairement l'impossibilité de se conduire d'une manière fixe et invariable, et la nécessité de mettre de l'arbitraire dans une foule de circonstances. Doit-on, par exemple, être aussi indulgent à l'égard de ces filles de trente, quarante et cinquante ans, corrompues et corruptrices, qu'à l'égard d'une jeune fille que les inspecteurs ne saisiront qu'à des intervalles très éloignés? Dans ces différents cas, la conduite de l'administration a varié suivant les préfets ; le plus ordinairement on n'inscrivait pas ces dernières, quelquefois les autres l'étaient dès la première arrestation; si une femme reconnue vénérienne à la première arrestation se trouve dans le même état à la seconde, il est évident qu'on n'en attendra pas une troisième pour son enregistrement ; il en est de même de ces femmes, habituellement ivres, que l'on rencontre le soir dans des lieux obscurs et déserts, et qui dans cet état commettent des désordres qui les font arrêter ; à bien plus forte raison doit-on se conduire de la même manière quand on a affaire à des voleuses et à ces femmes immondes qui favorisent les pédérastes, ou qui, après avoir été prises plusieurs fois en flagrant délit, ne peuvent se faire réclamer que par leur logeur, et doivent être considérées comme de véritables vagabondes.

Dans tous les cas, soit que la femme réclame elle-même son inscription, soit qu'elle soit amenée par une dame de maison ou arrêtée par un inspecteur, on conçoit aisément que la conduite des interrogateurs et des employés doit varier suivant une foule de circonstances, on pourrait presque dire autant que les individus.

Si le bureau des renseignements judiciaires fait connaître que la fille est en surveillance, ou se trouve d'une manière ou d'une autre compromise dans quelques affaires du ressort de la justice, on l'arrête et on la livre au procureur du roi.

Si elle dit avoir des parents ou des répondants à Paris, on les fait venir pour avoir leur avis.

Si elle est de Paris et enfant trouvée, on s'adresse à l'administration des hôpitaux, tutrice légale de ces malheureuses, et qui remplit, à leur égard, les fonctions de père et de mère. (Voyez § iv.)

Si elle est reconnue vénérienne par les médecins du dispensaire, on l'envoie à l'instant à l'hôpital, où elle reste consignée jusqu'à sa guérison.

Lorsqu'une fille n'est pas pervertie, lorsqu'elle est saine, lorsqu'elle annonce de bons sentiments, et que tous les renseignements et tous les indices prouvent qu'elle ne se fait inscrire que par dépit ou désespoir, on la renvoie dans son pays avec un passeport, souvent même avec les secours de route, mais toujours lorsque son individualité a été suffisamment reconnue.

On prend les mêmes précautions à l'égard des étrangères. Trois Anglaises se présentèrent, il y a quelques années, à l'inscription ; comme leur langage, leur éducation et une foule d'autres circonstances faisaient croire qu'elles appartenaient à des familles distinguées, et qu'elles pouvaient avoir été enlevées, on leur fit délivrer un passeport, avec injonction de partir sur-le-champ.

Il est des malheureuses, abandonnées dès leur naissance, qui se sont élevées sans qu'on sache comment, et qui ne connaissent ni leur père, ni leur âge véritable, ni souvent même leur nom : que faire à leur égard ? Quand elles réunissent les conditions requises, on est forcé de les admettre.

Il se présente souvent des cas très embarrassants pour l'administration : une fille n'est pas entièrement pervertie, elle offre des ressources, elle témoigne même le désir de rentrer dans sa famille, *mais ses parents n'en veulent pas;* que faire encore à son égard ? Tout à regret, on est forcé de l'inscrire.

Enfin on a vu quelques filles présentant toutes les conditions nécessaires pour être inscrites, mais soutenant qu'elles étaient vierges, et reconnues telles par les médecins du dispensaire ; il est évident qu'on ne pouvait pas admettre à l'inscription une fille dans cet état, et qu'il fallait temporiser avec elle. Malheureusement ces cas sont excessivement rares ; il ne s'en présente pas un tous les deux ou trois ans.

Mais tous ces cas ne sont que des exceptions à la règle générale ; presque toutes ces filles ne sont que des libertines, le plus ordinairement malades, ayant passé dans les bras d'un grand nombre d'amants, ou ayant même fait, pendant un temps plus ou moins long, soit à Paris, soit en différentes villes de province, le métier de prostituées. A quoi servirait-il de prendre des précautions minutieuses pour ces malheureuses ? Lorsqu'on a des notions suffisantes sur leurs antécédents, ce serait évidemment perdre son temps ; on se borne, dans ce cas, à ce que réclament la prudence et la nécessité de ne pas compromettre l'administration.

La suite de ce travail contiendra beaucoup d'autres exemples du même genre ; ils compléteront ce que je viens de dire ici.

J'ai parlé des trois positions dans lesquelles se trouvaient les femmes au moment de leur enregistrement :

Les unes se faisant inscrire d'elles-mêmes ;

Les autres présentées par une dame de maison ;

Les troisièmes étant amenées forcément à cet enregistrement.

Voici quelle a été la proportion de ces trois classes, pendant l'espace de 16 années. Sur 12,544 inscriptions, on a compté :

Filles s'étant présentées elles-mêmes. . .   7,388
Filles amenées par des dames de maison.   4,436
Filles inscrites d'office.   720
                                   —————
                                  12,544

D'où l'on voit que les dames de maison présentent à elles seules à peu près le tiers de toutes les filles qui se font inscrire, et que celles qui sont enregistrées d'office ne font que le seizième de la masse

fournie par les deux autres ; en d'autres termes,
que, sur mille filles inscrites, on en comptera :

Inscrites d'elles-mêmes 588,9
Par une dame de maison . . . 353,6
D'office   57,3

SEINE.

Sur 4,470 filles de Paris.
2,659 sont enregistrées. . D.
1,546   id. . . . . . . D. M
 265   id. . . . . . . Off.
Sur 39 des s.-préfect. de la Seine.
 26 sont enregistrées. . D.
 13 id. . . . . D. M.
      Sur 235 des villages.
141 sont enregistrées. . . D.
 80   id. . . . . . . D. M.
 14   id. . . . . . . Off.

ZONE DU NORD.

Chefs-lieux.

Sur 1820.
1,035 sont enregistrées. . D.
 705   id. . . . . . . D. M.
  80   id. . . . . . Off.

Sous-préfectures.
Sur 1,405.
834 sont enregistrées. . D.
516   id. . . . . . D. M.
 55   id. . . . . . Off.

Villages.
Sur 2,921.
1,752 sont enregistrées. . D.
 934   id. . . . . . D. M.
 235   id. . . . . . Off.

ZONE DU MILIEU.
Chefs-lieux.
Sur 484.
280 sont enregistrées. . D.

185   id. . . . . . D. M.
 19   id. . . . . . Off.

Sous-préfectures.
Sur 222.
134 sont enregistrées. . D.
 80   id. . . . . . D. M.
  8   id. . . . . . Off.

Villages.
Sur 254.
136 sont enregistrées. . D.
 98   id. . . . . . D. M.
 20   id. . . . . . Off.

ZONE DU MIDI.
Chefs-lieux.
Sur 111.
60 sont enregistrées. . D.
48   id. . . . . . D. M.
 3   id. . . . . . Off.

Sous-préfectures.
Sur 37.
18 sont enregistrées. . D.
17   id. . . . . . D. M.
 2   id. . . . . . Off.

Villages.
Sur 53.
32 sont enregistrées. . D.
15   id. . . . . . D. M.
 6   id. . . . . . Off.

Étrangères et sans désignation.
281 sont enregistrées. . D.
199   id. . . . . . D. M
 23   id. . . . . . Off.

Tous les chefs lieux.	D.	D. M.	Off.
4470	2659	1546	265
1820	1035	705	80
484	280	185	19
111	60	48	3
6885	4034	2484	367

I.

§ III. *De l'inscription des filles mineures sur les registres des prostituées. Considérations importantes sur cette inscription.*

L'inscription d'une fille, avant la majorité, a toujours été considérée comme une affaire grave et embarrassante. — Combien les opinions ont varié à cet égard. — Conduite différente tenue par plusieurs préfets. — Ils finissent tous par adopter la même mesure. — Raisons qui les y déterminent. — Les bonnes mœurs et la sûreté publique réclament souvent l'inscription des mineures. — Preuves de cette vérité fournies par de nombreux exemples. — Age légal pour l'inscription à l'époque actuelle. — Moyens mis en usage pour reconnaître cet âge. — Plusieurs exemples de cas embarrassants et tout-à-fait exceptionnels. — Nécessité d'un établissement pour y déposer les enfants qui se prostituent.

Dans tout ce que j'ai dit jusqu'ici sur l'enregistrement des prostituées, j'ai supposé qu'elles étaient majeures et par conséquent libres de leurs personnes et de leurs déterminations; mais on a vu, dans le chapitre où j'ai parlé de l'âge auquel on les avait inscrites, que la moitié de ces malheureuses s'étaient livrées à la prostitution et avaient été enregistrées avant leur majorité légale; ce qui me met dans la nécessité de les envisager sous un nouveau point de vue qui mérite toute notre attention. Il n'est pas en effet de question plus grave, plus épineuse et plus embarrassante que ce qui regarde l'enregistrement des prostituées mineures, comme on va le reconnaître par les détails suivants.

On se demande d'abord si un fille mineure, que la loi déclare incapable de tester, et qui ne peut disposer d'elle-même et de ses actions sans l'aveu de ses parents, peut être admise à déclarer qu'elle entend se déshonorer elle-même, couvrir d'opprobre sa famille, et aliéner sans retour sa propre réputation.

On se demande ensuite jusqu'à quel point l'administration peut, sans s'exposer au reproche de favoriser la prostitution des filles mineures, suppléer au défaut de consentement de la part de la famille, et sanctionner une pareille déclaration en en donnant acte à celle qui la fait.

Tous les préfets qui se sont succédé à la préfecture de police ont été frappés de la position dans laquelle ils se trouvaient, et suivant leurs idées particulières, l'époque à laquelle ils exerçaient leurs fonctions, et leur expérience personnelle, ils ont fait varier d'une manière remarquable l'âge auquel on pouvait inscrire ces mineures ; on ne connaît pas en effet de réglement et de disposition positive qui ait fixé quelque chose à cet égard ; tout a été laissé à la prudence du fonctionnaire chargé de recevoir les déclarations ; peut-être a-t-on fait en cela un acte de haute sagesse, et qui indique une connaissance profonde du sujet dont nous nous occupons.

Sur le registre commencé en 1796, on voit figurer un grand nombre de jeunes filles de dix, douze, quatorze, quinze et seize ans ; leur extrême jeunesse ne mettait aucun obstacle à leur inscription, et la manière dont étaient tenus ces registres fait croire qu'il devait en exister à Paris un bien plus grand nombre. J'ai trouvé plusieurs plaintes adressées à l'administration, sur le scandale que ces jeunes prostituées donnaient, en plein jour, dans le jardin du Palais (Égalité) Royal : dans ces plaintes on parle toujours de leur grande quantité, et on ne leur donne jamais que douze à treize ans.

Des plaintes plus énergiques furent renouvelées en août 1804 et l'année suivante à la même époque; on réclamait l'intervention de l'administration contre le nombre considérable de jeunes prostituées de douze à quatorze ans, *non inscrites*, auxquelles s'associaient des voleuses.

Je n'ai pas pu savoir en quelle année on statua quelque chose sur l'âge précis en-deçà duquel on ne devait pas recevoir une fille qui se présentait à l'inscription : tout me fait penser que ceci doit avoir eu lieu sous l'administration de M. Pasquier, de 1810 à 1813 ; mais on trouva toujours le moyen d'éluder ce réglement : car, dans un rapport fait au préfet par MM. Aubert et Wolff, en 1817, il est dit que *les réglements prescrivent bien de ne pas enregistrer une fille avant seize ans accomplis*, mais qu'on se relâcha tellement, qu'on en recevait quelquefois de douze à treize ans. Des recherches spéciales, faites à ce sujet, au commencement de 1817, firent découvrir dix de ces malheureuses qui, bien qu'enregistrées, furent envoyées dans la prison de Saint-Lazare, dans le corridor des enfants.

Pendant la longue administration de M. Delavau,
on s'occupa de l'âge qu'il convenait de fixer pour
l'enregistrement des mineures ; ce magistrat consciencieux, en arrivant à la préfecture de police,
voulait que l'inscription n'eût lieu qu'à la majorité
révolue ; mais il ne tarda pas à reconnaître les graves inconvénients d'un aussi long délai, et après de
mûres délibérations, il crut rendre un grand service
aux familles et à la morale en exigeant qu'on n'inscrivît aucune prostituée avant l'âge de dix-huit ans
accomplis (1824); cette mesure était sage, mais
pouvait-elle être exécutée à la lettre dans toutes les
circonstances? L'expérience ne tarda pas à démontrer le contraire, et M. Delavau lui-même fut obligé
de faire inscrire d'office un bon nombre de jeunes
filles qui n'avaient pas cet âge.

Son successeur, M. Debelleyme, à peine installé
dans ses nouvelles fonctions, nomma une commission pour examiner tout ce qui regarde la prostitution, et en particulier l'âge auquel il convenait de
fixer l'enregistrement définitif; M. Debelleyme présida lui-même cette commission, dont les séances
furent nombreuses; on y reconnut l'impossibilité de
se mettre, sous ce rapport, en harmonie avec la loi,
et, contre son avis primitif, M. Debelleyme convint

qu'il fallait abaisser d'une année l'âge de l'inscription et la fixer à dix-sept ans : cette décision eut lieu le 20 mars 1828.

M. Mangin, qui remplaça à la préfecture de police M. Debelleyme, et dont on connaît la rigidité de principes, ne voyant dans cette inscription prématurée qu'une infraction à la loi, reporta à vingt-et-un ans l'âge de l'inscription ; mais il reconnut bientôt les inconvénients graves de cette mesure, et ne tarda pas à remettre à dix-huit ans, l'âge ordinaire de l'inscription : il fit plus, car pendant sa courte administration, revenant aux errements de ses prédécesseurs, il autorisa lui-même l'enregistrement de plusieurs filles qui étaient loin d'avoir cet âge. Aujourd'hui l'âge de 16 ans est regardé, dans l'administration, comme l'époque légale à laquelle on peut admettre les prostituées sur les registres de la police ; celles qui le sont avant cet âge ne présentent que des exceptions à la règle générale.

Cette conduite de trois magistrats d'opinions et de vues différentes, tous trois remarquables par leur savoir et leur sévère probité, qui entrent dans leurs fonctions avec des idées de réforme, mais qui, par la force et l'évidence des choses, changent d'avis et reviennent aux errements de leurs prédécesseurs, est à mon gré d'un poids immense dans tout ce qui regarde l'inscription des filles publiques. Examinons quels ont été les motifs assez puissants pour avoir opéré dans leur esprit un pareil changement.

Un fait digne de fixer l'attention de tous les législateurs, de tous les administrateurs et de tous les moralistes, c'est que sur 12,550 filles abandonnées pour ainsi dire à elles-mêmes et inscrites sur les registres de la police de 1816 jusqu'à 1832, *deux mille quarante-trois* avaient été enregistrées avant dix-huit ans, et *six mille deux cent soixante-quatorze*, ou la moitié juste de toutes les prostituées, avant la fin de leur vingt-et-unième année, et par conséquent leur majorité ; à quelques variations près, les proportions se présentent toujours les mêmes, quelles que soient les années que l'on observe : d'où il faut tirer cette conclusion, que c'est aller contre les lois qui régissent notre ordre social que de vouloir empêcher une femme de se livrer à la prostitution avant sa majorité légale. Remarquons, avant d'aller plus loin, que les cinq sixièmes des filles sur lesquelles nous faisons ces observations ont été inscrites à une époque à laquelle on se contentait de leur déclaration sur leur âge, sans exiger leur acte de naissance, et qu'on peut être assuré qu'il en est une foule qui ont ajouté plusieurs années à leur âge véritable, ce qui doit augmenter singulièrement la proportion des mineures.

Un autre fait attesté par tous les observateurs, c'est que lorsqu'une fille de dix-sept, de seize et même de quinze ans, s'est livrée pendant un certain temps à la prostitution, et en a contracté l'habitude, elle continue à s'y livrer malgré la police et malgré ses parents, par cela même que l'éducation qu'elle a reçue n'a pas eu le pouvoir de l'en détourner; si elle ne vient pas elle-même réclamer son inscription, on est toujours sûr de la retrouver plus tard dans les maisons de prostitution ou raccrochant sur la voie publique.

Si, en refusant d'inscrire une fille mineure sur les registres des prostituées, on l'empêchait de se livrer à la prostitution et de déshonorer sa famille, nul doute qu'il ne fût indispensable d'ajourner cette inscription; mais par cet ajournement obtiendrait-on ces résultats? loin de là, car voici ce qui arrive.

En n'inscrivant pas une mineure qui le réclame, et surtout si elle sait qu'en se présentant au bureau elle peut être arrêtée, mise au dépôt et soumise à des formalités contrariantes, elle se gardera bien d'aller se prostituer dans les maisons de tolérance connues où elle serait saisie par les agents de l'administration; mais elle ira dans les maisons clandestines qui ont mille moyens de se cacher et de se soustraire à l'investigation de la police. Sous le titre de modiste, de couturière ou de lingère, des femmes patentées reçoivent chez elles les jeunes libertines, les prostituent dans des coins retirés, ou, un carton à la main, les envoient à ceux qui les leur deman-

dent; elles sont, sous ce rapport, le plus grand
fléau des mœurs et de la santé publique. Je ne m'é-
tendrai pas davantage sur les inconvénients de ces
maisons, devant en parler avec détail lorsque je
m'occuperai de la prostitution clandestine.

Ainsi, enregistrer une fille mineure après toutes
les formalités et les précautions que réclame un acte
de cette importance, n'est pas ouvrir à ces malheureuses le chemin du vice et favoriser la débauche;
c'est se procurer le moyen d'exercer sur elles une
surveillance tutélaire, c'est donner à l'administration la facilité de découvrir et de rendre à leurs
familles de jeunes filles qui n'ont eu que des écarts,
qui ne sont pas perverties, qui fuient peut-être le
regard de la justice ou ceux de leurs père et mère,
et qui, livrées sans frein et sans contrôle à la débauche, achèveraient de se corrompre et de ruiner
leur santé.

Si nous envisageons la question sous le rapport
de la contagion et des ravages de la syphilis, l'inscription des mineures nous paraîtra d'une tout
autre importance; point d'inscription, point de
surveillance sanitaire; or, on a vu plus haut que
la moitié des filles inscrites l'était avant leur majorité; ne les pas inscrire, c'est comme si on laissait
volontairement la moitié des prostituées de Paris
exercer librement leur métier pendant quatre ou
cinq ans, sans s'inquiéter de leur santé; mais ces

filles étant les plus jeunes sont par cela même les plus recherchées; leur jeunesse , indépendamment de communications plus fréquentes, rend chez elles les accidents vénériens plus graves et plus nombreux; elles exigent donc une surveillance plus attentive plus souvent répétée que toutes les autres , et je ne crains pas d'être démenti par personne , en disant que c'est d'elles que proviennent les cinq sixièmes de toutes les maladies vénériennes communiquées par les prostituées. Cette vérité sera démontrée d'une manière plus frappante dans le chapitre XVI, où je considérerai les prostituées sous le rapport de la contagion syphilitique, et où je ferai voir les améliorations immenses, et pour ainsi dire inespérées, dues aux soins et à la sagesse de l'administration.

Il n'est pas au pouvoir de cette administration de changer l'âge auquel les jeunes filles de Paris où qu'on y amène se trouvent d'une manière ou d'une autre dans le cas de se lancer dans la carrière de la prostitution ; le fait existe, elle le constate, et, dans l'impossibilité de changer l'ordre des choses, il est de son devoir de limiter le mal dont elle est témoin , ou de l'atténuer par tous les moyens possibles; il n'est pas de lois ou de règlements contre la nécessité. Supposons que l'administration cesse la surveillance , que répondra-t-elle aux reproches qu'on lui adressera avec justice? Ce qu'il faut remarquer, c'est que jusqu'ici l'autorité judiciaire s'est bien gardée de disputer à l'administration une faculté dont celle-ci n'a aucun intérêt à abuser; dans plusieurs circonstances, la présence chez des dames de maison de filles mineures très jeunes et enregistrées attira l'attention des magistrats qui firent des réserves sur ce fait; chaque fois le procureur-général, sur l'invitation du garde-des-sceaux, demanda à ce sujet des explications au préfet de police, qui s'empressa de les donner, et les choses en restèrent toujours là.

Plusieurs de ces jeunes filles, à peine sorties de l'enfance, arrivent de province ; on prend des renseignements et l'on découvre qu'elles ont été envoyées par leurs familles qu'elles déshonoraient, et qui, loin de les réclamer, faisaient tout ce qu'elles pouvaient pour les éloigner de leurs yeux et les perdre dans la population de Paris; peut-on, dans ce cas, et dans l'intérêt même de ces familles, différer l'inscription ?

Lorsqu'une de ces jeunes filles n'est à Paris que depuis peu, lorsqu'elle s'embarrasse et se coupe dans ses réponses, lorsqu'elle est sans place et ne se livre à la prostitution que par la nécessité de ne pas mourir de faim, on lui donne un passeport pour son pays; mais les filles de cette classe mettent souvent l'administration dans de grands embarras : le plus ordinairement elles n'ont ni souliers ni vêtements; peut-on, à l'entrée de l'hiver et lorsque les routes sont impraticables, les expulser de Paris ? Si on l'exige, elles sortent par une porte et rentrent le lendemain par une autre, ou sont recueillies par les marchands de vin et gargotiers des barrières, et, dans les cabinets noirs, y propagent la syphilis d'une manière effrayante.

Presque toutes ces jeunes filles mineures sont abandonnées de leurs parents; lorsqu'on presse ces derniers de reprendre leurs enfants, ils répondent presque toujours : *L'administration n'a qu'à en faire ce qu'elle voudra*; on sait que quelques uns tirent parti du déshonneur de leurs filles, mais la police ne peut rien savoir à cet égard, parce que tout cela se fait dans le plus grand secret; on ne voit guère dans l'année que cinq ou six pères venir donner eux-mêmes leur consentement à l'inscription de leurs filles mineures; quelques unes, expulsées de Paris, sont revenues avec ce consentement par écrit, mais l'administration se garde bien d'exiger cette pièce écrite : ce serait la preuve d'une immoralité trop révoltante.

Ce que l'on doit exiger de l'administration dans une affaire si grave où elle juge sans contrôle et sans appel, c'est une sévère attention, c'est un religieux discernement, c'est une sage temporisation dans tous les cas douteux , et partant une prudence poussée jusqu'à l'excès.

Puisqu'il est maintenant démontré qu'il est indispensable d'inscrire les filles publiques bien avant l'époque de la majorité, quelle époque préciser pour les cas habituels et généraux ? Nous avons déjà vu que M. Delavau l'avait fixée à dix-huit ans ; que son sucesseur, M. Debelleyme, l'avait fait descendre à dix-sept, que M. Mangin l'avait reportée à dix-huit, et depuis ce temps on ne craignait pas d'inscrire à seize ans une fille dont tous les antécédents démontraient ce qu'elle était et ce qu'elle serait probablement toujours : c'est, en effet, à cet âge qu'une jeune fille commence à avoir assez de discernement pour apprécier les conséquences de la résolution qu'elle va prendre, surtout lorsqu'on les lui fait remarquer et lorsqu'on lui donne le temps de réfléchir sur son projet. Mais quel moyen emploie-t-on alors pour connaître cet âge avec exactitude ?

Si on s'en rapportait au dire et aux apparences extérieures, on courrait le risque d'être souvent trompé ; en effet, telle fille de quinze ans peut avoir l'extérieur d'une fille de dix-huit à dix-neuf, tandis que telle autre de dix-neuf en paraîtra à peine seize. Pour se fixer à cet égard dans les cas incertains, les médecins du dispensaire étaient autrefois obligés de donner un avis et d'apprécier si la fille pouvait être enregistrée ; dans ce jugement, ils avaient presque toujours égard aux apparences extérieures et au développement de la constitution physique, seule chose qu'on pouvait leur demander ; aujourd'hui ils sont plus particulièrement chargés de constater l'état de santé de la fille, car *l'acte de naissance qu'on exige impérieusement* ôte tout doute et tout équivoque sur l'âge véritable de l'individu. A l'époque actuelle, le bureau sanitaire n'est consulté à ce sujet que lorsqu'une fille étrangère à la France est dans l'impossibilité de donner son acte de naissance ; mais ces cas se présentent rarement.

Il ne me reste plus, pour terminer cet article, qu'à dire quelques mots de ces cas particuliers qui mettent l'administration dans la nécessité d'inscrire quelques filles à quinze et même à quatorze ans. Pour éviter toute divagation, je me contenterai de rapporter quelques faits et de résumer en quelque sorte ce qui se passe ordinairement au dispensaire.

Une fille de quinze ans, plusieurs fois arrêtée et trouvée vénérienne, était toujours réclamée par sa mère. Comme on savait que cette femme tirait parti du désordre de sa fille, sans qu'on pût toutefois la poursuivre juridiquement, on prit le parti, dans l'intérêt de la santé publique, d'inscrire cette fille.

Une fille de quinze ans se présente pour demander son inscription : on fait venir son père, qui ne veut pas la reprendre, son amant seul se présente à cet effet ; on passe par-dessus les observations, et on l'inscrit.

Deux filles de quinze ans, arrêtées l'une et l'autre huit ou dix fois, étaient toujours réclamées par leurs parents : on n'inscrivit pas l'une parce qu'elle couchait dans la maison paternelle ; on inscrivit l'autre parce qu'elle demeurait en garni.

J'ai trouvé dans les archives de la préfecture l'histoire de deux sœurs qui, dès l'âge de 13 à 14 ans, arrêtaient les hommes en plein jour avec une impudence extrême. Arrêtées, elles étaient à l'instant réclamées par leurs parents; à plusieurs reprises elles leur furent rendues après avoir été guéries d'affections vénériennes. Enfin, lors de leur inscription, la plus jeune avait été arrêtée vingt-cinq fois, et l'aînée trente-huit fois. Ne pourrait-on pas, dans ce cas particulier, blâmer l'administration et lui reprocher d'avoir trop temporisé? Qu'on juge, d'après cet exemple, des précautions qu'elle prend et jusqu'où va la prudence de ceux qu'elle emploie.

La bonne ou la mauvaise conduite des parents, leur état d'aisance ou leur misère extrême, l'impossibilité où ils peuvent être de surveiller leurs filles et de pourvoir à leurs besoins, font varier singulièrement la conduite de l'administration à l'égard des jeunes prostituées. Pourra-t-on compter sur la surveillance de pères et de mères séparés ou qui vivent en concubinage? Quelle garantie présenteront des parents qui ne sortent pas de l'ivresse ou qui, par état, sont toujours absents? Leur rendre leurs enfants après sept, huit, et quelquefois dix épreuves inutiles, et après avoir épuisé tous les moyens conseillés par la sagesse et la prudence, n'est-ce pas compromettre de gaieté de cœur la santé publique, et faire aux bonnes mœurs plus de mal que de bien ? C'est évidemment le cas d'inscrire ces malheureuses d'office, malgré leur opposition et les réclamations qu'elles peuvent adresser.

Dans toute circonstance, la probité et la bonne conduite des parents font qu'on leur rend presque toujours leurs mineures, quels que soient les reproches qu'on puisse faire à ces dernières.

On voit, par ce que je viens de dire, l'impossibilité d'établir des règles fixes et invariables sur tout ce qui regarde l'inscription des mineures, et la nécessité d'abandonner à l'administration le discernement de tous les cas qui peuvent se présenter et qui varient autant que les individus; en voici une nouvelle preuve :

On saisit quelquefois, en flagrant délit de prostitution, soit dans les maisons publiques, soit dans les rues ou ailleurs, de jeunes filles, ou, pour parler plus exactement, des enfants de 14, de 13, de 12 et même de 10 ans; elles sont initiées à toutes les pratiques du plus affreux libertinage, et le plus souvent n'ont ni demeure, ni parents. A qui confier ces malheureuses? Jusqu'ici on les a envoyées, soit dans la prison de Saint-Denis, soit dans celles des Madelonettes ou de Saint-Lazare; mais croit-on qu'elles s'y corrigent et en sortent meilleures ? Ce que j'ai vu, ce que j'ai appris en questionnant souvent ces jeunes malheureuses, m'a bien prouvé qu'en les enfermant ainsi on faisait disparaître de la voie publique le plus grand de tous les scandales, mais qu'on ne les rendait pas meilleures.

C'est ici que se fait sentir la nécessité d'une maison d'hospitalité qui procurerait un asile temporaire à ces enfants et à ces autres filles, dont l'administration ne sait que faire, et qu'elle aurait besoin d'étudier et de mettre en surveillance pendant un certain temps. Je ne fais qu'indiquer la nécessité de cet établissement, sur lequel je reviendrai en parlant des améliorations qu'il serait peut-être possible d'ajouter encore à tout ce qui regarde le régime des prostituées.

§ IV. *De l'inscription des filles mineures appartenant aux enfants trouvés ou orphelins, placés par l'administration des hôpitaux de Paris.*

La tutelle de ces enfants est confiée par la loi aux hôpitaux. — Soins particuliers dont ils sont l'objet. — Mesures adoptées dans le cas de mauvaise conduite. — Lorsqu'un enfant trouvé se présente à l'inscription des prostituées, le préfet consulte les hôpitaux. — Ce qu'est, dans l'administration des hôpitaux, le conseil de tutelle. — Les moyens de corrections mis en usage par les hôpitaux sont toujours inefficaces. — Raison de cette inefficacité.

La conduite de la préfecture de police et de l'administration des hôpitaux, à l'égard de quelques orphelines confiées aux soins de cette dernière, est, à mon gré, un modèle de sagesse; quelques mots suffiront pour justifier mon opinion.

L'administration des hôpitaux de Paris a été chargée, par la loi du 15 pluviose an XIII, de la tutelle légale des enfants admis dans ses établissements.

Ces enfants forment deux classes distinctes :

La première classe comprend les enfants trouvés.

La seconde, les enfants orphelins et qui restent sans famille.

Le nombre de ceux qui sont admis chaque année, dans l'une et l'autre classe, varie de 5 à 6,000.

Les enfants trouvés sont presque tous placés à la campagne.

Les orphelins sont plus généralement confiés à des artisans de Paris, qui les prennent volontiers.

Une pension est payée pour ceux qui sont envoyés à la campagne, jusqu'à leur douzième année ; à cette époque, un engagement est contracté pour trois ans au moins avec les maîtres auxquels ils sont confiés.

L'administration des hôpitaux exerce sa surveillance sur ces enfants jusqu'à leur vingt-et-unième année, c'est-à-dire jusqu'au moment où cesse la tutelle ; cette surveillance s'exerce, dans les départements, par des agents qui ont le titre de préposés de l'administration. Je regrette de ne pouvoir pas indiquer ici les soins minutieux que prennent ces agents, et l'admirable mécanisme de cette institution, à la tête de laquelle se trouvent des hommes du plus éminent mérite.

Lorsque les élèves de l'un et de l'autre sexe donnent des sujets de plainte, on se contente de les admonester, si le cas est peu grave ; quelquefois même on les change de place, en les envoyant d'une commune dans une autre : ces soins sont réservés aux agents de l'administration.

Si les mesures précédentes ne suffisent pas, on fait revenir les élèves à Paris ; et, après les avoir gardés quelque temps à l'hospice, on essaie, par tous les moyens possibles, de les corriger de leurs défauts, et on les dirige sur un arrondissement éloigné de celui où ils ont été élevés. Ce n'est qu'après avoir épuisé tous ces moyens que l'administration se résout à solliciter la mise en correction auprès de M. le président du tribunal civil de première instance.

Lorsqu'une fille mineure vient se présenter à l'enregistrement des prostituées, le certificat d'origine qu'elle est obligée de fournir pour cet enregistrement faisant connaître ce qu'elle est, on ne l'inscrit pas, mais on la garde dans un lieu séparé jusqu'à ce qu'on en ait averti l'administration des hospices. Au reçu de cet avis, les chefs de division, réunis en commission de tutelle, examinent les pièces, et décident s'il y a lieu de se pourvoir devant le tribunal de première instance, pour obtenir la mise en correction ; cette décision n'a de force qu'autant qu'elle est approuvée par le conseil général des hôpitaux : toutes les démarches nécessaires pour cette mise en correction sont faites par le conseil de tutelle.

C'est dans le couvent de la Madeleine que sont renfermés tous les mauvais sujets à l'égard desquels l'administration des hôpitaux est obligée de prendre ces mesures de rigueur. Le nombre de ces mauvais sujets est de huit ou dix par année, et comme la moyenne des filles, hors punition, placées dans les campagnes, est de 3,400 à 3,500, il en résulte que celles qui quittent les lieux où elles se trouvent pour venir exercer la prostitution à Paris, se trouvent dans la proportion d'une sur 383. Qu'on ne conclue pas de ce petit nombre de la moralité des autres ; une triste expérience apprend tous les jours que la masse de ces jeunes filles mène une vie fort dissolue dans la plupart des lieux où elles se trouvent : pourrait-il en être autrement, lorsqu'on sait que tant d'autres filles qui ont leurs père et mère et qui restent dans leur famille, n'échappent pas à la corruption générale ?

Au terme de la loi, la détention est d'un mois pour celles qui sont âgées de moins de 15 ans, et de six pour les élèves de 16 à 21 ans : lors donc qu'une élève des hôpitaux n'a pas 15 ans, on se borne pour elle au changement d'arrondissement, en recommandant de la placer, autant que possible, dans une maison où elle soit tenue avec fermeté, et où l'on puisse exercer sur elle une surveillance sévère et de tous les instants.

Le prix de la pension dans le couvent de Saint-Michel est de 300 francs par an. Plusieurs jeunes filles, après avoir subi leur temps de détention, ont demandé à rester dans la maison; quelques unes y sont restées plus d'une année. Dans ce cas, l'administration cesse de payer pour elles; elles sont conservées gratuitement, et défraient la maison par le travail qu'elles y font.

Il est triste d'être obligé d'avouer que peu d'élèves ont été corrigées et qu'elles retombent généralement dans les mêmes désordres; aussi l'administration considère-t-elle la mise en correction plutôt comme devant inspirer une crainte salutaire aux autres enfants, que comme moyen d'amélioration; non pas qu'elles ne soient parfaitement surveillées dans le couvent où on les place, et dans lequel les plus grands soins sont pris à leur égard, mais parce qu'elles y arrivent avec des vices tellement enracinés, qu'il faudrait pouvoir les y laisser un temps bien plus considérable que celui fixé par la loi, pour espérer de les ramener à de meilleurs sentiments.

Ici l'administration des hôpitaux a fait son devoir; et loin de lui reprocher quelque négligence, on vantera partout son zèle et sa sollicitude paternelle à l'égard de ses pupilles.

§ V. *Des réinscriptions.*

Quelques filles renoncent à la prostitution pendant quelque temps et la reprennent ensuite. — Ce qu'on fait lorsqu'elles viennent se présenter elles-mêmes. — Conduite différente tenue par l'administration lorsque les filles sont amenées par les inspecteurs. — Position particulière de celles qui sont condamnées par les tribunaux à une détention plus ou moins longue.

Il arrive tous les jours que des filles, après avoir été rayées des registres des prostituées, et être restées un temps plus ou moins long sans attirer sur elles l'attention de l'administration, reprennent leur premier métier. Dans ce cas, lorsqu'elles viennent se présenter d'elles-mêmes, on ne fait pas difficulté de les admettre à l'instant : leurs antécédents prouvent qu'on ne peut courir aucun risque. On est un peu plus réservé lorsqu'elles ont été rayées à la sollicitation de leurs parents ; dans ce dernier cas, on ne les reçoit que lorsqu'il est constaté que la famille abandonne l'individu à ses penchants vicieux et désespère de pouvoir le ramener à de meilleurs sentiments.

Lorsqu'une fille est conduite par les inspecteurs qui l'ont surprise provoquant à la prostitution, si elle est trouvée vénérienne, si elle était avec d'autres filles, si elle a été surprise dans un de ces lieux consignés aux filles publiques, si ses antécédents prouvent que c'est un mauvais sujet, on la réinscrit sur-le-champ ; dans toute autre circonstance, on use de ménagement, particulièrement lorsqu'elles se font réclamer par quelques personnes connues, et prouvent qu'elles pourvoient par le travail à leur existence. Dans ce cas, les inspecteurs ont ordre de les surveiller de la manière la plus attentive.

Très souvent des filles se rendent coupables de délits qui les font condamner par les tribunaux à une détention de plusieurs mois, quelquefois de plusieurs années ; dans ces circonstances, elles sont rayées de droit, lorsque le jugement est prononcé ; mais lorsqu'elles ont achevé leur temps de détention, on ne fait pas difficulté de leur rendre leur position première et de les réinscrire.

Ces réinscriptions ne changent rien au sommier général ; on ne fait que renvoyer au numéro d'ordre qu'avait la fille, et l'on joint à son nouveau dossier les renseignements que contenait le premier.

§ VI. *De la radiation des filles publiques qui renoncent à la prostitution.*

Les filles publiques qui renoncent à la prostitution ont le droit d'exiger leur radiation. — Cette radiation réclame certaines formalités. — Preuves de leur nécessité et de leur importance. — Circonstances dans lesquelles la radiation s'accorde sans délai. — Sagesse des mesures prises dans ces différents cas par l'administration. — Soins tout particuliers que doivent prendre les inspecteurs à l'égard des filles mises en surveillance. — Les demandes pour obtenir la radiation sont pour la plupart écrites par les réclamantes. — Style de ces demandes. — Ce qu'il faut entendre par radiations d'office. — On ne raye de cette manière que les filles qui disparaissent. — Tableaux donnant par années et par mois le nombre exact des deux espèces de radiation.

L'inscription, sur un registre spécial, de toutes les personnes qui se livrent à la prostitution n'étant qu'une mesure d'ordre indispensable pour le bien du service, il en résulte que ces personnes ont le droit d'exiger leur radiation, lorsque, renonçant à un genre de vie qui avait nécessité leur inscription, elles veulent rentrer dans la vie commune. Cette radiation, en apparence si simple, exige cependant des précautions et des formalités dont on va bientôt reconnaître l'importance.

Cette radiation et toutes les questions qui s'y rattachent ont souvent été traitées dans les conférences qui ont eu lieu, en différentes circonstances, sur les améliorations qu'il s'agissait d'introduire dans le régime des prostituées; mais c'est surtout en 1828, sous l'administration de M. Debelleyme, qu'on s'en est occupé d'une manière plus spéciale, et qu'ont été arrêtées d'une manière plus positive les règles que l'on suit à l'époque actuelle.

Il est de toute évidence que l'administration doit employer tous les moyens possibles pour favoriser, chez les personnes qui se livrent à la prostitution, le retour à une vie plus régulière; il serait contraire à la justice et aux bonnes mœurs de vouloir les retenir dans les voies de la prostitution, quand elles manifestent l'intention d'en sortir; mais quand on connaît les mœurs et les habitudes de cette classe, on sait que la plupart ne demandent leur radiation que pour se soustraire aux visites sanitaires ainsi qu'aux réglements qu'on leur impose, et surtout au danger d'être enfermées dans un hôpital ou dans une prison pendant un temps plus ou moins long : il est donc de la dernière importance, pour la sûreté et la salubrité publique, de soumettre leur radiation à des formalités et de ne la rendre définitive, pour quelques unes, qu'après un temps d'épreuve, dont la longueur doit varier suivant une foule de circonstances que les réglements ne sauraient indiquer ni prévoir.

Aucune radiation ne peut avoir lieu si la demande n'en est faite par écrit et par la personne même ; on exige ordinairement sa présence pour s'assurer de son état sanitaire. On conçoit l'utilité de cette dernière mesure à l'égard d'une fille qui va rentrer dans la vie commune, sur laquelle, par conséquent, l'administration va perdre toute son autorité, et qui pourrait faire beaucoup de mal sans cette utile précaution ; cette visite sanitaire, en tout semblable à celle qui se pratique lors de l'inscription, est confiée aux médecins du dispensaire. Je dois ajouter que la personne qui réclame est obligée d'indiquer les causes qui la déterminent à demander sa radiation, ainsi que les moyens d'existence honnêtes qu'elle peut se procurer.

Cette radiation ne souffre aucun délai dans le cas de mariage de la personne qui réclame, mais on exige pour cela l'exhibition du contrat de mariage, ou la présentation d'un certificat de l'état civil que les formalités nécessitées pour le mariage sont bien commencées.

On en fait autant pour les filles qui, à l'appui de leur demande, apportent le certificat d'un médecin du dispensaire, attestant qu'elles sont atteintes d'une maladie organique quelconque qui les empêche de se livrer à la prostitution.

On suit enfin la même conduite pour les filles qui, étrangères à Paris, sont rentrées dans leur famille, qui y demeurent, qui donnent la preuve de leur bonne conduite, et qui désirent que leurs noms disparaissent de dessus les registres de l'administration; il est bien entendu que la visite sanitaire n'est pas exigée pour ces dernières.

Dans toute autre circonstance, on soumet à une épreuve de deux à trois mois la personne qui réclame; et pendant ce temps, on la met en surveillance, pour savoir si elle a des ressources pour vivre, et si son changement de conduite est véritable; on prend des renseignements sur la moralité des personnes chez lesquelles elle travaille, et d'après ces documents, sur lesquels l'officier de paix, les médecins et le commissaire interrogateur donnent leurs avis, on fait au préfet la proposition de rayer ou de maintenir.

On a vu ce délai, pour une radiation définitive, se prolonger, pour quelques filles, pendant six mois et même pendant une année. Quelle responsabilité peut , en effet, présenter une fille qui , après avoir contracté l'habitude de la toilette, de la gourmandise et d'un certain ton, allègue, pour moyen de ressource, le gain qu'elle pourra faire dans la broderie, dans la couture ou dans d'autres professions, qui ne rapportent que quelques sous à celles qui les exercent? n'est-il pas évident qu'elle continue alors son métier d'une manière secrète, et qu'il faut, pour la rayer, avoir une preuve suffisante qu'on ne la rencontre ni sur la voie publique, ni dans les maisons de prostitution, et qu'à ces conditions se joigne un rapport favorable, fourni par des personnes au témoignage desquelles on puisse ajouter quelque confiance?

Il est une circonstance, en apparence, embarrassante ; c'est celle dans laquelle un père ou une mère viennent appuyer la demande en radiation adressée par leur fille : voyons ce qu'il convient de faire dans ce cas particulier.

Si ces parents sont dans la dernière des misères, ce qui arrive presque toujours ; s'ils peuvent à peine se procurer à eux-mêmes les moyens de ne pas mourir de faim, pourront-ils donner à leur fille des secours ; et s'ils peuvent lui en donner, ces secours seront-ils suffisants pour qu'elle ne regrette pas son ancienne position?

Si ces parents ont favorisé la prostitution de leur fille ; s'ils en ont tiré parti ; s'ils ont déjà obtenu une première fois la radiation, sans qu'il en soit résulté un amendement dans la conduite de cette fille, sans qu'ils aient fait de véritables efforts pour lui faire abandonner l'état de prostituée ; si tout donne à penser qu'ils ne demandent la radiation que par condescendance et même pour tirer plus aisément de son désordre un lucre honteux, n'est-il pas évident qu'il faut alors se conduire avec une réserve toute particulière, prolonger les délais, multiplier les investigations, rendre la surveillance plus active, se conduire, en un mot, avec plus de sévérité que si l'on agissait dans des circonstances tout-à-fait contraires, sauf aux parents à renouveler leur demande en radiation, s'ils le jugent à propos ?

On s'est plusieurs fois demandé si une fille qui, annonçant l'intention de renoncer à la prostitution publique pour vivre *maritalement* avec un homme connu, pouvait faire valoir un pareil motif en faveur de sa demande en radiation : cette question a été résolue d'une manière différente, suivant les temps et suivant les opinions particulières des personnes qui se sont trouvées placées à la tête de l'administration.

L'expérience, ce guide infaillible dans tant de circonstances, a prouvé que le bien véritable ne pouvait se faire ni avec l'un, ni avec l'autre de ces partis extrêmes ; et qu'ici, comme dans tous les autres objets qui touchent à la prostitution, il était impossible d'établir des règles fixes ; ceci fut parfaitement établi dans une conférence, présidée, le 27 mars 1828, par M. Debelleyme; ce qui suit est extrait du procès-verbal de cette séance remarquable.

.... « Quant aux femmes annonçant l'intention de renoncer à la prostitution pour vivre maritalement avec un homme; comme la cause qui les dirige n'est fondée que sur des circonstances presque toujours passagères, et que, cette cause momentanée venant à cesser, l'habitude de la prostitution, qui n'était que suspendue, reprend nécessairement son cours, la commission a jugé qu'il ne fallait admettre ces motifs qu'avec beaucoup de circonspection ; car rien ne prouve qu'une fille publique, par cela même qu'elle vit maritalement avec un homme, a cessé de se prostituer; rien ne prouve également que cet individu consentira toujours à pourvoir à ses besoins ; rien n'est plus douteux que la durée de ces liaisons, aussi fragiles que la passion qui les a fait naître ; enfin, rien ne constate que, cette union passagère une fois rompue, la femme qui aura sollicité sa radiation n'aura pas recours à son premier métier, comme la seule ressource qui lui reste. Ces trois motifs, dit en terminant le rapporteur, sont plus que suffisants pour n'accorder que peu de confiance à des demandes semblables. »

Chacun comprendra aisément la haute sagesse qui existe dans toutes les lignes de ce passage. Si l'on ne prenait pas de renseignements, et si l'on accordait à la première réclamation l'objet de la demande, n'est-il pas évident qu'il n'existe pas une fille qui ne trouvât dans les souteneurs et les mauvais sujets de Paris quelqu'un pour la réclamer? d'où il résulterait qu'on ne pourrait pas en conserver une seule. La règle générale, dans ce cas, est de n'accorder la radiation qu'après plusieurs mois, lorsque l'on a pris des renseignements sur les individus qui ont retiré chez eux les réclamantes, et lorsqu'une surveillance constante prouve qu'elles ont quitté leur ancienne manière de vivre ; mais, dans ces cas même, la radiation n'est que provisoire, et ne devient définitive qu'après un temps plus ou moins long.

Il se présente quelquefois des personnes charitables, s'occupant habituellement de bonnes œuvres, ou d'autres que des circonstances particulières portent à s'intéresser à quelques filles de leur pays ou de leur connaissance. On pense bien que toutes les facilités sont accordées à ces personnes ; mais, dans ce cas, la même radiation ne devient définitive qu'après deux ou trois mois.

Y a-t-il abus d'autorité ou violation de la liberté individuelle dans cette manière d'agir à l'égard des filles qui réclament la radiation ? Personne ne pourrait soutenir une pareille proposition. Quant à moi, tout me semble marqué au coin de la sagesse ; si, en maintenant ces filles sur les registres de l'administration, on les mettait dans la nécessité de continuer leur métier de prostituées, là serait le mal, et rien ne pourrait l'excuser; mais cette mesure, toute de prudence, ne leur ôte pas la faculté de faire tout ce qu'elles veulent; les visites sanitaires auxquelles elles restent assujetties ne les empêchent pas de vivre comme les personnes les plus vertueuses : l'habitude qu'elles ont de ces visites fait qu'elles ne leur sont plus pénibles. Mais on connaît les goûts et les penchants de ces femmes; leurs antécédents réclament des garanties, et l'administration, gardienne de la santé publique, a le droit, que dis-je! est dans l'obligation de les exiger.

La surveillance des filles qui sont en instance pour la radiation est une des fonctions les plus délicates des inspecteurs, et qui exige de leur part autant de tact que de prudence. Quel tort, en effet, ne feraient-ils pas à ces femmes en divulguant ce qu'elles ont été! Quelques unes, en effet, entrent dans des magasins, ou se placent, soit dans des maisons, soit dans quelques ateliers, où certainement elles ne resteraient pas si leurs antécédents venaient à se découvrir.

Dans les demandes en radiation que j'ai eu sous les yeux, j'ai remarqué cette particularité, qu'elles étaient pour la plupart écrites de la main des pétitionnaires; que ces femmes avaient signé toutes les autres, et qu'une dizaine tout au plus de ces pétitions appartenaient à la plume de l'écrivain banal des prostituées.

Le style de ces pétitions est curieux; elles y dépeignent avec force et en style énergique l'horreur qu'elles se font à elles-mêmes et l'opprobre qu'elles ont mérité; elles se disent pressées par le besoin de se réhabiliter dans leur propre opinion et dans celle des autres; elles avouent ne pouvoir plus supporter l'opprobre inhérent à leur condition; elles demandent à sortir de la compagnie de ces viles créatures que la morale humaine rejette en dehors de la société, et réclament comme une faveur que leurs noms soient rayés des registres de l'infamie.

Faut-il reconnaître une influence quelconque de l'éducation dans l'empressement avec lequel les femmes qui savent écrire réclament leur radiation, et dans le tourment qu'elles semblent éprouver jusqu'au moment où elles savent que leurs noms ne se trouvent plus compris sur les listes fatales? On serait tenté de le penser, lorsqu'on voit des femmes retirées en province, et où on ne peut plus les atteindre, écrire à l'administration pour réclamer cette radiation, qui n'est plus à leur égard qu'une simple formalité.

Une fois que la demande en radiation a été faite, et à plus forte raison accordée, celle qui la présente ne doit plus entrer dans les maisons publiques, même *à titre d'ouvrière*; si elle était reconnue par les inspecteurs, ceux-ci seraient obligés de l'admonester et d'adresser leur rapport à l'administration ; quand, malgré ces avertissements, la fille continue ses relations avec la maison dans laquelle elle ne doit plus se trouver, comme il est évident alors que le séjour de ces maisons ne lui est pas désagréable, qu'elle s'y plaît même ; et tous les indices se réunissant pour faire croire qu'elle s'y prostitue, et qu'elle a trompé l'administration en demandant sa radiation, on ne peut se dispenser de la réintégrer sur la liste générale dont on l'avait fait disparaître.

Je viens d'exposer les formalités mises en usage pour la radiation des filles qui, ayant un intérêt quelconque à n'être plus confondues avec la masse des prostituées, réclament auprès de l'autorité la faveur de cette radiation, et j'ai donné en preuve de l'importance que quelques unes d'elles attachent à cette mesure, les demandes qu'elles en faisaient de pays fort éloignés, dans lesquels on ne pouvait pas les atteindre, et où leurs antécédents n'étaient connus de personne. Toutes cependant ne portent pas aussi loin le scrupule et la délicatesse : il en est beaucoup qui disparaissent sans donner de leurs nouvelles, et s'embarrassent fort peu des notes qui peuvent rester sur leur compte dans les cartons de l'administration ; c'est contre ces dernières qu'il faut nécessairement prendre un parti, car elles ne peuvent rester pour toujours sur les listes, et devenir à chaque instant l'objet de recherches qui absorbent le temps des employés, et fatiguent en pure perte la plupart des inspecteurs.

Cette radiation, désignée sous le nom de *radiation d'office*, par opposition à l'autre, qui a lieu à la suite d'une décision motivée, se prononce à l'égard d'une femme lorsqu'on a été plus de trois mois sans avoir de ses nouvelles, et lorsque toutes les démarches pour la retrouver sont restées infructueuses.

Pour mieux faire connaître dans quelle proportion se trouvent les femmes rayées de ces deux manières, j'en ai dressé des tableaux dont je puis garantir l'exactitude, et qui, sous le rapport administratif, ne seront pas sans intérêt.

LISTE DES PROSTITUÉES

RAYÉES PAR DÉCISION DEPUIS 1817 JUSQU'A 1829 INCLUSIVEMENT.

ANNÉES.	JANVIER	FÉVRIER	MARS.	AVRIL.	MAI.	JUIN.	JUILLET	AGUT.	SEPT.	OCTOB.	NOVEM.	DÉCEMB.	TOTAL de L'ANNÉE	MOYENNE de CHAQUE MOIS.
1817	58	43	25	52	34	46	50	33	24	35	37	38	485	40.41
1818	30	37	50	49	39	53	36	33	41	39	36	34	477	39,75
1819	44	46	38	45	47	34	44	59	27	32	26	27	469	39,08
1820	30	29	25	24	37	38	39	60	40	32	26	35	415	34,58
1821	17	49	30	37	33	48	42	41	29	28	39	40	433	26,08
1822	35	34	26	36	56	42	35	27	33	31	29	50	417	34,75
1823	64	40	45	34	31	35	49	44	44	36	40	40	502	41,83
1824	28	24	32	58	26	54	28	39	39	21	43	40	442	36,83
1825	34	37	43	40	42	33	35	41	32	32	48	39	456	38,00
1826	37	39	30	39	39	48	44	44	41	48	44	40	486	40,50
1827	32	45	38	33	46	36	45	44	53	36	39	43	490	40,83
1828	48	46	42	53	54	49	40	37	58	50	52	43	572	47,66
1829	42	27	14	41	16	24	30	20	25	27	8	24	298	24,83
1830	34	32	30	28	20	22	24	26	38	30	24	26	334	27,83
1831	20	19	38	12	18	25	18	20	29	26	31	28	284	23,66
1832	26	25	48	25	41	35	37	56	32	28	49	47	449	37,41
TOTAUX.	579	572	554	606	552	622	596	624	595	544	571	594	7609	584,08

LISTE DES PROSTITUÉES

RAYÉES D'OFFICE PAR SUITE DE LEUR DISPARITION.

ANNÉES.	JANVIER	FÉVRIER	MARS.	AVRIL.	MAI.	JUIN.	JUILLET	AOUT.	SEPT.	OCTOB.	NOVEM.	DÉCEMB.	TOTAL de L'ANNÉE	MOYENNE de CHAQUE MOIS
1817	29	37	35	63	56	20	67	48	50	61	56	63	585	48,75
1818	61	36	50	86	24	46	37	35	51	49	65	42	582	48,50
1819	51	54	51	40	46	43	57	41	49	49	45	45	571	47,58
1820	67	58	50	66	41	50	75	53	64	65	58	69	716	59,66
1821	63	68	67	65	47	57	64	48	60	63	69	62	733	61,08
1822	54	70	64	82	51	61	73	61	46	45	71	61	739	61,58
1823	71	49	57	67	40	41	51	35	43	55	53	43	605	50,41
1824	52	47	45	50	39	46	48	48	51	56	54	66	602	50,16
1825	39	54	33	38	38	36	60	36	46	52	60	35	527	43,91
1826	46	56	65	54	44	34	45	50	38	38	51	33	554	46,16
1827	45	44	49	49	48	29	47	24	46	56	42	63	542	45,16
1828	42	44	37	32	27	34	38	20	36	25	47	31	415	34,58
1829	84	54	59	62	55	23	27	39	27	42	37	27	536	44,66
1830	37	49	31	41	28	15	28	38	28	36	128	43	502	41,83
1831	33	29	37	37	36	30	37	33	40	42	51	47	452	37,66
1832	36	59	48	44	44	52	91	103	66	37	41	98	718	59,83
TOTAUX.	810	808	778	876	665	617	845	712	741	771	928	828	9379	781,58

TABLEAUX DU NOMBRE DES FEMMES RAYÉES PAR DÉCISION OU PAR DISPARITION.

de 1817 à 1852 inclusivement

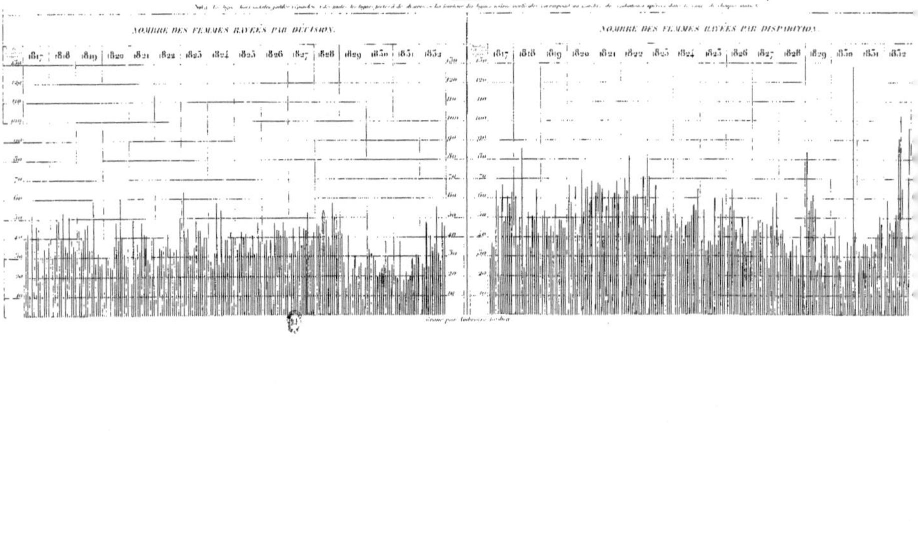

SUPPLÉMENT

AUX TABLEAUX DES PROSTITUÉES RAYÉES ET DISPARUES.

ANNÉES.	RAYÉES par DÉCISION.	RAYÉES par DISPARITION.	TOTAUX.	DIFFÉRENCE
1817	485	575	1060	+ 10
1818	477	582	1059	+ 105
1819	469	571	1040	+ 102
1820	415	716	1131	+ 301
1821	433	733	1166	+ 300
1822	417	739	1156	+ 322
1823	502	605	1107	+ 103
1824	442	602	1044	+ 160
1825	456	527	983	+ 71
1826	486	554	1040	+ 68
1827	490	542	1032	+ 52
1828	572	415	987	+ 157
1829	298	536	834	+ 238
1830	334	502	836	+ 168
1831	284	452	736	+ 168
1832	449	718	1167	+ 269
TOTAUX...	7009	9369	18468	+ 2360

Je viens de parler de l'enregistrement des prostituées et des formalités que réclame cette mesure importante, source évidente de tout ordre et de toute amélioration; il faut suivre maintenant ces femmes et les étudier dans les trois positions où il faut qu'elles se placent.

Les unes sont renfermées dans des maisons publiques de prostitution, sois la surveillance de femmes qu'on a désignées à différentes époques sous des noms particuliers.

Les autres sont libres, et logent, soit dans des maisons tolérées où elles louent des chambres, soit dans des maisons garnies, ce qui est bien plus ordinaire.

La troisième classe, également libre, demeure dans ses meubles, paie des impositions, et ne diffère en rien, sous tous les rapports extérieurs, des autres membres de la société.

Je commencerai par l'examen des filles renfermées dans des maisons de prostitution, et qui nous offrent à considérer les maisons elles-mêmes, les femmes qui sont à leur tête, etc.

CHAPITRE VII.

DES DAMES OU MAITRESSES DE MAISONS.

L'exploitation et la direction des maisons publiques de prostitution, envisagées non seulement comme commerce et branche d'industrie, mais encore sous le rapport de la police et de l'administration, ont toujours été le privilége exclusif des femmes; et si quelques hommes s'en sont mêlés, ce n'a jamais été que d'une manière indirecte et tout-à-fait secondaire, comme on le verra par les nombreux détails que je vais exposer dans les différents paragraphes qui composent ce chapitre.

§ Ier. *Variété des noms sous lesquels ont été désignées chez nous en différents temps et en diverses circonstances les dames de maisons.*

Liberté et franchise du langage usité par nos pères. — Modifications diverses qu'il éprouva dans le siècle dernier. — Noms que se sont donnés, depuis quarante ans, les femmes qni tiennent des maisons de débauche. — Il a été adopté par l'administration. — Importance que ces femmes attachent à leur nouvelle dénomination.

Nos ancêtres, moins scrupuleux que nous sur la valeur des expressions, comme on l'a vu plus haut au sujet des maisons de prostitution, avaient donné à ces femmes le nom de *maquerelles*, les confondant avec les *proxénètes*, dont le métier est de débaucher la jeunesse et de pourvoir aux demandes de tous les libertins ; en cela ils avaient raison, car toutes , d'une manière ou d'une autre , tendent au même but, mais par des moyens différents.

Cette expression familière à nos pères et dont ils ne rougissaient pas , est depuis long-temps abandonnée comme celle par laquelle on désignait les lieux publics de prostitution, et on lui en a substitué plusieurs autres qui ont varié à différentes époques. On les voit désignées dans le siècle dernier sous le nom de *baillives*, sous celui d'*abbaisses*, de *supérieures*, de *mamans* ; celui de *maîtresses de maisons* ou de *dames de maisons* paraît être tout récent; je l'ai trouvé pour la première fois dans les registres remontant à 1796; ce sont les dames de maisons qui se le sont donné, et l'administration l'a adopté; il est digne de remarque que ces femmes ont en horreur l'expression de *maquerelle* ; s'en servir devant elles, c'est les irriter; les apostropher en l'employant, c'est les mettre en fureur ; leurs maris, lorsqu'elles en ont, sont à cet égard bien plus susceptibles encore. Je renvoie à la fin de ce chapitre une définition plus complète d'une dame de maison, ne pouvant la donner qu'après les avoir bien fait connaître.

§ II. *Ce qu'ont été et ce qu'ont fait primitivement les femmes qui composent la classe des dames de maisons.*

On peut diviser sous ce rapport ces femmes en quatre classes bien distinctes. — Caractère particulier à chacune de ces classes. — La gestion des lieux de débauche est une industrie particulière à quelques familles. — Immoralité de ces familles et de toutes celles dont proviennent les dames de maisons.

Le rang et le titre de dame de maison étant le plus haut grade auquel on puisse monter dans l'exercice de la prostitution, et se trouvant, par conséquent, le sujet de l'envie de toutes les prostituées, il est bon de dire, en peu de mots, d'où partent ces femmes et ce qu'elles faisaient dans le monde avant d'obtenir le livret dont elles doivent se munir pour exercer leur industrie.

On peut en former quatre classes distinctes :

Quelques unes ont, pour se servir d'une expression commune, *couru le monde* c'est-à-dire qu'elles ont suivi des officiers ou des gens riches, soit nationaux, soit étrangers, qui, après les avoir entretenues pendant un temps plus ou moins long, s'en sont débarrassés, soit en leur laissant une certaine somme, soit en les cautionnant, soit en les abandonnant à leurs seules ressources ; c'est parmi elles que se trouvent ces femmes d'intrigues que leur esprit et l'usage du grand monde rendent souvent si dangereuses, et qui donnent tant de mal à l'administration.

Les autres sont de vieilles prostituées qui, après

avoir fait quelques économies dans leur jeunesse et l'exercice isolé de leur métier, placent de cette manière leur avoir, et se font une position qui leur permet de vivre plus à leur aise, et de continuer jusque dans leur vieillesse l'exercice d'une industrie dans laquelle elles ont vécu et qu'elles ne sauraient quitter.

Souvent ce sont d'anciennes domestiques et des femmes de confiance de dames de maisons, qui s'entendent avec leur maîtresse pour prendre son fonds, ou qui lui succèdent après sa mort ou sa banqueroute ; ces femmes, qui ont l'habitude des lieux dans lesquels elles ont vécu, qui connaissent parfaitement la manière de conduire les filles qui s'y réfugient et les hommes qui les fréquentent, sont précieuses sous ce rapport ; aussi l'administration, qui trouve en elles quelques garanties pour l'ordre et la tranquillité intérieure, les préfère-t-elle à toutes les autres, quand elles remplissent par elles-mêmes les conditions requises.

La dernière classe de dames de maisons se compose de femmes qui n'ont jamais été prostituées, qui souvent sont mariées et ont des enfants ; c'est l'appât du gain qui les lance dans cette carrière, c'est pour conserver un garni qu'elles ont rempli de prostituées, c'est pour achalander un cabaret, un estaminet, et y faire affluer les hommes, qu'elles y logent des prostituées ; ce n'est que dans les maisons publiques les plus infimes et de la dernière classe que se trouvent ces femmes, ainsi que les précédentes.

Il existe dans Paris quelques familles qui, depuis plusieurs générations, n'ont pas eu d'autre industrie que la direction de maisons publiques de prostitution ; on voit la mère exercer son métier dans un quartier et la fille dans un autre, des filles succéder à leur mère, des nièces à leur tante, etc.; mais, en général, cela est fort rare, on ne pourrait citer que cinq à six familles qui se trouvent dans ce cas.

Des lettres, des notes, que j'ai trouvées dans les dossiers des dames de maisons, prouvent non seulement l'immoralité de ces femmes, mais encore celle de toutes leurs familles ; il n'y est question que d'adultères, que d'infamies de toutes espèces: sortant presque toutes de la classe des prostituées, est-il étonnant qu'elles aient avec elles ce genre de conformité ?

§ III. *Des qualités que doivent avoir et que l'administration exige des femmes pour bien conduire une maison publique de prostitution. Formalités pour obtenir leur livret.*

Elles ne doivent pas être trop jeunes. — Il faut qu'elles puissent en imposer. — Impossibilité d'avoir des règles fixes à cet égard. — Elles doivent avoir des fonds suffisants. — Être propriétaires de mobilier. — Moyens mis en usage pour éluder cette condition. — Quelques femmes régissent à la fois plusieurs maisons. — Graves inconvénients qui en résultent. — Renseignements pris avant d'accorder une autorisation. — Instructions contenues dans le livret qu'on leur délivre. — Visite qu'elles subissent dans quelques circonstances.

Il est quelques conditions que doit présenter une

femme pour bien conduire une maison publique de prostitution, et pour offrir à l'administration des garanties suffisantes : je vais dire en peu de mots quelles sont les plus importantes.

Il ne faut pas qu'elles soient trop jeunes, afin qu'elles puissent avoir sur leurs femmes l'ascendant indispensable pour la bonne tenue de la maison, et sur tous ceux qui la fréquentent l'autorité nécessaire pour faire cesser les disputes, imposer le silence et maintenir le bon ordre. L'observation a prouvé qu'avant l'âge de vingt-cinq ans, il était rare qu'une femme pût être une bonne maîtresse de maison, quelle que fût la classe à laquelle elle appartînt; cet inconvénient est encore plus grand quand la femme n'a jamais fait le métier de prostituée, quand par conséquent elle n'en connaît pas toutes les particularités, et lorsqu'elle ne demande son livret que par l'appât d'un gain pour lequel tous les moyens lui paraissent légitimes. Dans un rapport adressé au préfet de police, sur une demande faite par une femme de vingt-et-un ans, nouvellement mariée, j'ai trouvé les observations suivantes : « .... Cette femme, bien que n'ayant jamais été » prostituée, présente toutes les qualités nécessaires » pour exploiter une maison, mais son âge apporte » un obstacle insurmontable à ce que sa demande » lui soit accordée; si elle n'est pas déjà mère, elle » peut le devenir. Si cette femme et son mari, qui

» exploiteront de concert, ne voient pas ce qu'il y
» a d'inconvenant dans une démarche semblable
» faite par des gens aussi jeunes et nouvellement
» mariés, l'administration ne doit pas rester indif-
» férente à cette considération morale.... » Aussi
l'autorisation ne fut pas accordée. Je prie mes lecteurs de s'arrêter sur ce rapport et d'en bien peser
les expressions; je l'oppose aux détracteurs de notre
ordre social; et je leur demande s'ils reconnaissent
ici la conduite d'une administration qu'ils ne craignent pas de désigner sous le nom d'immorale et de
corruptrice. J'aurais pu citer un grand nombre d'autres rapports analogues à celui-ci, et tous empreints
du même esprit de sagesse et de discernement.

On redoute, en général, d'accorder des tolérances
à des femmes qui n'ont jamais été prostituées; mais
les inconvénients résultant de leur position ne sont
pas les mêmes dans tous les quartiers; ils seront
beaucoup moindres dans les maisons de la dernière
classe, dans les rues semblables à la rue de la Mortellerie, dans celles de la Cité ou du quartier des
Arcis, que dans le quartier Feydeau ou autres circonvoisins. En ceci, comme en tant d'autres circonstances, l'administration est obligée de ne pas agir
d'après des règles fixes et générales, et souvent de
tolérer un mal pour en éviter un plus grand.

De la force, de la vigueur et de l'énergie morale
et physique, l'habitude du commandement, quelque

chose de mâle et d'imposant, sont à désirer dans une dame de maison; si à ces qualités elles joignent de bons antécédents, si elles n'ont pas été reprises de justice, si elles ont quelque probité, si elles n'ont pas favorisé la débauche clandestine, si elles ne sont pas sujettes à l'ivrognerie, si elles savent lire et écrire, si, pendant qu'elles étaient simples prostituées, elles ne se sont pas fait remarquer par leur tendance à enfreindre les réglements, on peut sans inconvénient leur accorder l'autorisation qu'elles demandent; malheureusement, comme on le verra plus tard, on est souvent dans la nécessité de passer sur des considérations fort graves, et de donner cette autorisation à des êtres qui sont loin de remplir toutes les conditions qu'on pourrait désirer.

Le désir de passer de la condition de simple prostituée à celle de dame de maison engage quelquefois des malheureuses à faire des arrangements qui dépassent leurs moyens, et les mettent souvent dans le plus grand embarras; ceci oblige l'administration à prendre des renseignements précis. Les premiers frais d'établissement ne sont pas partout les mêmes, aussi refuse-t-on souvent à une personne l'autorisation de s'établir dans une maison de première et de seconde classe, lorsqu'on lui accorde sans difficulté la facilité d'ouvrir des établissements de troisième ou de quatrième classe. Les mauvaises affaires d'une dame de maison sont cause de tant de désordres, sa banqueroute est suivie de tant d'inconvénients, qu'il est du devoir de l'administration de les prévenir autant qu'il est possible.

On tient par-dessus tout à ce que la personne qui se présente pour obtenir un livret de dame de maison soit propriétaire de tout le mobilier qui s'y trouve, et qu'elle prouve cette propriété par quittance authentique; les motifs de cette mesure méritent de nous arrêter un instant.

Des propriétaires, des principaux locataires, pour tirer un parti plus avantageux de leurs locaux, les meublent convenablement et s'entendent avec une femme qui n'est que leur prête-nom, et obtiennent, par son entremise, l'autorisation d'y recevoir des prostituées; il résulte de cet ordre de choses que cette femme n'est plus sous la dépendance de l'administration, qu'elle ne peut obéir aux injonctions qui lui sont faites sans en avoir référé à son patron, lequel peut la mettre à la porte d'un moment à l'autre suivant ses caprices, et laisser de cette manière, pendant un temps plus ou moins long, la maison sans surveillance. On voit souvent des tapissiers, des marchands de meubles agir de la même manière, et s'entendre pour cela avec certains propriétaires.

Il est des dames de maisons astucieuses et adroites qui, possédant l'art de gagner de l'argent, et n'en ayant jamais assez, régissent simultanément plu-

sieurs maisons dont elles ont fait l'ameublement ;
elles tiennent par elles-mêmes l'une de ces maisons,
mais les livrets des autres sont sous les noms de
femmes auxquelles elles sous-louent, et dont elles
retirent une rétribution journalière.

Si cette sous-location ou rétrocession de bail se
faisait franchement, si elle n'obligeait qu'à des paie-
ments réguliers à la fin de chaque semestre, comme
cela est d'usage, la sous-locataire ou concessionnaire
du bail n'aurait qu'à remplir ses engagements ; elle
serait tranquille et stable chez elle, elle pourrait
obéir aux ordres de l'administration, elle serait en
un mot une véritable maîtresse de maison ; mais ce
n'est pas ainsi que se comportent les spéculatrices
dont nous parlons à l'égard de leurs fermières. Si
ces dernières laissent passer huit jours sans fournir
la rétribution quotidienne de 10, de 15 et même
de 20 francs, elle est à l'instant expulsée, et une autre mise en avant pour reprendre sa place.

Que résulte-t-il de là ?

C'est que le prête-nom, qui a la qualité de dame
de maison, n'en a nullement l'autorité vis-à-vis de
ses femmes, qui, connaissant elles-mêmes la position
subordonnée de leur chef, ne veulent pas lui obéir ;
que ce prête-nom, pour faire des bénéfices en sus
de la somme dont elle est rétribuable, emploie tous
les moyens imaginables et souvent les plus illicites ;
qu'elle laisse faire aux filles qui sont sous sa conduite

tout ce qui leur plaît ; qu'elle admet dans sa maison une foule de gens qu'elle devrait en expulser ; qu'elle se moque des remontrances et des réglements, sans s'embarrasser des conséquences.

Il arrive quelquefois, dans ce cas, que la véritable propriétaire, conservant sur les prostituées qui sont dans ses maisons une véritable autorité, les fait passer à son gré, suivant ses caprices ou ceux de ses femmes, de l'une dans l'autre, ce qui occasionne des changements continuels sur les livres et sur les registres, et nuit à la surveillance autant sous le rapport du bon ordre que sous le rapport des visites du dispensaire.

On a vu de ces femmes, véritablement nées pour les entreprises et les spéculations, avoir dans Paris jusqu'à huit de ces établissements, et dans la ville être principales locataires de deux ou trois autres maisons encombrées de prostituées libres, depuis le rez-de-chaussée jusqu'au comble.

Les inconvénients inhérents à cet ordre de choses se firent surtout sentir en 1816 ; on remarquait alors parmi les dames de maisons des mutations continuelles, on ne pouvait en venir à bout ; quelques unes ne restaient en place que pendant huit jours, et quelquefois trois ou quatre seulement. L'administration de cette époque rechercha les causes de tous ces désordres ; et, dans un rapport fait par une commission spéciale le 24 juillet de cette année, on ex-

pose en détail tout ce que j'ai dit plus haut ; le rapporteur terminait ce travail en disant que cet abus
remontait *à bien des années ;* qu'il avait pris en
quelque sorte racine parmi les dames de maisons ,
et qu'on ne pourrait le détruire que successivement
et en le poursuivant avec persévérance pendant plusieurs années.

Bien qu'il ne soit pas toujours facile de découvrir
si une femme qui demande à tenir une maison, ou
à succéder à une autre maîtresse, agit en son nom
ou au nom d'une étrangère, parce qu'elles ont soin
de produire des actes et des consentements très
valables suivant toutes les apparences, on peut dire
que cet abus n'existe plus aujourd'hui , car chaque
fois qu'une dame de maison s'en rend coupable, on
lui retire à l'instant la tolérance.

Toute femme , pour obtenir une tolérance, doit
en faire la demande par écrit et l'adresser au préfet
de police. Avant de rien statuer, on demande des
renseignements auprès du commissaire de police du
quartier , tant sur l'individu que sur la convenance
des localités choisies ; on réclame les mêmes renseignements des officiers du dispensaire et des employés qui , par leur position, sont capables de donner des avis utiles ; on vérifie sur les registres de
sûreté si la femme a été condamnée par quelques
tribunaux , et si elle est signalée d'une manière quelconque à la surveillance de la police ; enfin, on fait

les mêmes recherches dans le bureau des plaintes et des renseignements, et si elle a été prostituée, on consulte les notes que renferme son dossier; on ne néglige pas non plus, mais dans le cas seulement où elle a été fille publique, de la soumettre à une visite pour s'assurer de son état sanitaire, car les dames de maisons ne sont pas assujetties, comme les simples prostituées, à ces sortes de visites. Si la demande est accordée, on fait venir la femme pour lui donner connaissance des obligations qu'elle contracte et des devoirs qu'elle aura à remplir; on lui délivre aussi un livret sur lequel est spécifié le nombre de filles que la dame en instance doit avoir sous sa direction, et qui porte en tête l'avertissement suivant :

« La maîtresse de maison est tenue de faire enregistrer dans les vingt-quatre heures, au bureau de M. l'officier de paix attaché à l'attribution des Mœurs, toute femme qui se présenterait chez elle pour y être à demeure ou pour être logée séparément dans une dépendance de sa maison.

» La maîtresse de maison a trois jours pour faire faire cet enregistrement, si c'est le samedi qu'une femme se présente chez elle.

» Lorsqu'une femme, soit à demeure chez la maîtresse de maison, soit logée séparément par elle dans une dépendance de la maison, vient à quitter, la maîtresse est tenue d'en faire également la déclaration au bureau de M. l'officier de paix, et ce dans les vingt-quatre heures ou dans les trois jours, suivant les cas indiqués ci-dessus.

» Ces obligations sont de rigueur. »

Ce livret est divisé en deux parties : l'une est destinée à l'inscription des prostituées qui sont sous la surveillance et la responsabilité de la dame de maison, l'autre à l'inscription des pensionnaires, c'est-à-dire de ces filles qui sont libres de leurs personnes et de leurs actions, et auxquelles les dames de maisons fournissent une chambre et d'autres effets, suivant les conventions faites entre elles.

Chaque page de la première partie est divisée en quatre colonnes : la première contient le nom et l'âge de la fille ; la deuxième, la date de son entrée chez la dame de maison ; la troisième est destinée à indiquer le jour auquel a été faite la visite sanitaire ; la dernière est réservée pour constater le jour de son départ.

Comme on ne visite pas les pensionnaires chez les dames de maisons, parce qu'elles doivent l'être au dispensaire où elles se rendent, la partie du livret qui leur est consacrée ne contient pas la colonne destinée à l'inscription de la visite sanitaire.

§ **IV.** *Opinion que les dames de maisons ont d'elles-mêmes ; caractères et tournure de leur esprit ; nombreux exemples de pétitions adressées par elles au préfet de police.*

La plupart considèrent leur métier comme une industrie licite. — Combien elles se croient au-dessus du commun des filles publiques. — Leur orgueil. — Écrivain public devenu secrétaire des dames de maison et de toutes les prostituées de Paris — Quelques filles publiques croient se réhabiliter dans l'esprit de leurs concitoyens en devenant dames de maisons. — D'autres allèguent pour raison les motifs les plus honorables. — Il est des femmes qui, pour obtenir plus aisément ce qu'elles demandent, mettent en avant des motifs religieux. — La plupart sont persuadées qu'elles rendent aux bonnes mœurs et à l'ordre public des services signalés. — Sentiments d'élévation et d'indépendance manifestés par quelques unes.

En parlant des prostituées d'une manière générale, j'ai fait voir l'opinion que ces malheureuses avaient d'elles-mêmes ; comment elles envisageaient leur métier, et combien leur était pénible le mépris dont elles étaient l'objet ; je vais examiner, de la même manière, les dames de maisons ; il ne sera pas sans intérêt de mettre en regard ces deux classes, qu'on a l'habitude de confondre et de poursuivre du même mépris, mais parmi lesquelles il serait cependant convenable d'établir à cet égard quelque distinction.

Suivant l'opinion d'un grand nombre de dames de maisons, leur métier est une industrie qu'il n'est pas plus honteux d'exercer que beaucoup d'au-

tres; elles tiennent à une distance immense les prostituées qu'elles ont sous leur conduite; elles exigent
de leur part, non seulement obéissance, mais respect et déférence; elles les regardent comme des esclaves ou des bêtes de somme, qui doivent leur rapporter tant par jour; en parlant d'une fille qui, par
une raison quelconque, est recherchée et attire chez
elles des pratiques, elles disent que cette fille *travaille bien*. C'est le seul motif qui fait qu'elles s'y
attachent; elles les renvoient sans pitié dès qu'elles
ne peuvent plus en tirer parti.

Non seulement les dames de maisons veulent être
respectées et traitées avec toutes sortes d'égards
par les filles auxquelles elles donnent refuge, mais
on remarque, dans bien des circonstances, que
l'habitude de commander chez elles leur fait supporter avec peine les humiliations qu'elles reçoivent
du dehors. Entre plusieurs faits que je pourrais citer et prouver, je me bornerai au suivant. Une
d'elles, ancienne prostituée de bon ton, appelée
chez le commissaire de police de son quartier, fut
très choquée de ce que sur l'adresse du billet qui la
demandait, on avait écrit qu'elle tenait des filles publiques, parce que ses filles ne sortaient pas. Elle
prétendit qu'elles n'étaient pas publiques, qu'elles
étaient du *premier degré;* et ne voulant pas répondre au commissaire de police, elle s'enfuit, en disant qu'elle ferait ses plaintes, qu'elle ne voulait pas

passer pour ce qu'elle n'était pas, et qu'elle préten-
dait être traitée comme elle le méritait.

Les dames de maisons qui n'ont pas le talent de
rédiger une lettre ou une pétition, et toutes les
prostituées de Paris qui ne savent pas écrire, ont
adopté un écrivain auquel elles s'adressent pour
les pétitions, lettres et réclamations qu'exigent
leurs rapports continuels avec l'administration ; cet
homme, qui connaît la position et le besoin de
toutes ces femmes, leur est devenu très précieux ;
il fait de fort bonnes affaires avec sa clientelle,
qu'il doit, dit-on, à cette inscription qu'il mit
jadis sur son échoppe : C'EST ICI LE TOMBEAU DES
SECRETS.

Ces pétitions, lettres et réclamations, toutes cal-
quées les unes sur les autres, et d'une monotonie
fatigante pour le style et pour les pensées, ne pouvant rien m'apprendre, je les ai mises de côté ; il
n'en a pas été de même des pétitions écrites par les
femmes elles-mêmes ; j'y ai trouvé des passages très
curieux, bien capables de faire connaître le fond et
la tournure d'esprit de celles qui les écrivaient ; je
vais en citer quelques uns.

Plusieurs, dans leurs demandes, déplorent le
malheur d'avoir été prostituées, et font entendre que
c'est pour se réhabiliter dans l'esprit de leurs concitoyens et des honnêtes gens qu'elles veulent devenir dames de maisons. Toutes ces pétitions étant

envoyées au préfet de police, c'est à ce magistrat qu'elles adressent la parole.

« Monsieur le Préfet,

» La demoiselle D...... a l'honneur de vous exposer que le malheur ayant voulu qu'elle fît partie des filles d'amour inscrites sur les registres de votre administration, elle n'en a pas moins mené une conduite à l'abri du moindre reproche, ce qui lui fait espérer que.... »

« Monsieur le Préfet,

» M...., native de Lyon, inscrite sur les registres de votre administration depuis dix-huit ans, a l'honneur de vous demander l'autorisation de monter une maison de tolérance : la conduite que l'exposante a tenue constamment, dans une classe *où la régularité des mœurs est si rare*, sera pour l'autorité une garantie suffisante qu'elle n'abusera pas de sa nouvelle position, etc.... »

« Monsieur le Préfet,

» Inscrite, dès mon plus jeune âge, dans les bureaux de votre administration ; m'étant toujours conduite de manière à être citée comme un modèle de sagesse et de retenue ; parvenue aujourd'hui à l'âge de 32 ans, je me suis déterminée à suivre un système de vie plus régulier, et ne m'en suis pas écartée depuis une année ; j'ai donc l'honneur, etc. » (Ce système de vie plus régulier consistait à prostituer des mineures dans des maisons clandestines.)

« Monsieur le Préfet,

» Ce n'est qu'après de longs malheurs que je me suis vue dans la nécessité de faire un état qui répugne à mon cœur, et que j'aurais quitté depuis long-temps, si je l'avais pu. Consultez sur mon compte le boulanger D.., l'épicier P...., le boucher L...., la fruitière M...., tous vous répondront que vous pouvez, en toute sûreté, m'accorder ce que je vous demande, et que je suis aimée, estimée et considérée de tous ceux qui me connaissent. »

« Monsieur le Préfet,

» Atteinte de deux hernies et d'autres graves indispositions, incapable d'aucun travail, ce n'est pas le déréglement de mes passions ni de mauvaises habitudes qui ont pu me faire inscrire, il y a dix ans, dans votre administration; le témoignage de tout mon quartier vous prouvera, Monsieur le Préfet, que j'ai en quelque sorte effacé, par ma moralité, ma décence et la régularité de ma conduite, *l'abjection de mon état.* »

« Monsieur le Préfet,

» Depuis sept ans je suis femme galante, et me suis toujours comportée avec honneur, décence et probité ; ce n'est que par un coup de vivacité que j'ai fait cette mauvaise action ; mais aujourd'hui, ayant acquis toute l'expérience possible, et éprouvant de la répugnance à continuer ce *vil métier*, je viens vous demander, Monsieur le Préfet, l'autorisation d'ajouter aux ressources que me procure mon état de marchande à la toilette, celles que je pourrai tirer d'une maison de tolérance que je veux établir. »

Toutes les filles qui demandent à passer dans la classe des dames de maisons ne croient pas pour cela rentrer dans la carrière de l'honneur et de la vertu ; en voici la preuve :

« Monsieur le Préfet,

» La demoiselle D....., que des circonstances malheureuses ont entraînée dans la classe des filles publiques, parvenue à un âge qui lui fait prévoir les vicissitudes effrayantes de l'avenir, ne pouvant, d'ailleurs, plus prétendre à occuper dans la société un état qui fasse oublier l'abjection de celui auquel elle s'est abandonnée, et désirant utiliser les économies qu'elle a eu la prudence de se réserver, vous supplie, etc. »

Beaucoup de ces femmes, pour se rendre intéressantes et obtenir plus facilement ce qu'elles désirent, allèguent pour raison qu'elles ont un vieux

père à nourrir, des frères à élever, toute une famille à leur charge ; on remarque que ces motifs sont
presque toujours mis en avant par les femmes de la
dernière classe qui, hébergeant les voleurs, les forçats libérés, et autres gens de cette espèce, redoutent d'être refusées. Voici l'extrait d'une de ces pétitions :

« Monsieur le Préfet,

» Chargée de mon père et de ma mère, tous deux âgés et infirmes,
j'ai besoin d'exercer une industrie honnête pour pourvoir à leurs besoins ; vous n'ignorez pas, Monsieur le Préfet, que le devoir des enfants est de soulager dans la vieillesse les auteurs de leurs jours, et de
leur rendre la pareille des soins qu'il nous ont prodigués dans l'enfance
et le jeune âge ; en conséquence, j'espère.....»

Il en est qui, chargées de famille, ne demandent
que les moyens de l'élever ; elles mêlent souvent à
ces motifs des sentiments religieux, qu'on ne trouve
pas sans surprise dans ces sortes de pétitions.

« Monsieur le Préfet,

» Fille et petite-fille de dames de maisons ; ayant moi-même exercé
cet état pendant un grand nombre d'années, je viens vous prier de
m'accorder une nouvelle tolérance pour achever d'élever ma famille,
et transmettre ensuite mon industrie à ma fille, que je ne pourrais pas
marier sans cela d'une manière avantageuse. »

Une vieille femme, âgée de 82 ans, s'adressa au
préfet en ces termes :

« Âgée de 82 ans, mère d'une nombreuse famille, j'implore, Monsieur le Préfet, votre aide et votre protection. Vous qui êtes le père des
pauvres, l'appui de la veuve et de l'orphelin, le soutien des affligés et

l'asile des malheureux, vous ne refuserez pas certainement ma demande. Dans un âge aussi avancé, et me sentant sur le point de rendre mon âme à mon Dieu et de paraître devant mon Créateur, il est de mon devoir de pourvoir aux besoins de mes enfants et de leur transmettre des moyens d'existence..... »

Elle suppliait le préfet d'accorder une tolérance à sa fille et à sa petite-fille.

«Monsieur le Préfet,

» Je n'ai que vous pour appui et pour ressource ; chargée d'une famille en bas âge, je vous supplie de ne me pas refuser un moyen honnête pour exister et élever mes enfants; ne m'ôtez pas, Monsieur le Préfet, la consolation dont a tant besoin un mère affligée. »

« Monsieur le Préfet,

» La demoiselle D.... a l'honneur de vous exposer que les plus cruels revers de fortune l'eussent réduite au dernier des actes de désespoir, si elle n'avait pas été retenue par un sentiment religieux qui défend de disposer de ce qui vient d'en-haut....

» Sa conduite austère et circonspecte, le soin qu'elle a eu de ses père et mère, celui qu'elle prodigue à ses enfants, lui ont mérité l'estime et la considération de tous les gens de bien; ne pouvant se livrer au travail, elle sollicite l'autorisation de recevoir chez elle six femmes, etc. »

« Monsieur le Préfet,

» Chacune de nous bénit la Providence de nous avoir accordé , dans sa grande bonté, un chef aussi juste que vous; c'est en me confiant dans cette bonté, que... »

Beaucoup de ces dames de maisons se croient très utiles pour le maintien du bon ordre, des mœurs et de la décence publique ; on le verra par les pétitions suivantes :

« Monsieur le Préfet,

» Avant mon arrivée dans le quartier que j'habite, le désordre le plus affreux, tout ce qui répugne aux bonnes mœurs , tout ce qui blesse la décence, s'y commettait publiquement et y attirait la plus vile canaille de la capitale ; à force de soins et de vigilance , j'ai fait disparaître cet ordre de choses, et rendu à l'administration un service signalé, en rétablissant le bon ordre et la tranquillité ; vous ne me refuserez donc pas, Monsieur le Préfet, l'autorisation nécessaire pour transporter mon établissement de la rue... dans la rue... »

« Monsieur le Préfet,

» Je suis connue, depuis long-temps, dans votre administration, pour avoir toujours protégé l'ordre et les bonnes mœurs; je disposerai ma maison de telle sorte qu'on n'y fera jamais rien de contraire à la décence et à l'honnêteté. »

Une d'elles terminait sa pétition de cette manière :

« Monsieur le Préfet,

» La décence avec laquelle sera tenu mon établissement, et la retenue que j'imposerai toujours à mes femmes, vous prouvera, Monsieur le Préfet, que vous n'avez pas affaire à une parvenue et à une ingrate , et que je serai toujours digne de votre protection, de votre estime et de votre considération. »

Une logeuse du dernier étage s'exprimait ainsi dans sa demande :

« Monsieur le Préfet,

» Je me suis créé , par mon industrie, une clientelle du sexe féminin ; ne voulant pas la perdre , je réclame une tolérance.

» Je possède toutes les qualités qu'on peut réclamer d'une dame de maison ; je puis tenir mon livre et conduire mes femmes de la manière la plus honnête et la plus irréprochable ; je ne souffre pas de scandale, j'exige de mes femmes une mise honnête et décente ; et la retenue qui les caractérise fait qu'elles ne profèrent jamais de propos capables de blesser les oreilles chastes. »

On en voit qui affectent des sentiments nobles et généreux, et qui prennent dans leur demande un ton d'élévation qu'on est surpris de trouver dans cette condition :

« Monsieur le Préfet,

» Ayant perdu à la révolution la fortune que devaient me transmettre mes parents, je n'ai eu d'autres ressources pour élever ma famille que d'ouvrir une maison de prostitution ; j'ai su, pendant quatorze ans, me procurer de cette manière une honorable existence, et m'attirer l'estime de tous les gens de bien. »

« Monsieur le Préfet,

» Je suis fille soumise depuis dix ans, et j'habite dans mes meubles ; tenant à honneur de conserver intacte la réputation de probité et de délicatesse que je me suis acquise dans mon quartier, je me vois forcée, pour remplir *des engagements sacrés et m'acquitter de dettes d'honneur*, d'ouvrir une maison... »

« Monsieur le Préfet,

» Madame A...... a l'honneur de vous exposer que, quoique bien née, et par suite des *sentiments distingués* qu'elle a puisés dans sa famille, elle se voue à l'obscurité ; mais, que pour ne pas se mettre dans l'impossibilité de vivre honorablement, elle réclame l'autorisation de tenir trois pensionnaires, qui ne divulgueront ce qu'elles sont que dans l'intérieur de la maison, évitant au dehors jusqu'à l'ombre du scandale. »

Des renseignements particuliers pris sur cette femme prouvèrent qu'elle appartenait en effet à une famille fort distinguée de Bretagne ; que plusieurs de ses parents étaient nobles, la plupart militaires, et que le nom sous lequel on la connaissait n'était pas le sien ; son style et son écriture annonçaient une éducation des plus soignées.

Je terminerai ces citations, peut-être trop longues
et trop nombreuses, par l'analyse de trois pétitions
qui m'ont paru curieuses, et sous plus d'un rapport
dignes d'attention :

« Monsieur le Préfet ,

« Je ne puis pas rester plus long-temps dans le quartier que j'habite ,
le genre abject et dégradé de la population qui m'entoure contraste trop
avec un établissement honnête , décent et relevé comme le mien. »

En voici une autre :

« A Son Excellence le Préfet de Police , que les grands devoirs absorbent, qui, par ses soins et sa prévoyance, imprime à la capitale un
nouvel aspect.

» Vous excuserez, Monsieur le Préfet, la dame D...., si elle vous
demande l'autorisation d'ouvrir une maison ; elle sait combien elle engage sa responsabilité en prenant une telle charge ; mais la conduite austère de la suppliante , sa retenue et sa circonspection , sa vie calme et
paisible , parlent assez haut pour elle ; et les renseignements qu'on pourra
prendre sur son compte ne tourneront qu'à son avantage.

» Elle peut assurer Monsieur le Préfet qu'elle n'imitera pas la conduite infâme et scandaleuse de celle qu'elle remplace, qui , contraire-
ment aux lois de l'ordre et de la décence , laissait divaguer ses femmes,
et les exposait aux regards des passants ; elle sait qu'en agissant ainsi
elle blesserait la morale publique , ce qui répugne encore plus à ses idées
qu'à ses intérêts, etc. »

Celle de qui on parlait ainsi avait eu sa maison
fermée pour avoir favorisé la prostitution de filles de
douze ans ; on trouva chez elle une série de lettres,
prouvant qu'elle faisait l'infâme métier de procurer
aux hommes toutes les femmes mariées qui lui
étaient demandées.

Une dame de maison du Havre, ayant mis une
gérante à sa place, vint s'établir à Paris, d'où elle
envoyait dans sa propre maison et dans celles de ses
consœurs du Havre toutes les filles qu'elle pouvait
trouver à sa convenance ; c'était son amant qui était
chargé de les accompagner, et qui, sous le nom de
voyageur pour le commerce, faisait sans cesse des
courses à cet effet. Cette femme, ayant loué une
maison dans la rue Saint-Georges, adressa au préfet
de police la pétition suivante :

» Monsieur le Préfet,

« Je viens de louer une maison, remarquable par sa beauté, sa grandeur et par sa situation ; j'ai l'intention de l'employer à....

» J'ai l'honneur de vous prier, Monsieur le Préfet, de ne pas confondre l'établissement que je désire monter avec ceux déjà existant dans
la capitale ; avec ces mauvais clapiers, dont la situation, la malpropreté
et l'espèce de femmes qui les habitent, sont faites pour en écarter tous
les honnêtes gens, ainsi que le peu de sûreté qu'on y trouve, tant individuelle que pour la santé, parce qu'on n'y trouve que la lie des femmes
qui fréquentent sans choix et indistinctement toutes les classes d'hommes
qui osent les aborder.

» L'exposante ose vous promettre, Monsieur le Préfet, tout ce qu'il
y a de plus distingué en femmes qui se consacrent à ce métier, et qui
par conséquent ne verront que des hommes d'une classe telle que la décence, la tranquillité, l'ordre, la fidélité et la santé en seront les résultats inévitables.

» Elle ose encore vous promettre, Monsieur le Préfet, que le ton de
ses femmes sera en harmonie avec le réglement intérieur qu'elle établira
dans sa maison, dont le décor et l'ameublement répondront au luxe
dont se glorifie la ville de Paris, et à tout le brillant qu'elle ose vous
annoncer. »

L'inconvenance de cette pétition la fit rejeter.

Je pourrais multiplier ces passages et y joindre des notes, des réclamations et des observations, écrites également de la main des femmes ; mais je ne ferais que répéter ce que je viens de dire, et reproduire en d'autres termes les mêmes idées et les mêmes opinions ; je m'abstiendrai de commenter ces passages, leur seule lecture montre mieux que tout ce que je pourrais dire la tournure d'esprit des dames de maisons, et en général des prostituées.

Nous avons vu les formalités qu'une femme devait remplir pour obtenir son livret de dame de maison, et nous les supposons régulièrement établies ; suivons-les maintenant dans l'exercice de leur métier, et voyons comment elles se conduisent à l'égard de leurs femmes : commençons par examiner la manière dont elles les recrutent.

§ V. *Manière dont les dames de maisons recrutent les femmes dont elles ont besoin.*

Ce n'est pas dans les maisons de prostitution que les jeunes filles se pervertissent. — Les dames de maisons ont des courtières dans les différents hôpitaux de Paris. — Particularités relatives à ces courtières. — Quelques dames de maisons font rechercher des filles en province. — D'autres ne prennent que celles qui viennent de leur pays. — Ces dernières sont plus dangereuses que d'autres ; pourquoi. — Elles ont quelquefois été secondées par ceux qui se mêlent de placer des domestiques sans emploi. — Quelques unes font à cet effet des voyages dans les villes principales de France et de Belgique. — C'est dans les prisons que la dernière classe de ces femmes recrute ses sujets.

La manière dont les dames de maisons se procurent les filles dont elles ont besoin pour monter et entretenir leurs établissements, varie suivant la classe et une foule de circonstances.

On peut dire en général que ce n'est pas chez les dames de maisons que les jeunes filles se pervertissent. Elles en ont rarement de très jeunes et de celles qu'on pourrait considérer comme de véritables enfants; la surveillance qu'on exerce sur ces femmes, la dépendance où elles sont de la police, qui peut à toute heure faire pénétrer ses agents dans leur maison, les retient dans le devoir, et les empêche d'ajouter une nouvelle infamie à celles dont elles sont déjà couvertes.

Les hôpitaux, et en particulier celui des Vénériens, fournissent aux dames de maisons la plupart de leurs sujets. Dans tous ces lieux, elles ont des émissaires qui les avertissent de ce qui s'y passe, et leur donnent avis des individus qui peuvent leur convenir. Ces émissaires sont quelquefois des femmes qui sortent de chez les dames de maisons, et qui, pour une maladie quelconque, sont obligées d'interrompre momentanément l'exercice de leur métier. Dans l'hospice des Vénériens on ne rencontre que ces femmes; mais dans tous les autres, ces fonctions sont réservées aux vieilles filles surannées, qui, ne pouvant plus rien gagner par elles-mêmes, deviennent de véritables courtières d'autant plus dangereuses, qu'elles sont moins soupçonnées. Habituées aux hôpitaux, leur unique asile, ces femmes trouvent toujours le moyen de s'y faire admettre. Là elles s'étudient à connaître ce que sont et ce qu'ont été les jeunes filles qui y entrent; elles les circonviennent, et, suivant leur jeunesse, la nature de leur beauté et la tournure de leur esprit, elles voient tout de suite à quelles dames de maisons elles peuvent convenir. J'ai eu entre les mains quelques unes des lettres écrites dans ces circonstances; elles sont véritablement curieuses. Pour donner une idée à la dame de maison du sujet qu'on vient de découvrir, on le compare à telle ou telle fille déjà connue; souvent on avoue qu'elle n'est pas jolie, mais on dépeint d'une manière parfaite les grâces de sa personne ou la tournure de son esprit; on indique le genre et la classe d'hommes auxquels elle pourra convenir, et les chances de succès qu'on peut avoir avec elle; on dit quelle est la vie qu'elle a menée jusqu'au moment de son entrée à l'hôpital; les plus vertueuses sont celles qui n'ont fait que s'amuser avec quelques jeunes gens de leur pays.

Une prime plus ou moins forte, suivant la qualité du sujet, est toujours la récompense de ces courtières; elle va souvent à cinquante francs, sans compter un cadeau que l'on fait à la fille en recevant son engagement; ce cadeau consiste ordinairement en une robe et un châle, et de plus une gratification de quatre à cinq francs par semaine pendant tout le temps qu'elles ont encore à rester à l'hôpital.

Lorsqu'on saura que toutes les filles *tant soit peu comme il faut* de tous les départements qui entourent Paris ne s'y font pas soigner lorsqu'elles ont contracté quelques maladies vénériennes, mais que prenant la diligence elles viennent dans nos hôpitaux, où elles sont confondues avec les autres malades du civil, on concevra aisément la facilité avec laquelle le recrutement doit se faire dans cette classe ; il n'est pas plus difficile parmi ces domestiques sans place et ces ouvrières en tout genre qui, perverties depuis long-temps, n'ont pas d'autres ressources pour échapper à la faim et trouver un abri au sortir de l'hôpital, que de recourir à la prostitution.

Quelques dames de maisons, plus habiles et plus astucieuses que les autres, ont des correspondants dans les provinces ; une d'elles entretenait un commis voyageur qui parcourait sans cesse les pays de fabrique, et lui écrivait dans un style absolument semblable à celui des femmes qui exploitent les hôpitaux. Dans ces cas, le sujet est expédié par la diligence, et, pour qu'il n'échappe pas, on a bien soin de se trouver à son arrivée, dont une lettre d'avis indique le moment.

On a vu certaines dames de maisons n'avoir jamais chez elles que des filles de leur pays, et qui leur arrivaient toujours directement ; ces femmes sont fort dangereuses par la facilité qu'elles procurent aux mauvais sujets de leur endroit de se cacher et de se soustraire aux regards de leurs parents ; aussi les a-t-on surveillées d'une manière particulière chaque fois qu'on a pu découvrir cette particularité de leur existence ; le danger est surtout immense lorsque la prostitution se fait d'une manière clandestine.

On observait, il y a quelques années, que certaines dames de maisons n'amenaient jamais à l'inscription que des filles du même état : les unes choisissaient des plumassières, d'autres des fleuristes, d'autres des polisseuses ; et, informations prises, on reconnut qu'elles avaient fait elles-mêmes ces différents états, et que c'était par suite de leurs connaissances d'atelier qu'elles se procuraient des sujets.

A la même époque, quelques unes s'étaient entendues avec ces gens qui font métier de placer les domestiques des deux sexes, et qui couvrent de leurs affiches mensongères tous les murs de Paris. Ces hommes ne manquaient pas de leur adresser toutes les jolies filles qui venaient dans leurs bureaux, et en quelques jours ces malheureuses passaient de la position de domestique dans la classe des prostituées.

Il est des dames de maisons qui exploitent leur métier en grand, qui font elles-mêmes des voyages et parcourent deux ou trois fois par an Rouen, le Havre, quelques villes de la Flandre, et particulièrement Bruxelles. Il paraît que si elles n'ont pas de maisons dans ces différentes villes, elles sont au moins intéressées dans l'exploitation de celles qui y sont; s'il en était autrement, pourquoi feraient-elles passer sans cesse leurs filles d'un point sur un autre, suivant les besoins et les convenances de chaque localité? La facilité qu'elles procurent à la corruption, en assurant aux jeunes filles d'une ville une retraite assurée dans une autre, rend cette classe de femmes, heureusement peu nombreuse, aussi dangereuse que la précédente.

Pour démontrer en peu de mots le mal que font les courtiers envoyés dans les villes de fabrique, je citerai le fait suivant.

On s'aperçut, il y a quelques années, qu'il arrivait sans cesse de la ville de Reims des filles très jeunes et très jolies, *qui toutes connaissaient le nom et l'adresse exacte des dames de maisons auxquelles elles pouvaient convenir.* Pour arrêter cette immigration et les suites fâcheuses qu'elle pouvait avoir, on s'entendit avec les autorités de Reims, et on y renvoya la plupart de ces débauchées. Pour paralyser cette mesure, les courtiers cessèrent de diriger sur Paris leurs victimes, mais ils les firent passer par Rouen, par Versailles et autres villes voisines. Cette supercherie fut bientôt découverte, et chaque fois qu'une fille originaire de Reims venait se faire inscrire, elle était arrêtée, mise au dépôt, et dès le lendemain on lui délivrait un passeport d'indigent pour retourner chez elle, avec menace de l'y faire reconduire par la gendarmerie si elle reparaissait. Ce moyen a réussi, les courtiers se sont lassés, et aujourd'hui le contingent fourni par la ville de Reims ne dépasse pas celui de toutes les autres villes.

La bonne nourriture, les bons traitements, les habits somptueux, sont en général le meilleur moyen qu'une dame de maison puisse mettre en usage pour attirer chez elle cette foule de filles qui, de l'état de libertinage privé, veulent passer à celui de prostituées; elles font de cette manière la réputation de leurs maisons, qui, se transmettant de bouche en bouche, leur attire plus de sujets qu'elles n'en veulent.

La dernière classe des dames de maisons, hors d'état de recourir à ces manœuvres, envoie ses émissaires dans la prison; souvent même elles se contentent de rester à la porte de cette prison au moment de la sortie, et d'y attraper celles des prostituées qui leur conviennent; elles sont également connues, et voient affluer dans leur établissement tous les individus qui ne pourraient se placer ailleurs.

Je passe à l'examen de la conduite des dames de maisons à l'égard des prostituées qui sont chez elles et à leur position respective vis-à-vis les unes des autres.

§ VI. *Moyens que les dames de maisons mettent en usage pour retenir sous leur dépendance les filles qu'elles ont attirées chez elles; soumissions et déférences qu'elles exigent; elles sont l'objet du mépris et de la haine de toutes les prostituées.*

Il n'y a jamais entre elles de conventions écrites. — Amour de la liberté porté à l'extrême chez les filles publiques. — Elles ne sont pas payées par les dames de maisons. — Elles ne reçoivent que la nourriture et le vêtement. — L'excès de la misère, l'éclat des vêtements, une nourriture succulente et l'amour-propre flatté, seules causes qui déterminent des filles à entrer chez les dames de maisons. — Dureté de ces dames de maisons. — Parti qu'elles tirent de leurs filles. — Respect qu'elles exigent de leur part. — L'humanité n'est pour rien dans les secours qu'elles leur procurent dans quelques circonstances. — Raisons qui font que les filles publiques regardent les dames de maisons comme leurs plus grands ennemis. — Circonstances dans lesquelles elles manifestent cette animosité. — La dureté des dames de maisons à l'égard des filles publiques explique jusqu'à un certain point l'inconstance et la mobilité de ces dernières.

Lorsqu'une fille entre chez une dame de maison, elles ne font jamais ensemble de conventions écrites; il existe sur ce point des habitudes et des coutumes connues des contractantes et transmises de génération en génération; mais, dans tous les cas, la fille reste constamment libre et peut toujours sortir quand elle le veut : nulle classe de la société, on pourrait presque dire nul individu, n'apprécie autant la liberté que les prostituées : elle est leur unique richesse.

On croit généralement que ces malheureuses reçoivent des gages des dames de maisons qui les admettent chez elles, et que ces gages sont proportionnés aux gains qu'elles procurent; qu'on se détrompe à cet égard, *elles ne reçoivent jamais rien.* C'est uniquement pour la nourriture et le vêtement qu'elles s'exposent à contracter les maladies les plus graves, qu'elles supportent les traitements les plus barbares, avec la perspective d'une misère affreuse au bout de quelques années.

Qui peut donc engager une femme à contracter de tels engagements et à suivre un pareil genre de vie? Parmi les motifs de leur détermination, on peut mettre les suivants au nombre des principaux.

1. La misère extrême où elles se trouvent, et le dénûment absolu où elles sont des choses les plus nécessaires; ce dénûment est souvent tel qu'elles n'ont en propre ni bas, si souliers, ni chemises. Lorsqu'elles sortent de l'hôpital ou de la prison, la dame de maison qui les a retenues est obligée de leur envoyer de quoi se couvrir, et quand elles passent d'une maison dans une autre, elles ne peuvent le faire qu'avec les vêtements appartenant à la maîtresse qu'elles quittent. Les filles ont une expression pour désigner ce trousseau : lorsqu'elles le renvoient au propriétaire, elles disent alors qu'elles rendent leur CHANGE.

2. L'éclat des vêtements qu'on leur donne, et dont la valeur se monte quelquefois à cinq ou six cents francs. Quelle impression ne doit pas faire sur ces

filles la comparaison de ces vêtements avec les haillons qu'elles ont toujours portés !

3. Une nourriture abondante et souvent exquise, des vins et des liqueurs, du café, et mille friandises qu'on ne leur épargne pas.

4. La satisfaction de se trouver dans un appartement richement meublé, d'en faire pour ainsi dire les honneurs, d'avoir à sa disposition des domestiques pour les servir à table, les habiller, les accompagner au dehors, car souvent on ne les laisse pas même faire leur lit. Comment des femmes de la dernière classe du peuple, dont les humiliations de toutes espèces ont toujours été le partage, ne seraient-elles pas étourdies par de pareilles séductions? Les dames de maisons connaissent donc bien le cœur humain et la classe dont elles se servent comme de bêtes de somme; elles éblouissent, elles étourdissent, elles satisfont les goûts du moment, et font passer de cette manière la rigueur des services qu'elles exigent.

Je dis la rigueur des services qu'elles exigent; en effet, elles ne ménagent jamais leurs femmes, il faut que ces malheureuses *travaillent chez elles*, suivant l'expression du métier, ou qu'elles aillent à l'hôpital. J'ai raconté ailleurs les moyens qu'elles employaient pendant leur menstruation ; point de repos pour elles, jamais elles ne peuvent refuser une pratique. On a vu des dames de maisons employer des manœuvres indignes pour faire avorter des filles dont elles tiraient grand parti, et leur donner pour cela des drogues tellement actives, qu'elles ont fait croire à des empoisonnements. **On** ne compte dans Paris que trois ou quatre dames de maisons qui, dans les indispositions qu'ont leurs filles, font venir un médecin, et les gardent chez elles jusqu'à guérison.

Ce n'est pas seulement dans leur propre établissement que les filles des dames de maisons doivent travailler de leur métier ; elles se les prêtent réciproquement à titre de revanche ou pour un prix convenu, comme un loueur de carrosse traite avec son confrère pour un certain nombre de chevaux. Arrive-t-il dans une maison plus d'amateurs qu'il ne s'y trouve de filles, à l'instant la domestique court chez la voisine et ramène avec elle ce qu'on lui a demandé. Mais c'est surtout en les prêtant pour deux ou trois jours à des amateurs et des étrangers, qui font avec elles des parties de campagne, que les dames de maisons tirent un bon parti de leurs filles : le prix, dans ce cas, est de vingt à cent francs par jour et au-delà, suivant la beauté, les grâces, et surtout suivant les qualités d'esprit que présente la fille, et suivant l'élégance et la richesse des vêtements qu'on lui confie ; mais ce prêt est toujours limité à un petit nombre de jours, par la nécessité où se trouve la maîtresse de maison d'avoir toutes ses

filles présentes lors des visites sanitaires et des autres inspections.

On conçoit aisément que la position des dames
de maisons vis-à-vis de leurs filles doit varier singulièrement, suivant la classe à laquelle elles appartiennent et une foule d'autres circonstances ; mais
toutes exigent impérieusement le respect et la déférence, et en général on les leur accorde. Cela ne
serait pas surprenant dans l'intérieur des maisons,
mais on le voit tous les jours dans les bureaux de
la préfecture de police, où elles viennent faire juger
les disputes qui s'élèvent entre elles ; on l'a vu encore dans la prison, lorsque des dames de maisons s'y
sont fait enfermer. Dans les maisons de première
classe, la maîtresse a son appartement distinct du
salon où se tiennent ses filles ; on vient l'avertir
comme une duchesse lorsque le repas est servi, et
lorsqu'elle paraît, toutes doivent se lever et se tenir
debout jusqu'à ce qu'elle soit assise ; c'est elle qui
tient le bout de la table et qui en fait les honneurs ;
l'ordre le plus parfait règne pendant le repas ; on
n'y entend aucun propos inconvenant, et lorsque
le repas est fini, chacun se retire chez soi.

Je viens de dire que quelques dames de maisons
faisaient soigner chez elles les filles qui y tombaient
malades ; croit-on que ce soit par affection ou par
humanité ? non assurément ; l'intérêt le plus sordide
les dirige toujours jusque dans les actions en appa-

rence les plus louables ; elles cherchent à s'attacher par là un être vivant qui lui rapporte peut-être par mois quelques milliers de francs ; ne ferait-on pas la même chose à l'égard d'un esclave ou d'une bête de somme ? C'est ce même motif qui les porte à leur faire passer des secours dans l'hôpital, lorsqu'elles sont forcées d'y aller, afin qu'une autre ne les accapare pas pendant qu'elles y séjournent ; il explique encore le langage doucereux et les manières pleines d'affabilité des dames de maisons à l'égard de leurs filles ; elles les flattent, les cajolent sans cesse : c'est un patelinage qui, pour bien des gens, serait insupportable.

Si cette conduite désarme les malheureuses filles et leur fait supporter patiemment la rigueur de leur condition, elle ne les trompe pas sur le compte des dames de maisons, qu'elles détestent toutes à un degré dont il est difficile de se faire une idée ; elles les considèrent toutes comme des voleuses, et savent qu'elles n'ont pas de plus grands ennemis sur la terre ; en cela elles ne se trompent pas : je vais en donner une nouvelle preuve.

L'habitude des individus qui ont passé quelques moments avec une fille dans un lieu public de prostitution est de lui laisser une marque de gratitude et de générosité ; c'est le seul et unique produit de la malheureuse ; mais c'est ce que redoutent par-dessus tout les dames de maisons, qui savent par expérience que leur autorité sur une fille cesse à l'instant que cette fille se trouve en possession de quelque chose; aussi mettent-elles un soin particulier à leur faire contracter des dettes, afin de les tenir toujours sous leur dépendance. Dans cette intention, elles leur font des avances pour acheter des objets de gourmandise, pour aller au bal ou au spectacle, ou même pour se procurer des voitures pendant le carnaval ou la belle saison. Les moyens ne leur manquent pas pour rentrer ensuite dans leurs fonds; ces dettes sont sacrées pour les prostituées qui ont conservé quelques sentiments de probité. Cette politique infernale est ce qui révolte le plus les filles contre les dames de maisons; aussi cachent-elles avec le plus grand soin tous les cadeaux qu'on peut leur faire; mais comment résister à l'astuce et à la fourberie des maîtresses, qui ne voient que leur intérêt présent, et s'embarrassent fort peu du sort des malheureuses qui servent à leurs criminelles spéculations?

C'est en écoutant ce qui se dit dans la prison et dans l'hôpital, c'est en faisant parler les vieilles prostituées, qu'on peut connaître la haine qu'elles ont pour les dames de maisons et le mépris profond qu'elles leur portent. On le remarque encore souvent dans les pétitions que les filles qui veulent quitter leur métier sont obligées d'adresser au préfet de police pour obtenir leur radiation. Entre autres motifs qu'elles allèguent en leur faveur, elles font valoir celui *de n'avoir jamais tenu de femmes, et n'avoir jamais été viles maîtresses de maisons.*

Cette position des filles à l'égard des dames de maisons explique la facilité véritablement remarquable avec laquelle elles passent d'une maison dans une autre, ou de la position de fille libre à celle de fille de dame de maison, *et vice versâ.* Cette inconstance et cette mobilité étaient telles que des réglements ont été nécessaires pour y mettre un frein ; il faut des circonstances particulières pour qu'une fille reste pendant une année entière chez la même dame de maison, et, à plus forte raison, pendant deux ou trois ans ; mais on peut être assuré que ce ne sera jamais par amitié ou par affection. Ces changements, il paraît, sont ce que les dames de maisons redoutent le plus, car ceux qui fréquentent leur établissement contractent des habitudes, et redemandent presque toujours la même fille.

Ce mépris des filles pour les dames de maisons semble être partagé par le public ; ce qui me le prouve, ce sont les certificats qu'elles sont, dans plusieurs circonstances, obligées de produire en leur faveur. Ces certificats, que j'ai eus en grand nombre dans les mains, ne sont jamais signés que par le marchand de vin, le teneur d'estaminet, le cordonnier, la fruitière du voisinage ; ces signatures sont illisibles et indiquent la plus profonde ignorance ;

nous avons vu ce qu'étaient les certificats fournis par les propriétaires.

§ VII. *Parures et objets d'habillements que les filles soustraient quelquefois aux dames de maison chez lesquelles elles sont entrées ; conduite de l'administration lorsque ces vols lui sont dénoncés.*

Certaines filles publiques sont d'une probité à toute épreuve. — Un grand nombre d'autres se font un jeu d'emporter et de vendre les hardes qu'elles ont sur elles. — Préjudice qui en résulte pour les dames de maisons. — Impossibilité où elles sont de s'adresser pour cela aux tribunaux.—Pourquoi elles préfèrent la protection de l'administration. — Celle-ci rendue impuissante par la crainte de dépasser ses pouvoirs. — Moyen qu'elle met en usage pour remédier au mal.

Lorsqu'on sait ce qu'est une prostituée, et l'horrible condition de celles qui, faute de ressources, sont obligées d'entrer chez les dames de maisons, on sera surpris de trouver dans cette classe des êtres probes et qui reculeraient devant le moindre larcin ; cependant il s'en trouve : aussi sont-elles recherchées et appréciées par les dames de maison, qui font tout au monde pour se les attacher. Mais le plus grand nombre des filles de cette classe se fait un véritable jeu d'emporter aux dames de maisons tout ce qu'elles peuvent en vêtements ; je n'ai jamais entendu parler de soustraction d'autres effets. Ces soustractions se font de la manière et dans les circonstances suivantes.

Si une fille est mécontente de la dame de maison chez laquelle elle est logée, elle sort furtivement en emportant tout ce qu'elle a sur elle, et disparaît. Dans ce ca elle vend ces vêtements, et vit pendant un temps plus ou moins long du fruit de cette vente et de ce que son amant en titre aura pu lui fournir ; la valeur de ces effets est ordinairement de cent à cent cinquante francs ; elle s'élève quelquefois à cinq ou six cents. A différentes époques, l'administration, qui, par les raisons que j'exposerai bientôt, doit entourer les dames de maisons d'une protection particulière, s'occupa des moyens de les préserver de ces soustractions de hardes qui, pour quelques unes, devenaient, par leur fréquente répétition, une véritable ruine. On leur conseilla d'abord de s'adresser aux tribunaux, qui devaient envisager comme vol domestique et punir comme tel ces sortes de soustractions ; mais ce n'était pas connaître le caractère des dames de maisons que de leur proposer un pareil expédient. Ces femmes, en effet, ne craignent rien tant que de se mettre en évidence et de paraître devant les tribunaux. On les voit rarement intenter une action judiciaire contre ceux qui entrent chez elles de force, qui les battent et les maltraitent, parce que tout ce qui les signale au public leur répugne et fait tort à leur établissement ; elles préfèrent en tout la protection de l'administration, et la réclament dans tous les cas.

Ces soustractions d'effets devinrent si nombreuses en 1819, qu'une commission spéciale, nommée à

cette occasion, considérant, d'une part, l'impossibilité morale de déférer aux tribunaux de pareilles affaires et de pareils individus, et reconnaissant, d'une
autre, la nécessité de réformer un état de choses
que l'impunité aggravait tous les jours, cette commission, dis-je, proposa au préfet de police de punir
administrativement ces voleuses par une détention
d'un à quatre mois, suivant la gravité des cas; mais
le préfet de police rejeta cette proposition le 3 août
1819. C'était, suivant lui, outrepasser les pouvoirs que
lui conférait sa place. On se contenta donc, chaque
fois qu'une fille était accusée de soustraction d'effets,
de la faire venir et de la menacer de la prison, si
elle ne restituait ce qu'elle avait volé. Ce moyen réussit auprès d'un grand nombre; plusieurs s'arrangèrent
avec leurs anciennes maîtresses, et l'on vit fréquemment des dames de maisons venir, d'un ton adouci,
demander grâce pour telle fille qu'elles avaient accusée quelques jours auparavant avec toute l'énergie
que donnent la colère et l'indignation. Mais si l'administration resta désarmée contre ce genre de désordre par le silence de la législation, elle sut toujours retrouver les coupables, en les punissant d'une
manière plus rigoureuse que de coutume, chaque
fois qu'elles étaient arrêtées pour un délit du fait de
la prostitution, délit que la police administrative
pouvait atteindre.

Les divers administrateurs qui ont passé par la

préfecture de police n'ont pas toujours envisagé cette
question de la même manière, car j'ai la preuve que
plusieurs de ces voleuses ont été, dans maintes circonstances, mises en prison et tenues enfermées
jusqu'à la restitution des objets dérobés. Cette di-
versité de conduite et de manière de voir, dans des
circonstances absolument analogues, tient au défaut
de la législation actuelle : à mesure que nous avancerons dans ce travail, ce défaut se fera de plus en
plus sentir.

§ VIII. *Des pensionnaires que la plupart des dames
de maisons prennent chez elles.*

Les dames de maisons n'étant jamais propriétaires
des locaux qu'elles occupent, et, pour les raisons exposées dans un des chapitres précédents, éprouvant
toujours beaucoup de difficultés à s'établir quelque
part, elles sont presque toutes obligées de louer des
maisons entières, ce qui les met dans la nécessité
d'en sous-louer une partie à des étrangers, et en
particulier à des prostituées libres ; je ne parlerai ici
que de ces dernières.

On a donné différents noms à ces filles, qui, bien
que logées dans une maison publique de prostitution, ne sont pas pour cela sous la responsabilité et
sous la surveillance immédiate des femmes qui se
trouvent à la tête de ces maisons. Dans le courant
du siècle dernier, on leur donnait le nom d'*exter-*

nes, par opposition aux filles *internes;* plus tard, on les a désignées sous celui de *pensionnaires*. Depuis l'organisation nouvelle du dispensaire, elles se distinguent entre elles sous le nom de *filles en cartes*, à cause de la *carte* qu'on leur délivre, et sur laquelle on inscrit, deux fois par mois, les visites sanitaires auxquelles elles sont assujetties; les autres filles, qui sont à demeure et à d'autres titres chez les dames de maisons, n'ayant pas cette carte, mais un simple numéro d'ordre, sont dites *filles en numéro*.

Les conventions faites entre les dames de maisons et les filles libres ou *en cartes*, varient suivant les individus, et souvent avec la même, chaque semaine et chaque jour; quelquefois la dame de maisons loue la chambre et les vêtements; dans ce cas, tout ce que la fille gagne par son industrie privée est pour elle, mais elle paie chèrement le moyen d'exercer cette industrie : une chambre ordinaire lui est louée 3 fr. par jour; si elle est garnie d'une psyché, d'un lit propre, d'un canapé, elle va jusqu'à 4, 5 et même 10 fr.; une robe ordinaire vaut 2 fr., une chemise 8 sous, une paire de bas 6 sous; on lui loue, dans la même proportion, des bagues, des colliers, des bijoux; quant à la nourriture, elle est ordinairement de 4 à 6 fr. Dans cet arrangement, on reconnaît partout la misère affreuse des filles publiques et la rapacité des dames de maisons,

Si ces dames ne reçoivent rien pour tous ces objets, la moitié, le tiers ou le quart brut des gains que fait la fille, lui appartient de droit.

On pense bien que ces prix ne sont pas partout les mêmes; j'ai choisi ceux des maisons opulentes qui ne reçoivent que l'élite des prostituées; on voit, par ce que je viens de dire, que ces filles mettent à un haut prix leurs faveurs, mais que pour être momentanément magnifiquement vêtues, elles n'en sont pas moins pauvres.

Dans cette énumération des vêtements fournis aux filles par les dames de maisons, si je n'ai pas parlé des chapeaux, partie la plus brillante de leur costume, c'est qu'elles en sont toujours pourvues : lorsqu'elles ne les font pas elles-mêmes, leurs amants, qui connaissent le prix qu'elles y attachent, et qui savent les prendre par leur faible, choisissent ordinairement cette coiffure pour objets de leurs présents.

Ces pensionnaires des dames de maisons, aussi inconstantes que les filles d'amour, changent souvent de demeure, ce qui apportait beaucoup de difficultés dans la tenue des registres de l'administration; réunies ensemble, elles prenaient, au gré de la maîtresse de maison, l'une ou l'autre de ces qualités, de sorte qu'on ne savait plus à quoi s'en rapporter pour les visites sanitaires.

Pour remédier à cet inconvénient, on pensa que

les dames de maisons devaient être considérées à l'é-
gard de leurs pensionnaires, comme de véritables
logeuses, c'est-à-dire qu'elles devaient les inscrire
sur leurs livres séparément des filles qu'elles avaient
sous leur surveillance et leur responsabilité, avec
mention de la date d'entrée et de sortie, et qu'elles
devaient faire déclaration de ces mutations au bureau des officiers de paix, comme elles le pratiquent pour leurs filles d'amour.

§ IX. *Des maris et des amants des dames de maisons.*

Le quart des dames de maisons est marié. — Ce que font ces maris. —
Combien est grande leur immoralité. — L'administration n'a jamais de
rapports avec eux et est censée ne pas les connaître. — Ils mettent
presque toujours le désordre dans la maison. — Circonstances qui font
qu'on peut les tolérer dans quelques localités. — Les amants des dames
de maisons nuisent moins au bon ordre que les maris de ces femmes. —
Raisons de cette particularité. — Position sociale de ces amants. — In-
co nvénients qu'ils présentent.

Parmi les dames de maisons, les unes sont mariées,
les autres ne le sont pas : ces dernières ont toujours
un amant en titre, si elles n'en ont pas plusieurs.

Sur 213 dossiers de dames de maisons que j'ai
compulsés en 1830, j'en ai trouvé 47 qui appartenaient à des femmes ayant actuellement leurs maris,
ce qui donne un peu moins du quart; toutes ces
femmes mariées, à l'exception de sept à huit, ne te-
naient que des maisons du dernier étage, toutes situées dans la Cité, le voisinage de la place de Grève,
ou les rues les plus sales, les plus obscures et les

plus étroites des autres quartiers; leurs maris,
pour la plupart, se trouvaient maîtres d'estaminets,
de gargotes, de petits restaurants, et comme ils se
plaçaient à peu de distance de la maison tenue par
leurs femmes, ils attiraient dans la leur les filles sur
lesquelles ils avaient de l'autorité, et par suite un
plus grand nombre de consommateurs. Des rapports particuliers ne donnent pas de ces maris une
opinion bien grande : la plupart sont des ivrognes,
des voleurs; plusieurs vivent avec des concubines,
ce qui fait, est-il dit, à leurs femmes le plus grand
chagrin; un d'eux avait été accusé de viol.

Aucune de ces dames de maisons mariées n'est
connue à l'administration sous le nom de son mari;
son livret ne porte que son nom de fille ou celui
qu'elle aura choisi; jamais le mari ne doit intervenir
dans ces sortes d'affaires, car il est d'observation
qu'ils apportent toujours avec eux le désordre, soit
dans leur ivresse en cherchant dispute aux filles, ou
en prenant parti pour l'une contre l'autre; soit en
attaquant les étrangers, ou de toute autre manière;
le plus ordinairement ils prennent le parti des filles
contre les agents de l'administration, et sont alors
de véritables souteneurs; en supposant que des désordres soient à réprimer, une femme en viendra à
bout parce qu'elle est chez elle et qu'elle fait son devoir; parce qu'on la respecte toujours à cause de
son sexe, quelque méprisable qu'elle soit, et parce

que sa faiblesse même, dans ces circonstances, devient pour elle une véritable force. Le mari d'une de ces dames de maisons, traité un jour de maquereau par une fille qu'il réprimandait, fut tellement irrité de cette insulte, qu'il tomba sur la fille, et la maltraita au point de la laisser sur le carreau et de compromettre son existence.

Ces raisons font que l'administration recule toujours devant la présence d'un mari lorsqu'il s'agit d'accorder une tolérance; et, comme je l'ai déjà dit, il lui faut la perspective d'une maison clandestine à supprimer, d'un repaire de malfaiteurs à détruire, ou d'un bien quelconque à opérer, pour lui faire passer par-dessus les graves inconvénients qu'ils présentent. Il fut même question, en 1829, d'arrêter en principe qu'à l'avenir aucune femme mariée ne serait admise au nombre des maîtresses de maisons; mais cette opinion du préfet de police en fonction à cette époque ne passa pas en règle. Ce n'est pas la première fois que nous voyons l'impossibilité d'établir, en fait de prostitution, des lois et des principes invariables; la suite de ce travail nous en fournira de nouvelles preuves.

Nous venons de parler des inconvénients que présentent les maris dans un lieu public de prostitution tenu par leur femme; examinons ceux que peuvent avoir les amants des dames de maisons qui ne sont pas mariées.

Ces inconvénients sont à peu près ceux que présentent les maris, mais à un degré beaucoup moindre, car ils n'ont pas d'autorité directe sur la maîtresse de maison, qui reste libre de ses actions, sans craindre les observations et les réprimandes d'un maître impérieux et souvent fort peu raisonnable. Ces hommes, pouvant être changés au premier caprice, sont donc plutôt les serviteurs que les dominateurs des dames de maisons; et s'ils sont dangereux, c'est par la protection qu'ils accordent à ces femmes contre toutes les infractions qu'elles peuvent commettre aux règlements de police, par la force qu'ils donnent aux filles qui veulent échapper des mains des agents de l'administration, et surtout par les violences et les extorsions qu'ils peuvent exercer à l'égard des libertins novices qui viennent dans la maison. On s'imagine aisément ce que peut produire la rivalité, lorsqu'une dame de maison entretient à la fois deux ou trois amants; rien n'égale le désordre que cela occasionne; et lorsqu'il existe, on peut être assuré que l'établissement ne durera pas longtemps, qu'il croulera de lui-même, ou que l'administration se trouvera dans la nécessité de le supprimer.

La position sociale de ces hommes varie suivant la classe de maison et suivant l'âge, le caractère et l'éducation de leur maîtresse; quelques uns ont dans le monde ou dans l'armée de très belles positions, d'autres sont artistes; d'autres enfin ne sont que de simples artisans. Leur manière d'être dans la maison n'est pas la même partout : dans quelques unes ils y sont pour ainsi dire à demeure; ils mangent à la même table que les filles, et sont défrayés de tout ; dans certaines maisons ils ne viennent que passagèrement, sans même y passer la nuit.

J'ai lu l'histoire d'un homme marié, qui n'eut pas honte de s'attacher à une de ces dames de maisons et de vivre publiquement avec elle. Cette misérable fit périr la femme de son amant, moins peut-être par le chagrin qu'elle lui causa, que par les injures, les coups et les mauvais traitements de toute espèce dont elle l'accablait chaque fois qu'elle la rencontrait.

Comment remédier à l'inconvénient que présentent ces amants particuliers des dames de maisons ? C'est encore un point sur lequel l'administration a toujours vu ses meilleures intentions et ses plus sages mesures rester sans efficacité. On peut ne point accorder de tolérance à une femme mariée, parce qu'on connaît sa position; mais peut-on empêcher un homme d'entrer dans un lieu de prostitution? L'examen de cette question reviendra en traitant de l'action exercée par la police administrative sur ces sortes de maisons.

§ X. *Des enfants des dames de maisons.*

Ces enfants sont presque toujours très bien élevés.—Ils ne sont jamais reçus chez leurs mères.—L'administration ne les y tolère pas.—Soins que prennent les dames de maisons pour cacher leur industrie à leurs enfants. — Ce que deviennent quelques uns d'eux. — Elles adoptent quelquefois des enfants étrangers. — Soins tout particuliers de l'administration à l'égard des filles et des proches parentes des dames de maisons.

Ce que je viens de dire des maris et des amants des dames de maisons m'amène naturellement à parler de leurs enfants, de la manière dont elles les élèvent, et des précautions que l'administration prend à l'égard de ces malheureux.

Si on excepte quelques exemples rares, on peut dire que ces femmes élèvent leurs enfants dans la perfection. *Jamais ils ne mettent le pied dans leur maison.* Celles qui ont quelque aisance les placent dans des pensionnats, et ils reçoivent une éducation toujours bien supérieure à leur position. La crainte de nuire à ces enfants, en divulguant leur industrie, leur fait employer mille moyens et mille ruses pour les tenir à l'écart et faire croire qu'ils sortent de familles honnêtes; ce n'est que dans des maisons étrangères qu'elle les voient, et tout se traite par le moyen de personnes tierces. Une de ces femmes maria ses deux filles, qui n'apprirent que long-temps après leur mariage quelle était l'origine de leurs dots.

L'administration se trouve ici secondée par l'opi-

nion des dames de maisons, car elle ne souffre pas
la présence des jeunes enfants dans la maison de
leur mère, et sur ce point elle a toujours été inexo-
rable. Une teneuse de maison garnie, occupée
entièrement par des prostituées, voulait un jour
obtenir un livret de dame de maison. Comme
elle avait toujours eu ses enfants avec elle, quelques
personnes pensèrent qu'elle pouvait les garder,
parce que la position et l'état intérieur de la maison restaient les mêmes qu'auparavant; mais ce motif
ne prévalut pas; il fallut, pour obtenir la permission
demandée, que la femme logeât ses enfants ailleurs.

Cette éducation que reçoivent les enfants des
dames de maisons leur permet quelquefois d'obtenir
dans le monde des postes lucratifs et honnêtes; une
d'elles a, dernièrement, donné douze mille francs
de cautionnement à son fils pour le placer caissier
dans une maison de banque; on m'a parlé de plusieurs maîtresses très habiles de musique et de des-
sin qui n'avaient pas d'autre origine. Le plus ordinairement, ces enfants de l'un et de l'autre sexe
montent de petits commerces, et, se perdant dans la
foule, y jouissent de la considération qu'on ne refuse
jamais à l'industrie et à la probité.

Beaucoup de ces femmes n'ayant pas d'enfants,
ont adopté ceux de leurs frères, de leurs sœurs, ou
de quelques autres parents, et leur ont toujours
donné une éducation supérieure à leur état. Plu-

sieurs ont adopté des enfants appartenant aux filles qui étaient chez elles; une d'elles a , dernièrement, assuré cinquante mille francs à un enfant que son mari avait eu avec sa femme de chambre ; une autre, dans le même temps, prodiguait ses soins au fils de sa domestique, lequel était bossu , difforme et con-trefait de toutes les parties de son corps.

En règle générale, on peut dire que les dames de maisons font tout ce qu'elles peuvent pour empêcher leurs enfants de suivre leur carrière; mais nous avons vu et nous verrons encore des filles succéder à leurs mères. Je pourrais même citer des filles se prostituant au public dans la maison tenue par leur mère; ce scandale serait peut-être plus fréquent, sans les soins extrêmes que prend l'administration pour l'éviter. Dernièrement, une fille de 18 ans fut amenée au dispensaire par une dame de maison de son pays et dont elle portait le nom; cette circon-stance fit qu'on refusa l'inscription, et qu'on adressa les plus vifs reproches à la dame de maison sur son immoralité , et sur ce qu'elle n'avait pas renvoyé sa parente dans le sein de sa famille. La jeune fille s'étant présentée d'elle-même quelques jours après, on ne put s'empêcher de l'inscrire comme isolée ; mais, sans lui interdire la maison de sa parente, on veilla à ce qu'elle *n'y entrât ni comme fille d'a-mour , ni même comme pensionnaire.*

§ XI. *Particularités sur le caractère des dames de maisons.*

Elles sont pour la plupart violentes et irascibles. — Il importe à l'administration de connaître ce caractère. — Vengeances exercées contre les voisins qui les desservent. — Contre les autres dames de maisons de leur classe. — Motifs différents de ces vengeances. — Manière dont elles s'exercent. — Quelques moyens mis en usage pour attirer chez elles les différentes classes du public.

Je viens de faire connaître quelques bonnes qualités, bien naturelles sans doute, mais qu'on retrouve avec satisfaction dans des êtres aussi dégradés et aussi dépourvus de vertu que les dames de maisons; je vais, en poursuivant cette histoire, trouver encore à signaler quelques vices qui leur sont particuliers.

La violence et l'irascibilité les caractérisent presque toutes, surtout celles du dernier étage; elles injurient alors les agents de l'autorité, et se jettent comme des furies sur les filles qui leur résistent, ou même sur les hommes qui se trouvent dans leurs maisons; aussi, dans la plupart des rapports, les inspecteurs ont-ils soin de signaler si la femme a bon ou mauvais ton, si elle est d'un bon genre, si elle paraît méchante, douce ou bonne. Si un voisin adresse des plaintes contre une dame de maison, contre ses filles ou contre les gens qu'elle reçoit, il devient à l'instant son plus cruel ennemi; il ne peut conserver un carreau intact; on les lui casse sans cesse, on lui fait mille avanies; il ne peut rester en repos, il est continuellement signalé aux filles et à tous les souteneurs.

Rien n'égale la jalousie et l'envie qu'elles ont les unes contre les autres; elles cherchent à se nuire et à se faire réciproquement le plus de mal possible. Voici dans quelles circonstances éclatent ces haines et ces animosités.

C'est quelquefois le simple dépit de voir une consœur prospérer et s'enrichir dans un endroit où l'on n'avait eu que des désagréments, et où l'on n'avait trouvé pour elles qu'une cause de perte et de ruine.

C'est souvent la rivalité qu'occasionne un trop grand rapprochement, ou l'installation d'une maison nouvelle, mieux tenue et mieux montée, qui attire les anciens habitués. J'ai fait voir les soins que prenait l'administration pour prévenir, autant que possible, les suites fâcheuses qu'amènent les causes de cette rivalité.

Mais, de tous les motifs de collisions et de haine, il n'en est pas de plus fréquent et de plus grave que l'enlèvement d'une fille qui faisait la fortune de celle qui la possédait. Comment pardonner les intrigues mises en usage pour arriver à ce but, et voir la foule porter chez une autre l'argent qu'elle répandait si libéralement chez vous ?

Le premier acte de vengeance consiste à casser les carreaux, ce qui se fait par l'entremise des filles, de leurs souteneurs, et des amants de la maîtresse de maison; on n'emploie ordinairement à cet usage que les coquilles d'huîtres, projectile adopté par les prostituées de Paris.

Un second moyen, est d'envoyer à la porte de la maison des mauvais sujets des deux sexes, d'y exciter du tapage, d'y faire naître du scandale, d'y amasser le public, d'y faire enfin tout ce que défendent les règlements; leur but, par cette tactique, est d'amener des plaintes, et par suite la clôture momentanée ou définitive de la maison rivale.

Mais ces moyens sont trop longs pour plusieurs, qui préfèrent envoyer dans la maison même des amants, des soldats et d'autres fripons soudoyés, pour y battre et maltraiter non seulement sa rivale et les filles qui sont chez elle, mais, par-dessus tout, la fille qu'elle a su débaucher et amener dans sa maison. On a vu quelques unes de ces dames se mettre elles-mêmes à la tête de cette troupe, en diriger l'attaque, et payer d'exemple dans la distribution des coups. C'est pour éviter ces désordres et ces collisions que l'administration avait fait un règlement qui me paraît fort sage; il portait qu'aucune fille ne pouvait entrer dans une maison voisine de celle dont elle sortait, que quinze jours après sa sortie de la première; j'ignore si ce règlement est encore en vigueur.

On conçoit aisément que, dans un si grand nombre de dames, dont les maisons sont fréquentées par des gens si différents de goûts, de fortune et de position sociale, la conduite nécessaire pour tirer parti de leur industrie doit varier à l'infini ; quelques unes affichent un luxe qui dépasse l'imagination (on portait, il y a quelques années, à cent mille francs le mobilier d'une maison de premier ordre); d'autres envoient leurs filles recruter dans les théâtres ; il en est, qui, à l'aide de l'Almanach des Adresses, prennent des informations sur différents jeunes gens ou personnes opulentes, et leur adressent des billets fort bien tournés. Sous le prétexte d'une affaire importante, elles invitent le jeune homme à passer chez elles, ayant bien soin de lui dire que l'affaire le regarde personnellement, et qu'elles voient avec regret l'impossibilité où elles sont de lui éviter un déplacement ; la plupart de ceux qui reçoivent ces lettres en profitent ou ne se vantent pas de leur aventure ; mais quelques autres les renvoient à l'administration, qui ne manque jamais de sévir d'une manière exemplaire. J'ai eu entre les mains bon nombre de ces lettres, moins curieuses par leur style que par le nom et la position sociale des personnes auxquelles elles étaient envoyées.

§ XII. *Particularités sur les domestiques des deux sexes des dames de maisons.*

Toutes les dames de maisons, quelle que soit leur classe, ont plusieurs de ces domestiques. —Ce qu'elles font. — Leurs défauts principaux.—N'ont pas toutes été filles publiques. — Quelques unes très honnêtes. — Surveillance sanitaire que l'administration fait exercer sur elles. — Domestiques mâles dans quelques maisons. — Position de ces domestiques vis-à-vis des prostituées qu'ils servent.

En indiquant, dans un des chapitres précédents, les classes et catégories diverses dans lesquelles on pouvait répartir les filles publiques de Paris, j'ai parlé des servantes qui se trouvent chez les dames de maisons; n'ayant fait que les indiquer, je vais ici compléter leur histoire.

Il n'est pas une dame de maison, quels que soient sa classe et son rang, qui n'ait à son service une ou plusieurs de ces servantes; quelques unes en ont jusqu'à trois ou quatre; ce sont ordinairement de vieilles prostituées usées et décrépites, qui s'estiment heureuses de trouver cette ressource; elles servent la maîtresse et les filles, font les lits, les chambres et la cuisine, et la plupart des commissions du dehors; presque toutes sont remarquables par l'amour qu'elles ont pour le jeu et la loterie, ainsi que par leur propension à toute espèce de vices.

Ces servantes de dames de maisons n'ont pas toutes été prostituées; il s'en trouve parmi elles quelques unes de très honnêtes, et que la misère, le défaut absolu de place et de ressources ont mises dans la nécessité de prendre ces conditions; aussi n'y restent-elles qu'à regret, et témoignent-elles leur joie quand elles peuvent les quitter et trouver une autre place.

Tant que ces servantes sont jeunes et passables, l'administration exige qu'elles soient inscrites et visitées comme toutes les filles publiques. Autrement, ne pourraient-elles pas faire le métier dans la maison, et même pour leur propre compte, dans les courses qu'elles font sans cesse?

Dans quelques maisons bien tenues il se trouve un domestique mâle pour y faire tous les gros ouvrages. Qu'on ne croie pas que ce domestique puisse user à son gré des femmes au milieu desquelles il se trouve; les maîtresses ont soin d'inspirer à leurs filles un grand mépris pour ces domestiques, et de leur faire entendre qu'elles seraient presque déshonorées si elles se laissaient toucher par eux ou par un laquais qui se présenterait avec sa livrée ou quelque insigne de sa position. Tout cela n'est encore qu'un jeu des dames de maisons pour retenir sous leur dépendance des filles qui leur sont précieuses; elles flattent sans cesse, comme je l'ai déjà dit, l'orgueil de ces malheureuses; elles les entourent d'illusions, elles les enivrent en quelque sorte, et en font l'instrument de leur richesse, jusqu'au moment où elles les livreront au dernier degré de l'infortune

et de la misère, en les expulsant de leur établissement sans leur laisser un vêtement.

§ **XIII.** *Des chances de ruine et de fortune que présente la gestion d'une maison publique de prostitution ; ce que deviennent les dames de maisons qui quittent leur métier.*

Cette industrie ruine les unes et enrichit les autres. — Conditions pour réussir. — Gain que peut faire une dame de maison. — La prospérité de leurs affaires subordonnée à la prospérité publique. — Influence sur cette prospérité des invasions de 1814 et 1815, de la disette de 1817 et des événements de 1830. — Brillante fortune faite par quelques dames de maisons. — Ce n'est pas dans les maisons les plus somptueuses que se font ces fortunes. — Combien se sont vendus les fonds de quelques unes de ces maisons. — Quelques dames de maisons se retirent à la campagne. — Quelques unes ouvrent des boutiques. — Beaucoup vont dans d'autres pays. — Sort et fin misérable de la plupart.

Ces dernières considérations m'amènent à examiner les ressources que présente la gestion d'une maison de prostitution, et les chances de fortune qui peuvent sortir d'une source aussi impure.

Il en est de cette industrie comme de toutes les autres ; parmi celles qui l'exercent, quelques unes s'enrichissent, la plupart végètent, plusieurs s'y ruinent complétement.

On peut dire en général que toutes les dames de maisons qui ont de l'ordre font de très bonnes affaires, quels que soient le quartier qu'elles habitent et la classe de leur établissement. Celle qui va elle-même au marché, qui soigne son linge et qui entre dans d'autres détails intérieurs, et dont le mari frotte les chambres et les escaliers, aura toujours pour elle des chances de fortune; tandis que celle qui s'abandonne à ses domestiques, qui vit avec des amants, qui les attire dans la maison et les y laisse boire et manger pendant toute la journée, croulera infailliblement.

Le gain des dames de maisons varie à l'infini; il est pour quelques unes de cinq à six cents francs par jour. Dans les établissements vulgaires, chaque prostituée doit rapporter à la maîtresse de dix à quinze francs par jour.

Au sujet de ces gains, fournis par le libertinage, il faut surtout noter qu'ils sont constamment subordonnés à l'état de prospérité ou de malheur des affaires du commerce ou de l'Etat; la stagnation des manufactures, la cherté des vivres, la seule perspective d'un événement incertain, mais qui peut influencer sur l'état général du pays, fait fuir les maisons publiques, qui s'emplissent au contraire dans toutes les circonstances opposées. Immédiatement après la révolution de 1830, les affaires des dames de maisons furent prospères; il n'en était plus de même quelques mois après; à peine pouvaient-elles se soutenir, et plusieurs se virent sur le point de rendre leur livret. Ce fut bien pire encore pendant l'épidémie du choléra; la peur rendit alors toute la population de Paris d'une continence extrême; mais cette terreur dura peu.

Les vieilles dames de maisons n'ont pas oublié deux époques mémorables dans les annales de leur industrie; je veux parler des invasions de 1814 et de 1815, et de la disette de 1817.

On sait que les deux invasions des puissances étrangères ont plutôt été pour Paris une cause de prospérité que de ruine; des milliers d'individus, en y venant dépenser non seulement ce qu'ils avaient pillé dans nos provinces, mais encore leur patrimoine, ont donné à son commerce et à tous ses établissements une activité inouïe et à laquelle on ne s'attendait pas. Qu'en est-il résulté pour les dames de maisons? Elles ont vu accourir chez elles non seulement les étrangers eux-mêmes, mais encore les nationaux enrichis par ces étrangers; l'argent pleuvait alors dans leur bourse; toutes firent de brillantes affaires, et plusieurs se retirèrent immédiatement avec de belles fortunes. Deux ou trois ans plus tard l'intempérie des saisons amena la famine et une cherté inouïe dans le pain et les denrées de première nécessité; par suite les maisons publiques furent désertées, une foule de maîtresses rendirent leurs livrets; celles qui résistèrent à cette rude épreuve en furent redevables à leurs économies ou au crédit dont elles jouissaient.

Je viens de prononcer le mot de fortune faite par les dames de maisons, voyons quelle peut être cette fortune.

Beaucoup de ces femmes, après quelques années d'exercice, se retirent avec cinq ou dix mille francs de rente. Il n'est pas rare d'en voir qui amassent jusqu'à vingt mille francs de revenu, quelques unes vont à vingt-cinq ou trente mille.

Ce n'est pas toujours dans les beaux quartiers et dans les maisons les plus opulentes que se font ces brillantes affaires ; c'est souvent dans les rues de la Mortellerie, de la Bûcherie, de la Tannerie, de la Vannerie et autres semblables, que se trouvent ces chances de fortune. Je tiens d'un notaire qui trouva, par la liquidation d'une dame de maison habitant rue de la Mortellerie, près la caserne de l'Ave-Maria, qu'elle y avait gagné en peu d'années de quoi acheter quatre maisons dans Paris, et donner en outre soixante mille francs à sa fille, qu'elle maria à un ancien officier de la garde impériale, lequel avait acquis sur les champs de bataille la décoration de la Légion-d'Honneur. J'ai trouvé dans les archives de la préfecture des notes sur un tripot de la rue de la Bûcherie, dont la maîtresse avait acheté plusieurs maisons dans Paris, une entre autres très jolie dans la rue Marbœuf, qu'elle destinait à sa retraite.

Ne soyons pas surpris, d'après ces détails, que l'on puisse vendre un fonds de maison de prostitution comme on vend une charge de notaire ou d'avoué ; ces fonds valent souvent de quarante à soixante mille francs : c'est à ce dernier prix qu'a été cédée dernièrement une maison de la rue de la Tannerie, derrière la place de l'Hôtel-de-Ville. Cette valeur excessive tient à la permission de débiter de la bière, du vin, des liqueurs, que la police croit devoir accorder dans ces lieux mal habités, par les motifs indiqués plus haut. On fait payer aux habitués plus cher qu'ailleurs, on gagne sur les marchandises et sur les femmes, souvent même ces dernières ne servent qu'à attirer les consommateurs. Les maisons dites comme il faut ne se vendent jamais autant.

Que font et que deviennent ces dames de maisons, assez heureuses pour faire fortune et quitter leur métier ?

Quelques unes se retirent dans de jolies maisons de campagne, aux environs de Paris, et, par un reste d'habitude, elles en font le rendez-vous des amants opulents qui, sous le titre d'amis, paient secrètement la table, et défraient largement de toutes les dépenses. Je pourrais nommer un joli village où se trouve une de ces enrichies ; celle-ci ne reçoit en apparence que de la bonne compagnie ; elle assiste régulièrement aux offices de la paroisse avec sa maison et tous ceux qui viennent la voir ; elle s'empresse de rendre elle-même le pain bénit ; elle donne largement aux pauvres, et se charge de toutes les quêtes qu'il faut faire pour eux ; elle a épousé dernièrement, en secondes noces, un homme décoré, de bon ton et de bonnes manières, et s'est présentée à l'autel en habits blancs, avec tout l'extérieur de la vierge la plus chaste.

D'autres vont s'établir plus loin, et se mettent à faire valoir de petites propriétés rurales, acquises par leurs économies.

La majeure partie de ces femmes, hors d'état de rester sans travailler, se contentent d'un état plus relevé que celui qu'elles avaient, et qui les fait rentrer dans la société; elles fondent des estaminets, des cafés, des restaurants; elles ouvrent des maisons de nouveautés, de mercerie, de lingerie, tout cela suivant la position de leurs maris et suivant l'industrie et le talent qu'elles avaient auparavant.

Beaucoup enfin se retirent dans leurs pays, et disparaissent entièrement.

Le sort d'un grand nombre de dames de maisons est de vivre et de vieillir dans leur métier; près de la moitié n'ont pas d'autre destinée; j'en ai acquis la preuve par les demandes d'autorisation, dans lesquelles il est souvent spécifié que c'est pour succéder à madame D....., qui vient de décéder; j'ai vu le marché fait par une dame de maison, âgée de soixante ans, estropiée et sans soutien, avec une fille intelligente; il y était dit que la vieille fournissait le fonds, à condition qu'elle serait logée, nourrie et soignée avec *toute l'attention et tous les égards possibles*, par la nouvelle dame, et cela jusqu'à sa mort. Combien d'artisans honnêtes, combien d'honorables marchands se trouvent-ils dans le même cas, après avoir travaillé toute leur vie ?

Parmi les femmes qui s'élèvent au rang de maîtresses de maisons, plusieurs, soit par défaut d'ordre et d'intelligence, soit par toute autre cause, ne réussissent pas; on les voit sans cesse passer d'une maison dans une autre, quitter un établissement ancien pour en former un nouveau, dans un quartier différent. Dans l'espace de quelques années, elles changent ainsi de demeure cinq, six, huit et jusqu'à dix fois; elles courent après la fortune, et la fortune les fuit; ce sont ces femmes qui font des banqueroutes et disparaissent, en fermant simplement la porte de leur demeure. En prenant la gestion d'une maison, elles ont trop présumé de leur force; elles sont semblables à ces dames de maisons retirées qui ouvrent des boutiques dans lesquelles elles se ruinent, et sont alors obligées de revenir à leur ancien métier, heureuses encore si elles peuvent le retrouver; car leur déconfiture est quelquefois si complète, qu'on en a vu dans la nécessité de redevenir prostituées ou simples servantes dans les lieux mêmes où elles avaient été maîtresses.

§ XIV. *Définition d'une dame de maison.*

Cette définition ne pouvait pas être donnée avant de faire connaître ce que sont ces femmes. — Tableau de leurs infamies et de leurs maisons. — L'organisation de notre société les rend cependant nécessaires. — Nécessité pour l'administration de les protéger.

Maintenant que nous connaissons les dames de maisons et que nous pouvons les apprécier à leur juste valeur, je vais en donner une définition qui résumera en quelque sorte tout ce que renferme ce chapitre.

Qu'est-ce qu'une maîtresse de maison ?

C'est une femme qui, par métier, par intérêt, par habitude, et en quelque sorte par nécessité, spécule sur la corruption publique, sur les goûts dépravés que le libertinage fait naître ; sa fortune et son existence se fondent sur le libertinage d'autrui ; elle ne vit que de désordres et d'infamie ; c'est elle qui est à la piste des jeunes filles que leur figure peut faire remarquer aux libertins ; c'est elle qui, pour les faire tomber dans le piége, les entoure de toutes les séductions capables de faire impression sur elles. Une dame de maison est par essence la corruptrice de la jeunesse et la pourvoyeuse du vice ; sa maison est un asile ouvert à toutes les jeunes imprudentes qui se lassent de la tutelle et de la surveillance de leurs parents ; c'est un lieu de rendez-vous pour tous ceux que des passions honteuses font sortir des bornes du devoir ; c'est enfin une école de scandale où des enfants à peine formés viennent faire apprentissage de la prostitution. Voilà ce qu'est une maîtresse de maison, et cependant tel est l'état de la société, que leur existence est en quelque sorte nécessaire, et que l'administration, dans l'intérêt du bien, doit les entourer de toute sa protection. C'est ce qui ressortira davantage de la suite de ce travail.

Pour compléter le chapitre des dames de maisons, il me resterait encore beaucoup de choses à dire; mais comme ce qui manque à leur histoire se trouve lié d'une manière intime à tout ce qui regarde les maisons clandestines, les cabarets, cafés et estaminets, les maisons de passe et à parties, les logeurs et hôtels garnis; enfin le stationnement, le cantonnement, le raccrochage et tout ce qui appartient à la police administrative, j'aime mieux renvoyer à ces différents titres des sujets qui s'y rattachent naturellement.

CHAPITRE VIII.

DE LA PROSTITUTION CLANDESTINE.

Ce qu'est la prostitution clandestine. — Bien des gens ignorent son existence. — Elle ne s'exerce pas toujours avec des mineures. — Causes diverses qui la favorisent. — Masques sous lesquels elle se cache. — Combien ses conséquences ont de gravité sous le rapport moral et sous le rapport sanitaire. — Preuves de ces vérités. — Difficulté d'atteindre les lieux où elle s'exerce. — Ce qui les fait ordinairement découvrir. — Les lois actuelles rendent inutiles les perquisitions nécessaires pour la répression de la prostitution clandestine.

On entend par prostitution clandestine celle qui s'exerce dans l'ombre, qui fuit l'éclat et la publicité, qui se cache sous les formes les plus variées, et qui ne se soutient que par la ruse, la fourberie et le mensonge.

Cette sorte de prostitution, dont une foule de personnes ne soupçonnent pas même l'existence, est, sous le rapport des mœurs et de son influence pernicieuse, bien autrement grave que la prostitution publique; c'est elle qui corrompt et pervertit l'innocence, et qui, revêtant les apparences les plus honnêtes, paralyse l'autorité, la brave à chaque instant, et propage impunément la contagion la plus affreuse et l'immoralité la plus grande.

Nous ne retrouvons pas ici cette variété de classes et de distinction qu'il nous a été possible d'établir dans les prostituées et dans les dames de maison; comme la prostitution clandestine met à haut prix ses victimes, elle ne peut être exercée qu'en faveur de cette partie de la population que la fortune favorise de ses dons, et qui forme un nombre d'individus nécessairement peu considérable, relativement à la masse dont se compose la population tout entière.

Le plus ordinairement la prostitution clandestine ne se cache que pour soustraire à l'administration de la police de jeunes filles à peine sorties de la tendre enfance, et qui, pour cette raison même, sont vendues chèrement à ces individus pervertis qui les recherchent. Quand on connaît la sévérité de nos lois contre ceux qui abusent d'une fille qui n'a pas encore l'âge de discernement, et la gravité des punitions qu'elles infligent à ceux qui favorisent cette débauche prématurée, on comprend aisément que le secret étant ici aussi essentiel pour les uns que pour les autres, la difficulté de constater le délit et de le rendre assez évident pour qu'il soit déféré aux tribunaux, devient pour ainsi dire impossible.

Si la prostitution clandestine n'a lieu le plus ordinairement que pour des mineures et de véritables enfants, cela n'empêche pas qu'elle ne s'exerce quelquefois avec des individus adultes; mais ceci ne s'observe que pour les femmes qui redoutent de se soumettre aux visites plus ou moins fréquentes des inspecteurs de la police, ce qui, les faisant connaître pour ce qu'elles sont, les empêcherait de louer dans des maisons décentes et bien habitées, ou qui en éloignerait certainement ceux qui, par des raisons particulières, ne veulent pas fréquenter les maisons légalement autorisées.

On ne peut nier que la sévérité des réglements sanitaires, et la rigueur avec laquelle sont quelquefois exercés ceux qui regardent la police, ne déplaisent singulièrement à certaines filles plus jalouses que d'autres de leur indépendance, ou qui, par leur éducation première, les grâces qui les caractérisent et l'esprit qu'elles possèdent, sortent en quelque façon de rang et ne veulent pas porter le titre de prostituées, bien qu'elles en fassent le métier; aussi remarque-t-on que les filles adultes qui se livrent à la prostitution dans les maisons clandestines sont d'autant plus nombreuses que les réglements de police se trouvent exécutés avec plus de soin, et les délits punis avec plus de rigueur. Un reste de pudeur et la tendresse maternelle sont encore, pour quelques femmes qui tirent parti d'une pareille industrie, un motif qui les détermine à cacher la source impure de leur fortune; elles craignent en effet de nuire à la réputation de leurs enfants, ou d'être obligées de s'en séparer, ce qu'elles ne pourraient pas éviter si elles recevaient une tolérance.

Il est curieux de voir les ruses de toute espèce employées par les femmes qui exploitent à leur profit la prostitution clandestine, et les moyens qu'elles mettent en usage pour tromper la surveillance de l'administration : je vais citer à ce sujet quelques uns des faits qu'on a eu occasion d'observer dans le cours d'une seule année.

Deux d'entre elles prirent le titre de sages-femmes ayant des pensionnaires, et s'établirent, l'une aux Batignoles, et l'autre dans un riche quartier; le prix des jeunes victimes fournies par cette dernière était de cinq cents francs.

Une autre prit celui d'arracheuse de dents, et vantait ses connaissances dans l'art de faire disparaître comme par enchantement les douleurs les plus cruelles; on ne la demandait jamais qu'à ce titre, et les jeunes victimes, ainsi que les amateurs, ne montaient jamais chez elles sans avoir la mâchoire entourée de linge et sans donner tous les signes de la souffrance.

Une vieille affectant le costume et le langage d'une dame de charité, conduisait par la main deux ou trois petites filles habillées modestement, et qui, par leurs manières aisées, leurs grâces et leur gentillesse, intéressaient tous ceux qui les voyaient. Sous prétexte de leur faire avoir des secours, cette misérable les menait dans les hôtels garnis, et particulièrement auprès de riches Anglais dont elle connaissait les goûts et les adresses : elle cachait si bien son jeu, qu'elle était respectée de tous ceux qui la voyaient.

Deux de ces misérables affichaient à leur porte qu'elles plaçaient des domestiques des deux sexes; on arrivait chez elles, et les jeunes filles qu'on y rencontrait n'étaient censées que des femmes de chambre qui, ne pouvant entrer en condition que sous quelques jours, passaient en attendant la journée chez elles.

Ces femmes ont souvent un appartement fort modeste et qui ne contient qu'une ou deux pièces en sus de celles qui leur sont strictement nécessaires; mais elles en louent un autre, sous un nom supposé, au quatrième ou au cinquième étage, où restent en permanence *des enfants*, qui sont censés ne descendre chez elles que pour y jouer et passer le temps. Un bon nombre de dames de maisons exercent de cette manière la prostitution clandestine; elles peuvent ainsi soustraire à leurs parents un nombre plus ou moins grand de jeunes filles, car elles ont toujours la ressource de dire que ces filles ne sont pas chez elles.

Quelques unes, affichant un grand ton, louent toujours dans des maisons distinguées, et, sous le prétexte que l'appartement est trop grand, elle tâchent d'obtenir par écrit l'autorisation de prendre une ou deux pensionnaires ou de sous-louer à quelqu'un ; elles donnent de fréquents dîners , elles se disent mères des jeunes personnes qu'elles élèvent ; souvent les femmes de chambre ou les bonnes sont aussi agréables que les prétendus enfants. Ce sont surtout les actrices et les figurantes de théâtre qui se trouvent dans ces lieux ou qui y sont appelées par une mission spéciale ; il est de ces femmes qui, pendant la belle saison , vont s'établir dans quelques unes des campagnes qui entourent Paris , et particulièrement à Passy : elles y mènent le même genre de vie et y reçoivent leurs habitués.

On en a vu prendre le titre de peintre, ouvrir des ateliers, et sous ce prétexte avoir chez elles des pensionnaires.

Une dame de maison , en se retirant, ouvrit un restaurant dans lequel se trouvait une table d'hôte où l'on n'admettait que des habituées ; elle cachait de cette manière un vrai repaire de prostitution que rien au monde ne pouvait faire soupçonner.

Mais c'est surtout en prenant des patentes de divers états, ou simplement le titre de lingère, de couturière, de blanchisseuse, de modiste, etc., que la plupart des femmes qui favorisent la prostitution clandestine échappent à la surveillance de la police, et parviennent à se justifier. Beaucoup ne reçoivent pas d'hommes chez elles, mais envoient à domicile, sous un prétexte quelconque, les jeunes filles qu'on leur demande; elles instruisent ces jeunes filles de tout ce qu'il faut faire pour tromper les inspecteurs et déjouer leurs moyens d'investigation. Une d'elles recevait du linge sale, mais il était blanchi au-dehors; le panier et les paquets ne servaient qu'à voiler le véritable motif des courses et des démarches à l'extérieur.

J'ai parlé des marchandes à la toilette, et de leurs rapports avec les prostituées; sauf quelques exceptions rares, elles sont toutes d'habiles entremetteuses. la prostitution clandestine n'a pas de courtiers plus actifs. Une foule de vieilles maîtresses de maisons les imitent, et déploient dans l'exercice de cette industrie les ressources que peut fournir la pratique de tous les vices. Il n'est pas, enfin, jusqu'aux actrices et aux filles publiques isolées, ces dernières surtout, qui ne se mêlent de cacher et de prostituer des mineures lorsqu'elles le peuvent avec quelque espoir d'impunité.

Il suffit d'exposer un pareil ordre de choses pour faire comprendre la gravité des conséquences qu'il doit avoir, tant sous le rapport moral que sous le rapport sanitaire.

Sous le rapport moral, n'est-il pas évident qu'il propage le vice et la corruption sans qu'on ait moyen d'en réprimer les excès? Ne livre-t-il pas à la prostitution une foule de jeunes filles, qui sans cela seraient restées vertueuses et innocentes? Peut-on penser sans frémir au temps présent et à venir de ces malheureux enfants, livrées, sans connaissance de ce qu'elles font, à la brutalité de tout ce que la société renferme de plus vicieux; quelquefois battues et maltraitées lorsqu'il leur arrive de faire quelque résistance, et cela par celles mêmes qui les livrent à ces êtres dépravés, dignes de notre mépris et de notre indignation. On ne saurait trop le répéter : à l'époque actuelle ce n'est pas dans les maisons tolérées que les jeunes filles se perdent, mais bien dans les maisons clandestines, où on les attire par la ruse et la violence ; c'est là qu'on les séduit, qu'on les prépare, qu'on les façonne au libertinage et qu'on les prostitue.

Sous le rapport sanitaire, les conséquences ne sont pas moins importantes : c'est par le moyen de la prostitution clandestine que la syphilis perpétue et propage ses ravages ; par elle encore sont rendues inefficaces beaucoup des mesures les plus sages de l'administration.

Cette propagation de la syphilis, par le moyen de la prostitution clandestine, est tellement réelle, que les femmes qui tiennent ces maisons en ont elles-mêmes été frappées. Je les ai vues amener au bureau central des hôpitaux ces jeunes filles, en plaignant leur sort, et les représentant comme victimes de coupables tentatives. Si elles ne les font pas entrer dans un hôpital, elles demandent les instructions nécessaires pour les soigner chez elles; mais le plus grand nombre, par la crainte d'être découvertes, s'adressent tantôt à un médecin, tantôt à un autre, et cachent de cette manière, plutôt qu'elles ne guérissent, des affections qui restent presque toujours transmissibles; mais, dans tous les cas, la maladie n'est soignée qu'à la dernière extrémité. Le dirai-je, j'ai la certitude qu'un de ces guérisseurs dont les affiches noircissent les colonnes de nos journaux, n'a pas refusé d'être à l'année chez une de ces teneuses de maisons clandestines, qui, faisant de bonnes affaires, ne voulait pas compromettre la réputation de son établissement !

Ce que je viens de dire de la prostitution clandestine démontre la vérité de ce que j'ai avancé au commencement de ce chapitre, et fait voir les dangers de tout genre qui l'accompagnent; continuellement sur ses gardes, elle paralyse les efforts de l'administration, qu'elle nargue en quelque sorte par la certitude de l'impunité. Non seulement on ignore quels sont les lieux où elle se cache, mais lors même qu'on parvient à la découvrir, des obstacles sans nombre arrêtent les poursuites et font échapper les coupables.

Le plus ordinairement l'existence et l'indication des lieux où se pratique la prostitution dont nous nous occupons sont révélées à l'administration par des lettres anonymes que l'on peut attribuer aux femmes tenant des maisons tolérées, et qui ne voient dans la clandestinité qu'une concurrence qu'il leur importe de faire cesser; elles ont pour la plupart une merveilleuse sagacité pour découvrir celles qui l'exercent. Beaucoup de ces lettres proviennent également de gens qui, pour alléger les douleurs, suites de quelques maladies graves, assouvissent leur vengeance en dénonçant les lieux où ils en ont contracté le principe. Un d'eux disait dans sa lettre que tous les jeunes gens de son quartier étaient sur le grabat, par suite de la gravité des maux contractés dans l'endroit qu'il désignait; il ajoutait que si on n'y apportait promptement remède, la femme qui le tenait suffirait à elle seule pour empoisonner tout le genre humain. Ce sont quelquefois les filles elles-mêmes qui, mécontentes des femmes qui les ont retenues, viennent les dénoncer, ou, par quelques indiscrétions, les font reconnaître.

L'appât du gain et le défaut de prudence font souvent faire à ces femmes des démarches qui les décèlent; on en a vu adresser des billets et des espèces de circulaires, pour faire affluer chez elles une classe particulière de jeunes gens; d'autres ont imaginé de faire distribuer, dans les grands passages, sur les boulevards et dans les spectacles, de petites cartes, d'un format particulier et découpées d'une manière originale. Ces cartes, qui ne contenaient qu'une adresse, ne signifiaient rien par elles-mêmes ; mais la manière mystérieuse dont elles étaient remises, ceux auxquels on les adressait, prêtait nécessairement à penser, et faisait soupçonner ce qu'elles voulaient dire.

De pareilles manœuvres sont trop grossières pour ne pas attirer l'attention de l'administration ; mais que faire pour prendre ces femmes en flagrant délit, seul moyen de pouvoir les traduire devant les tribunaux ? On ne le pourrait qu'à l'aide de manœuvres par elles-mêmes immorales, que l'administration doit se garder d'employer ; je prouverai, plus tard, qu'il en résulterait plus de mal que de bien, pour les bonnes mœurs. On lance donc quelquefois des mandats de recherches et de perquisitions ; on tend surtout à retrouver les lettres de ces femmes et leur correspondance, afin d'y puiser le fil des moyens qu'elles emploient pour se procurer des mineures ; mais presque toujours on ne découvre rien. Comment avec nos lois actuelles, protectrices du domicile, et qui exigent que les agents de la police ne dépassent jamais les limites de la légalité, comment atteindre, dans son domicile privé, une femme qui pourra toujours dire qu'elle est libre de recevoir chez elle ses amis et ses connaissances, et pour laquelle les voisins prendront souvent parti ? car la circonspection des gens de cette espèce est si grande, que le voisinage se doute à peine de ce

qu'elles font, ou l'ignore complétement; des viola-
tions de domicile, des perquisitions sans résultat,
ne font qu'enhardir les femmes assez adroites pour
éviter les circonstances qui tendraient à établir
l'existence d'un délit.

On entrevoit déjà, par ce qui précède, que les
maisons publiques de prostitution peuvent avoir
quelque utilité, et que ce n'est pas avancer un pa-
radoxe que de prétendre que, dans l'*intérêt des
mœurs et de l'ordre général*, il faut les protéger
et les multiplier. Cette opinion paraîtra plus probable lorsqu'on aura pris connaissance de tout ce
que j'ai à dire dans les chapitres suivants.

CHAPITRE IX.

DE LA PROSTITUTION EXERCÉE DANS CERTAINES MAISONS GARNIES.

Idée d'un garni. — Ce qu'est la population qui s'y réfugie. — Peinture de ceux que choisissent la plupart des prostituées. — Il existe un certain nombre de ces filles logées dans quelques maisons moins sales que les autres. — Raisons pour lesquelles les prostituées aiment mieux être en garni que chez les dames de maisons. — Inconvénients qui en résultent. — Obstacles apportés par les logeurs contre la répression des délits de la prostitution. — Lois et ordonnances faites à ce sujet en différents temps et en différentes circonstances. — Tentatives inutiles de MM. Anglès, Delaveau et Debelleyme pour expulser les prostituées des garnis. — Preuves qu'il faut des locaux particuliers pour y réfugier ces filles. — Conduite de l'administration dans tout ce qui regarde la police des prostituées réfugiées dans les garnis. — Prudence et réserve que cette surveillance exige. — Importance et gravité des fonctions des commissaires de police. — Répugnance de tous ces magistrats pour ce qui regarde la surveillance des maisons de débauche. — Inconvénient d'accorder aux anciennes dames de maisons un livret de logeuse. — Questions légales sur l'étendue des droits de l'autorité à l'égard des dames de maisons. — Nouvelles preuves de l'indispensable nécessité d'endroits particuliers pour y loger les prostituées. — Tout démontre qu'il est du devoir de l'autorité de favoriser les dames de maisons. — Les maisons garnies destinées aux prostituées exigent des règlements particuliers.

Il existe à Paris des milliers d'individus qui n'ont pas de domicile, qui couchent aujourd'hui sur un point et demain sur un autre, et qui se réfugient tous les soirs dans ces maisons, où, pour une rétribution quelquefois très forte, et le plus souvent fort modique, on leur procure au moins le coucher et le couvert.

Ce ne sont pas seulement les étrangers habitant passagèrement Paris qui se logent de cette manière; une foule d'ouvriers appartenant pour la plupart à la classe des célibataires et qui n'ont pas quitté la capitale depuis dix, quinze et vingt ans, préfèrent ce genre de vie à l'habitation d'une chambre isolée; on peut dire, en général, et sans crainte de se tromper, que cette population appartient à tout ce qu'il y a de plus crapuleux et de plus infime dans la société; elle n'est composée que de gens sans prévoyance et sans aveu, vivant au jour le jour, assurés que les hôpitaux ne leur manqueront pas, dans les cas de maladies ou d'infirmités.

Le nombre des hôtels et maisons garnies de toute espèce qui existent à Paris est de trois mille et quelques cents; leur population ordinaire est de trente-cinq à quarante mille individus; mais elle varie singulièrement suivant les saisons et l'activité des affaires.

On connaît le luxe de quelques uns de ces hôtels garnis, la bonne tenue d'un grand nombre, la propreté et l'état suffisamment confortable qui se font remarquer dans ceux de troisième et de quatrième ordre; aussi ne sont-ils fréquentés que par les personnes qui jouissent d'une certaine aisance et qui attachent quelque importance à la composition des maisons dans lesquelles elles se retirent. Des femmes entretenues peuvent se trouver et se trouvent en effet dans toutes ces maisons ; des prostituées propres et décentes peuvent y être attirées, mais elles n'y demeurent pas, ou ne s'y trouvent pas connues pour ce qu'elles sont véritablement.

C'est dans les lieux les plus infimes, dans ces repaires dégoûtants où l'on est hébergé pour six, quatre et même pour deux sous, que se réfugient la majeure partie des prostituées, celles qui peuvent à peine, avec le gain de la journée, pourvoir à leur nourriture et mettre de côté la modique somme qu'il leur faut donner pour ne pas coucher en plein air. J'ai visité quelques uns de *ces garnis*, car c'est ainsi qu'on les appelle, et ce n'est pas sans éprouver l'impression d'un sentiment pénible que j'ai vu des créatures humaines réduites à se loger dans des réduits de cette espèce, et cela dans la capitale de la France! Je pourrais en faire la description, mais pour en donner une idée plus juste, j'aime mieux laisser parler l'inspecteur-général des hôtels garnis, en extrayant quelques passages du rapport remarquable qu'il adressa au préfet de police, à l'occasion du choléra (1). On n'y parle que de masures en ruine,

(1) Voyez : *Notes sur les ravages du choléra-morbus dans les maisons garnies de Paris* en 1832, par le docteur Villermé (Annales d'Hygiène publique, 1834, t. XI, pag. 385.)

de paille destinée au coucher tombant en pourriture,
d'obscurité , d'odeur infecte , de malpropreté sans
exemple. Voici, au reste, quelques uns de ces passages :

« R..... n°...... Cette maison se fait remarquer
par son excessive malpropreté ; c'est un vrai foyer
d'infection ; il n'y loge que des voleurs, des contre-
bandiers, des vagabonds et des filles publiques ; il
est impossible d'y entrer, pour faire le relevé des
mutations, sans être suffoqué.

» R..... n°..... Cette maison doit fixer l'attention
à cause de sa composition et de sa malpropreté. On
n'y voit pas de lits , mais des grabats dégoûtants ;
des débris d'animaux , des intestins , tous les résidus
d'une gargote pourrissent dans la cour ; toutes les
chambres donnent sur un corridor complétement
privé d'air et de lumière ; les plombs et les latrines ,
à chaque étage , sont dégoûtants d'ordures et de
matières fécales : c'est le séjour le plus hideux du
vice et de la misère.

» R..... n°..... La cour de cette maison a quatre
pieds carrés et est remplie d'ordures ; c'est sur elle
que s'ouvrent les chambres qui sont encombrées de
monde ; les latrines , crevées au cinquième étage ,
laissent tomber les matières fécales sur l'escalier,
qui en est inondé jusqu'au rez-de-chaussée. Beaucoup de cabinets n'ont pas d'autre ouverture que la
porte qui donne sur cet escalier : c'est un repaire

de filous, de voleurs, de souteneurs de filles publiques, des plus sales prostituées, et de tout ce qu'il y a de plus abject en hommes et en femmes.

» *Rue du Faubourg*..... n°..... Maison occupée depuis le haut jusqu'en bas par des chiffonniers, des mendiants, des joueurs d'orgue, des filles publiques rôdeuses, des Italiens faisant voir des animaux, des souteneurs. Toute cette population couche sur des chiffons ramassés dans les rues, et dont un dépôt existe au rez-de-chaussée : c'est l'abjection la plus complète qu'on puisse voir.

» *Rue*..... n°..... C'est ici le repaire de tout ce qu'il y a de plus dégradé; on n'y reçoit que des voleurs, des filles publiques, des forçats libérés, des mendiants, des vagabonds, des joueurs, des filous de toute espèce. La malpropreté la plus grande règne partout; les fenêtres n'ont, au lieu de vitres, que du papier huilé, les chambres sont infectes ; à chaque étage, les ordures qu'on jette sur les lieux d'aisances refluent sur l'escalier. »

Je me borne à ces citations, d'autant plus curieuses qu'elles sont extraites d'un travail qui n'a été entrepris que dans des vues de salubrité et nullement pour rechercher quelques particularités relatives à la prostitution. Ces citations suffiront pour démontrer la position dans laquelle se trouve la dernière classe des prostituées, c'est-à-dire de celles qui logent ce qu'on appelle à la nuit, aujourd'hui dans un endroit, demain dans un autre, et jamais d'une manière stable.

Il faut cependant avouer que les prostituées logées dans les garnis ne sont pas toutes réduites au degré de misère dont je viens de présenter le tableau ; car quelques unes vont dans des maisons où on leur donne un lit, et souvent même une chambre ; mais elles ne s'y trouvent jamais qu'avec la dernière classe des ouvriers. Leur présence dans une maison y fait affluer les mauvais sujets ; elles y amènent ceux qu'elles ont raccrochés au-dehors : il n'est donc pas étonnant que les logeurs les soutiennent, comme nous avons vu les rogomistes, les teneurs d'estaminets et les cabaretiers les protéger et les défendre.

Il paraît qu'il est difficile d'assigner d'une manière certaine les causes qui font que les prostituées préfèrent la vie des garnis à celle qu'elles peuvent mener chez les dames de maisons ; du moins je n'ai jamais été satisfait des renseignements que j'ai pris à ce sujet. On peut cependant hasarder sur ce point les conjectures suivantes :

1° L'amour de l'indépendance qu'elles portent à l'excès, et qui est un des principes dominants de leur caractère.

2° La haine qu'elles ont pour les *dames de maisons*, chez lesquelles il leur est impossible de gagner la moindre chose, et qui sont leur dernière ressource quand elles se trouvent par trop pressées par la misère et par la faim. La facilité qu'on leur laisse de rentrer à toute heure de la nuit, d'y amener qui bon leur semble, et surtout des militaires, que les dames de maisons redoutent singulièrement.

3° La possibilité, lorsqu'elles sont malades, de se soustraire d'une manière complète aux recherches et à la surveillance de l'administration : pour cela elles prennent des noms supposés, et ne se font inscrire sur les livres des logeurs que sous le titre d'ouvrières, de brodeuses, de journalières, ou de domestiques sans place, et par cette tactique elles restent souvent inconnues pendant trois mois et plus.

4° Pour celles qui ne sont pas malades, la perspective d'échapper plus aisément à la séquestration en ne subissant les visites sanitaires que deux fois par mois, au lieu de cinq et six fois comme cela a lieu chez les dames de maisons.

5° Peut-être, pour quelques unes, la possibilité de choisir les gens qui les abordent et de refuser ceux qui leur déplaisent.

6° La laideur extrême et l'horrible tournure d'un certain nombre, qui font qu'aucune dame de maison, même du dernier étage, ne voudrait les recevoir dans son établissement : elles sont donc obligées, par la force même des choses et par leur position, de rester dans ces garnis.

7° Enfin la protection toute particulière qu'elles reçoivent de la part des logeurs et logeuses qui leur font souvent crédit pour leur coucher, pour leur nourriture et même quelquefois pour des vêtements. Ces logeurs et logeuses, louant plus cher aux filles publiques qu'à tous les autres individus, en ayant quelquefois jusqu'à quinze ou vingt, et sachant qu'elles font affluer chez eux les étrangers, pourraient-ils reculer devant la perspective de quelque gain à faire ? Pense-t-on que des êtres dépourvus pour la plupart de moralité, et vivant le plus souvent eux-mêmes en concubinage, puissent imaginer qu'il existe des moyens illicites de s'enrichir ? Aussi mettent-ils tout en usage pour plaire à ces filles ; et comme ils savent que le meilleur moyen d'arriver à ce but est de les soustraire à la surveillance de l'administration, il n'est pas de ruse qu'ils n'emploient pour cela.

Comme les agents de l'administration des Mœurs, qui seuls connaissent les filles publiques et qui savent les distinguer des autres, ne peuvent pas entrer à toute heure dans les hôtels garnis, ainsi qu'ils le font dans les maisons tolérées et reconnues ; comme ils sont obligés de s'y faire accompagner par le commissaire de police, auquel seul ce droit est attribué, et qu'on ne peut enlever à ses fonctions ordinaires que pour des cas d'une certaine gravité, il en résulte qu'on ne peut pas remédier à des désordres que l'on connaît, dont on gémit, mais qu'il a fallu jusqu'ici tolérer.

Ces désordres ont de tout temps été signalés par les agents de l'administration ; aussi n'ont-ils pas hésité à dire, dans une foule de circonstances, que sous le rapport du bon ordre, de la décence et de la salubrité, la maison de prostitution la moins bien tenue était de beaucoup préférable à un garni qui recevait des filles publiques.

Il n'est donc pas étonnant que chaque fois qu'il a été question de la prostitution et des prostituées, l'article des maisons garnies ait été examiné ; qu'on ait considéré ces lieux comme un point capital dans les réformes qu'il s'agissait d'opérer, et que les logeurs aient été regardés comme un des plus grands obstacles à leur accomplissement ; quelques lignes suffiront pour faire connaître à cet égard les efforts qui ont été tentés par les différentes administrations qui se sont succédé.

Les capitulaires de Charlemagne donnent le premier exemple des peines imposées à ceux qui logeaient chez eux des prostituées : ces peines étaient le fouet, la prison et l'exposition au carcan.

Sous saint Louis, en 1254, une ordonnance défend de louer à des prostituées, sous peine de la confiscation de la maison.

En 1367, une ordonnance du prévôt de Paris, en les cantonnant dans certaines rues, défend à toute personne de leur louer en aucun autre endroit, sous peine de perdre le loyer.

En 1368, une pareille ordonnance fut faite pour la rue Chapon, qui venait d'être enfermée dans l'enceinte bâtie par Charles V ; et en 1374, une autre semblable fut appliquée aux rues Beaubourg, Simon-le-Franc et autres circonvoisines. Toutes ces ordonnances furent sanctionnées par un arrêt du parlement du 24 janvier 1386.

Différents objets étrangers au logement des filles de débauche ont été réglés dans l'intervalle de 1386 à 1419 ; mais le 6 mars de cette année, nouvelle défense fut faite à toutes personnes de leur louer des maisons ailleurs que dans les lieux autorisés ; en renouvelant cette défense, le 14 septembre 1420, on ajouta l'obligation à toute teneuse de maison de n'y pas ouvrir de cabaret.

En 1544, 1560 et en 1565, époques auxquelles on s'occupa beaucoup de mesures répressives de la prostitution, de nouvelles défenses furent faites de louer à des filles publiques ; mais, dit le commissaire Lamarre auquel j'emprunte ces détails, tous ces moyens répressifs n'empêchèrent pas qu'il n'y eût partout des prostituées, ce qui força tous les magistrats de police qui se succédèrent à faire revivre de temps en temps les anciennes ordonnances, et cela lorsque le mal devenait trop grand.

Ces ordonnances furent renouvelées le 19 juillet

1619, le 30 mars 1635 et le 17 septembre 1644 : on les maintint en vigueur jusqu'en 1684 ; en 1719, il en parut une nouvelle, plus sévère que toutes les autres, mais dont les résultats furent à peu près les mêmes.

Jusqu'en 1778, c'est-à-dire pendant presque tout le règne de Louis XV, on ne s'occupa d'aucun nouveau règlement sur les prostituées, bien que le désordre des mœurs, franchissant à cette époque ses anciennes limites, eût permis à ces filles de se livrer à leurs penchants naturels, et de se montrer avec toutes leurs turpitudes, ce qui aura toujours lieu lorsqu'elles ne seront pas réprimées ; quand il fallait sévir dans des circonstances trop graves, on exhumait l'ordonnance de 1719 ou de 1713, mais on ne s'inquiétait plus des logeurs et de ceux qui, sous un titre ou sous un autre, recevaient chez eux des prostituées : pourvu qu'il n'y eût pas de tapage dans leurs maisons et de plaintes trop fondées de la part des voisins, on leur laissait faire tout ce qu'ils voulaient.

Il faut arriver à l'administration du lieutenant de police Lenoir pour trouver sur les logeurs des règlements complets qui leur défendent de recevoir et de loger chez eux des prostituées. Ce fut le 6 novembre 1778 que ce magistrat publia, à ce sujet, une ordonnance qui est devenue célèbre, qui n'est pas abrogée, et qui sert aujourd'hui de règle chaque fois qu'il faut sévir contre des désordres trop grands pour être tolérés ; la peine contre les délinquants était de 500 livres d'amende.

Je viens de dire qu'il faut arriver à l'ordonnance de 1778 pour trouver des règlements complets sur les logeurs : c'est qu'en effet il n'en est fait mention que d'une manière indirecte dans les ordonnances précédentes, qui ne parlent que de ceux qui logent et louent leurs maisons à des prostituées, sans dire s'ils sont hôteliers ou propriétaires.

A partir de l'ordonnance de 1778, quarante ans s'écoulèrent sans que les maisons garnies aient été l'objet d'une surveillance et de mesures particulières sous le rapport des prostituées qui y logent ; du moins ce qui s'est passé à cet égard n'est pas venu à ma connaissance : il en fut seulement question dans quelques conférences, mais uniquement pour indiquer le tort qui en résultait pour les dames de maisons, qui voyaient souvent leurs établissements désertés lorsqu'un de ces garnis venait s'établir à leur porte.

Le désordre entretenu par ces garnis fixa d'une manière particulière l'attention de M. Anglès, lorsque ce magistrat éclairé arriva à la Préfecture de police, et, sur le rapport d'une commission créée pour examiner cette affaire, il adressa à tous les commissaires de police une longue circulaire, dans laquelle il leur demandait un état exact ; non seulement des lieux publics de prostitution qui se trouvaient dans leurs quartiers, mais encore *des maisons garnies où la prostitution était flagrante*, le nom, la demeure, le degré de moralité ou d'immoralité de celui qui tenait le garni ; des renseignements sur l'intérieur des localités, souvent disposées de manière à favoriser les désordres, devaient faire partie de cet état.

Il leur recommanda en outre de visiter souvent ces garnis, d'y aller de minuit à une heure, *pour constater quels sont les logeurs qui, ne se bornant pas à loger des femmes publiques, favorisent en outre la prostitution.* Suivant le préfet, toutes les contraventions aux mœurs, soit du fait des logeurs, soit du fait des individus qu'ils logent, allaient être déférées aux tribunaux avec plus de rigueur que jamais ; il ajoutait en terminant : « Je suis fondé à croire, d'après les dispositions par moi faites en particulier, que le ministère public requerra successivement la fermeture d'un certain nombre de ces maisons scandaleuses. »

Cette circulaire est remarquable en ce qu'elle ne défend pas d'une manière positive aux logeurs de recevoir et d'héberger des filles publiques, mais seulement de favoriser chez eux la prostitution ; on entrevoyait alors qu'il fallait que les filles publiques logeassent quelque part, et que les garnis étaient les seuls lieux où elles pussent se retirer ; cette mesure n'eut pas de suite : j'ignore si un seul logeur fut déféré aux tribunaux ; peut-être devinrent-ils plus circonspects par suite de la surveillance active des commissaires de police, et par la crainte d'être déférés à la justice.

Il fallut s'occuper de nouveau des logeurs sous l'administration de M. Delavau; une circulaire, en tout semblable à celle de M. Anglès, fut adressée aux commissaires de police, le 14 juin 1823; ceux-ci envoyèrent des états très bien dressés, non seulement de toutes les maisons tolérées, mais encore des lieux où s'exerçait la prostitution. Ces états sont remarquables par les réflexions qui les accompagnent: presque tous contiennent des lamentations sur la dépravation des mœurs, sur la démoralisation générale, sur la corruption du siècle, sur la nécessité d'opposer des digues à ce résultat déplorable de l'oubli de tout principe et de tout sentiment religieux ; enfin, chacun promettait d'apporter tout son zèle dans l'accomplissement des nouveaux devoirs qui lui étaient imposés. Il paraît que pendant quelques mois la surveillance des commissaires de police fut en effet très grande dans tous les garnis de Paris, ce qui causa la ruine de plusieurs logeurs et la gêne d'un très grand nombre ; c'est ce qui les engagea à faire circuler parmi eux, pour obtenir des signatures, une pétition énergique qu'ils se proposaient d'adresser à la chambre des députés, afin de réclamer plusieurs droits qu'on leur contestait, et notamment celui de *recevoir chez eux des demoiselles*. J'ignore si cette pétition, dont j'ai eu la copie dans les mains, est restée en projet, ou si elle a été véritablement adressée à la chambre; la force des choses rendit ce zèle inutile; les commissaires se lassèrent, et tout prouve qu'elles restèrent après la circulaire ce qu'elles avaient été auparavant, à l'exception toutefois de quelques cas par trop scandaleux, qui furent déférés aux tribunaux et punis par eux.

Enfin, arriva à la Préfecture de police un magistrat aussi actif qu'intelligent, que l'exercice du ministère public avait rendu inflexible, et devant la volonté duquel tous les obstacles devaient céder: on devine déjà que j'ai voulu parler de M. Debelleyme.

Une des premières mesures prises par ce magistrat contre le scandale de la prostitution, fut d'interdire aux filles publiques l'entrée du Palais-Royal et le raccrochage dans les rues et à la porte de leurs maisons, *ce qui n'avait jamais pu s'opérer, ce qui se fit sans contrainte, et excita le contentement général.*

Enhardi par ce succès, M. Debelleyme voulut, par une mesure semblable, arrêter les désordres qui se commettaient dans les garnis; pour cela, il enjoignit aux commissaires de police de surveiller avec le plus grand soin ces lieux, et de sévir contre tous les logeurs délinquants. Dans sa circulaire du 30 septembre 1828, il rappelait l'art. 5 de l'ordonnance de police du 6 novembre 1778, qui défend formellement aux hôteliers de louer à des filles publiques, sous peine de cinq cents livres d'amende; il ajoutait que le tribunal de première instance du département de la Seine (chambre de police correctionnelle) avait récemment décidé que cette ordonnance était toujours en vigueur, et qu'on pouvait s'en appuyer dans toutes les circonstances.

Ces ordres furent exécutés à la lettre; mais qu'en résulta-t-il? C'est que toutes les filles que les logeurs ne purent pas cacher et dissimuler par tous les moyens qui leur sont familiers, étant mises à la porte, restèrent dans les rues, et se trouvèrent obligées d'aller demander un asile dans tous les corps-de-garde, lorsqu'elles n'y étaient pas amenées par des patrouilles qui les ramassaient dans leurs rondes, sous les portes et sur les degrés de nos édifices publics.

Ce résultat inattendu démontra bientôt la nécessité de modifier l'ordonnance; et par une nouvelle circulaire du 10 octobre suivant, les commissaires de police eurent ordre de surseoir pendant un mois à son exécution; c'était, y disait-on, afin de faciliter à ces filles, logées dans les garnis, le temps de se placer dans des maisons de tolérance. Mais à l'expiration de ce terme on devait expulser de nouveau les prostituées des maisons des logeurs, non pas cette fois par une mesure brusque et générale, *mais successivement, en commençant par les maisons les plus mal famées, et en ayant soin d'en donner avis aux logeurs.*

Cette nouvelle mesure fut-elle exécutée? Tout démontre qu'il n'en fut rien, car M. Mangin, successeur de M. Debelleyme, voyant, en 1829, que quelques maisons de logeurs fourmillaient de filles publiques, leur enjoignit d'opter entre une maison de tolérance, dont on leur délivrerait le livret, ou la tenue de leur garni, dans lequel ils cesseraient de recevoir des prostituées. Quelques femmes prirent des maisons de tolérance, les autres restèrent simples logeuses; mais elles continuèrent à héberger des prostituées, sans qu'il fût possible de les en empêcher.

Il reste donc démontré, par une expérience des plus complètes, qu'il n'est pas plus possible, dans une ville comme Paris, d'empêcher les prostituées de se réunir et de se loger dans certains garnis, que d'éviter la présence de ces filles dans toutes les réunions d'hommes; et comme il faut prendre ces malheureuses comme elles sont, sans penser à changer leurs goûts et leurs habitudes, l'administration est, sur ce point comme sur tant d'autres, obligée de tolérer ce qu'elle ne saurait empêcher. Elle doit se contenter de cacher le mal, d'en atténuer les effets, de le diminuer le plus possible; et pour arriver à ce but, son devoir est d'exercer une surveillance de tous les instants, sans jamais se lasser de poursuivre un ennemi toujours prêt à franchir les barrières qu'on lui impose.

Ceci m'amène naturellement à l'examen de la surveillance exercée par l'administration dans les garnis, qui viennent de nous arrêter si long-temps.

Les maisons et hôtels garnis ont toujours été considérés comme des lieux publics; aussi, les commissaires et les agents de la police ont-ils le droit d'y entrer à toute heure de jour et de nuit, et cela sans mandat spécial, en se faisant simplement reconnaître; l'article 10 de la loi du 19 juillet 1791, sur l'organisation de la police municipale, le dit formellement. Voyons à quoi peuvent servir ces visites.

En règle générale, l'administration tolère les filles dans les garnis; mais elle ne souffre pas qu'elles s'y prostituent.

Supposons maintenant qu'une fille ait, dans un garni, une chambre à sa disposition, et qu'elle y amène dans la journée des individus, ramassés par elle sur tous les points de Paris; comment pourra-t-on prouver qu'elle s'y prostitue? Que pourra-t-on lui faire, si on la trouve simplement avec des hommes, soit dans les chambres communes, soit dans une chambre particulière? N'est-on pas obligé ici de fermer les yeux et de gémir sur des désordres qu'on ne peut empêcher?

Il faut donc l'existence du flagrant délit, pour être en droit de sévir contre elles; il faut, pour que l'autorité puisse les atteindre, qu'elles soient trouvées couchées avec un homme. Dans ce cas, la conduite des agents de l'administration a singulièrement varié, suivant les temps, suivant les circonstances, et suivant les idées particulières des personnes qui ont été chargées de la direction de la police.

Quelquefois, et cela a eu lieu dans tous les moments de zèle et de terreur où il s'agissait d'opérer quelque réforme, il suffisait qu'une fille fût trouvée dans le même lit avec un homme, pour être arrêtée et condamnée à un mois de prison.

Dans d'autres circonstances, on ne leur fit rien, si elles pouvaient prouver que les hommes avec lesquels elles se trouvaient étaient leurs amants; on se contenta même quelquefois d'exiger qu'elles indiquassent le nom de ces hommes; mais si ces individus leur étaient entièrement inconnus, elles étaient alors arrêtées et punies d'une détention plus ou moins longue, suivant les circonstances et suivant la position de l'homme avec lequel elles avaient été trouvées.

Dans une circulaire ancienne, il était recommandé aux commissaires de police, lorsqu'ils trouveraient des hommes même sans papiers, couchés dans des garnis avec des filles, *de concilier l'indulgence que peut mériter un moment d'oubli, avec les précautions que prescrit, avant tout, l'ordre public.*

Il est, en effet, des circonstances dans lesquelles cette indulgence et cette précaution ne sauraient être trop recommandées aux personnes chargées de la visite des garnis; en voici un exemple : A une de ces époques de sévérité dont j'ai parlé plus haut, deux hommes furent trouvés couchés avec deux filles publiques, dans un des plus sales garnis des environs des Invalides. Saisis et arrêtés, ils furent obligés, pour recouvrer leur liberté, de se faire réclamer : l'un par son corps (c'était un militaire), l'autre par ses maîtres (c'était le cuisinier d'une grande maison). J'ai trouvé consigné sur le rapport fait à ce sujet, que cet excès de précaution pourrait avoir des suites fâcheuses, non seulement pour l'administration, mais plus encore pour les individus qu'on forçait à se faire connaître.

On voit, par ce qui précède, l'inefficacité de toutes les mesures prises par l'administration, pour empêcher les filles publiques d'habiter les garnis et de s'y prostituer comme dans les maisons tolérées; les visites qu'on fait dans ces lieux ont particulièrement pour utilité d'y rechercher les mineures qui fuient l'autorité et la maison paternelles, et ces filles qui se livrent à la prostitution sans être inscrites, ou qui, malgré leur inscription, cherchent à se soustraire aux visites sanitaires.

Ces visites dans les maisons garnies étant reconnues utiles, je dirai presque indispensables, soit pour saisir les individus qui s'y cachent, soit pour tenir dans la retenue nécessaire, et les logeurs et ceux qu'ils reçoivent, elles deviennent une des plus graves et des plus importantes fonctions des commissaires de police ; elles intéressent, au plus haut degré, les mœurs publiques, et rendent ces fonctions, dans bien des circonstances, aussi fastidieuses que pénibles.

Ceci nous explique la raison pour laquelle les commissaires de police ont toujours montré une répugnance extrême à se mêler de tout ce qui regarde les prostituées et la prostitution. Dans une foule de procès-verbaux de conférences tenues par différentes commissions pour la répression de la prostitution dans les garnis, j'ai trouvé la remarque que l'on n'était jamais secondé par ces magistrats pour agir efficacement dans cette répression. Ces remarques se représentent tous les ans et à toutes les époques, quel que soit le chef de l'administration. Mais c'est surtout dans les rapports qu'ils font au sujet des nouvelles maisons publiques qui demandent à s'établir dans leur circonscription, que cette opposition se manifeste : il est rare qu'ils donnent un avis favorable; souvent même en avouant que les localités sont convenables et l'emplacement bien choisi, leurs conclusions sont désavantageuses, et tendent à montrer qu'on ferait beaucoup mieux de transporter sur un point hors de leur surveillance l'établissement projeté; il faut avouer que plusieurs d'entre eux sont bien mal partagés sous le rapport des mauvais lieux et des lieux suspects qu'ils ont à surveiller. Mais comment éviter cette inégale répartition? et n'est-il pas avantageux, dans quelques circonstances, de concentrer le plus possible la prostitution pour la surveiller avec plus de facilité, et diminuer par là le nombre et la gravité des désordres? Lorsqu'on accepte une place, quelle qu'elle soit, il faut en remplir toutes les fonctions, et à bien plus forte raison lorsqu'une population se repose sur vous du soin de son repos, et lorsqu'aux fonctions dont vous êtes chargé se trouve attaché l'intérêt qui doit passer avant tous les autres, celui des mœurs et de la morale publique.

Cette digression sur les commissaires de police terminée, je passe à l'examen d'une nouvelle question relative aux garnis, et qui consiste à savoir si une dame de maison qui se retire peut être autorisée à se mettre à la tête d'un de ces établissements.

Tant qu'il a été nécessaire d'avoir une autorisation pour tenir un garni ou pour ouvrir un lieu public de prostitution, on a rarement, et seulement pour des cas tout particuliers, accordé à la même personne les deux autorisations à la fois; il fallait nécessairement opter. Mais pendant long-temps on ne fit aucune difficulté de faire passer une femme de l'état de logeuse à celle de dame de maison et de celui de dame de maison à l'état de logeuse, et cela d'après leur bon plaisir et sur leur simple demande; mais, en 1817, pendant l'administration de M. Anglès, lorsqu'on vint à examiner avec attention ce qu'étaient les garnis par rapport à la prostitution, on remarqua bientôt qu'une des principales sources du désordre qu'on reprochait à ces garnis provenait de ces mutations, et qu'une des premières mesures à prendre était d'y mettre obstacle. La commission nommée à cette époque pour l'examen des garnis proposa au préfet de refuser dorénavant à toute dame de maison qui quitterait son genre d'industrie le livre de logeuse qu'elle viendrait demander; cette commission fit remarquer que le plus ordinairement ces femmes ne déposaient leur livre de dame de maison que pour se soustraire à la taxe et à la gêne que leur imposait la surveillance de l'administration, qu'elles ne faisaient que transporter dans un local ayant le titre de garni une industrie honteuse, et qu'il en résultait des mutations sans nombre qui mettaient la confusion dans les registres et le désordre dans les moyens de recherches.

Il paraît que ce premier essai ne fut pas couronné de succès, car, en 1822, on vit de nouveau une foule de dames de maisons rendre leurs livres pour prendre des garnis ; ce qui eut lieu à la suite de quelques mesures exercées contre elles et contre les filles qui se trouvaient dans leur établissement. Dans un rapport adressé à ce sujet au préfet, j'ai trouvé ce passage remarquable : « Beaucoup de ces dames de maisons ne pouvant plus trouver de filles qui veuillent entrer chez elles, et voyant leurs maisons vides, n'ont eu d'autre parti à prendre que de demander la permission de louer en garni. *On n'a pas pu les empêcher d'exercer une industrie que les lois ne défendent pas.* C'est encore aujourd'hui l'état qu'embrassent presque toutes les dames de maisons *lorsque leurs établissements sont fermés par ordre de l'autorité.*

Mais, en y faisant quelque attention, on ne tarda pas à voir qu'elles n'employaient ce moyen que pour se soustraire aux règlements de la police, recevoir chez elles plus facilement des prostituées, et s'établir plus aisément où elles voulaient, en prenant un titre qui ne pouvait effrayer personne. L'affaire parut assez grave pour mériter d'être soumise à l'examen d'une commission, dont faisait partie M. Masson, un des plus anciens commissaires de police de Paris, homme d'un savoir pratique très remarquable.

Cette commission décida que, pour arrêter le mal, il fallait dorénavant ne jamais délivrer de livre de garni, sans s'être préalablement assuré si la personne qui le demandait avait tenu auparavant une maison de tolérance; que, dans ce cas, il fallait refuser avec une fermeté inébranlable, quels que fussent les solliciteurs; que lorsque les dames de maisons seraient assurées d'avance qu'elles ne pourraient jamais obtenir de garni, elles ne seraient pas tentées de recourir à ce subterfuge pour se débarrasser d'une surveillance importune, et que, forcées par la nécessité, elles se soumettraient à ce qu'on exigerait d'elles. Cette mesure fut approuvée par le préfet, et devint règle de conduite pour les agents de l'administration.

Dans cette commission, on posa la question suivante : Peut-on empêcher un hôtelier de recevoir et de loger des filles publiques? Le commissaire de police Masson répondit par l'affirmative, et il appuya son opinion sur les observations suivantes : « En vain dirait-on que la loi du 22 juillet 1791 n'assujettissant l'hôtelier qu'à une simple déclaration et à la tenue régulière d'un registre, ne prononce contre lui de peines que dans les cas prévus par la loi du 27 vendémiaire an IV (17 mai 1796), articles 73 et 475 du *Code pénal*; que, hors ces formalités et ces cas, l'autorité n'a rien à leur dire.

» En raisonnant ainsi, on tomberait dans une

grande erreur, et c'est par la législation même que je le prouve.

« La police des maisons garnies ne peut pas être soumise à des règles uniques, uniformes, générales pour toutes les villes du royaume. Elle a, il est vrai, des règles générales, mais elle est aussi police locale et soumise à des règles locales.

« La police des maisons garnies dans les villes de guerre n'est pas et ne peut être la même que dans les villes ouvertes ; celle d'une frontière n'est pas toujours la même que celle d'une autre frontière ; celle d'un port a encore ses usages particuliers.

« Ainsi, sous ce rapport, Paris ne peut pas ressembler à une autre ville du royaume ; il y a donc nécessité de règlements locaux, suivant les localités.

« Presque tous les règlements qui défendent aux hôteliers de recevoir chez eux des filles publiques, sont anciens ; mais l'article 484 du *Code pénal* dit positivement que dans toutes les matières qui n'ont pas été réglées par le présent Code, et qui sont régies par des lois et règlements particuliers, les cours et tribunaux continueront à les observer. Ces lois et ces règlements n'ont pas été rapportés, donc M. le préfet a le droit de refuser à des dames de maisons la permission de tenir hôtel garni, et de leur retirer ce droit s'il le juge à propos. »

Ces conclusions du commissaire de police Masson

ont d'autant plus lieu de nous surprendre, que c'était un homme d'une expérience consommée, sévère dans l'exécution des règlements, mais qui disait toujours qu'il fallait, en bonne police, savoir supporter ce qu'on ne pouvait empêcher. Une pareille intolérance de la part de cet homme, ne viendrait-elle pas de ce qu'il avait eu assez de crédit pour éloigner toutes les maisons publiques de prostitution du quartier des marchés, dont il fut exclusivement chargé pendant sa longue administration? N'ai-je pas d'ailleurs fait remarquer l'opposition particulière des commissaires de police, pour tout ce qui regarde les prostituées et la prostitution? Pourquoi voudrait-on que le commissaire de police Masson ne partageât pas, sous ce rapport, les antipathies de ses confrères?

Il me semble avoir démontré, par tout ce qui précède, que les maisons garnies destinées à loger les prostituées sont aussi *inévitables* dans une ville comme Paris, que les prostituées elles-mêmes; il se commet des désordres dans ces maisons, on ne saurait le nier, mais ils sont jusqu'à un certain point cachés. Et d'ailleurs que seraient nos rues, nos places publiques, nos carrefours, et jusqu'aux dessous de nos portes, si plus de deux mille prostituées étaient obligées d'y passer la nuit? Or, c'est ce qui arriverait inévitablement si l'on parvenait à les expulser des lieux où on les reçoit maintenant.

Ainsi se trouve de nouveau confirmée la vérité de ce que j'ai dit en finissant l'histoire des dames de maisons, qu'il est du devoir d'une sage administration de les protéger et d'en augmenter le nombre, par tous les moyens possibles On doit le faire, non en vue de favoriser des êtres qui sont à juste titre regardés comme ce qu'il y a de plus vil et de plus abject au monde, mais en considérant qu'au moyen de cette protection on atténue un mal qu'il est impossible de détruire, qu'on diminue par là le scandale, et qu'on peut empêcher une foule d'imprudents des deux sexes de se livrer prématurément à des excès qu'ils eussent peut-être évités si l'occasion ne s'était pas présentée pour eux.

Ne concluons pas de tout ceci que les maisons garnies destinées aux prostituées ne doivent pas être soumises à des règlements particuliers. Ces règlements me paraissent au contraire très importants et dignes de toute la sollicitude des magistrats; qu'ils ne soient pas uniformes, mais, d'après la judicieuse observation du commissaire Masson, qu'ils répondent aux mœurs et aux habitudes des localités; qu'à Paris, par exemple, ces maisons soient connues et distinctes des autres, et que pour en éloigner l'étranger inexpérimenté ou la jeune domestique sans place, on n'y tolère pas cette enseigne : *Ici on loge à la nuit.* Les renseignements que j'ai pris auprès d'un grand nombre de personnes m'ont fait connaître le mal qu'ont fait ces enseignes; aussi m'est-il impossible de les voir sans être pénétré d'un sentiment de peine que je ne saurais exprimer.

CHAPITRE X.

DE LA PROSTITUTION FAVORISÉE PAR LES DÉBITANTS DE VINS, LES ROGOMISTES, LES TENEURS DE CAFÉS, D'ESTAMINETS, ET AUTRES PETITS DÉBITANTS.

Multiplicité de ceux qui favorisent de cette manière la prostitution. — Lieux où ils se trouvent en plus grande quantité. — On n'y rencontre que les prostituées du dernier étage. — Raisons qui engagent les débitants à les attirer chez eux. — Désordres qui s'y commettent. — Danger sanitaire résultant d'un pareil état de choses. — Efforts tentés par l'administration pour y remédier. — Propositions faites à ce sujet. — On ne peut les exécuter par suite de notre droit sur l'inviolabilité du domicile. — Nécessité d'une loi spéciale sur cet objet.

Outre la prostitution clandestine que je viens de faire connaître, et dont on a pu apprécier les graves inconvénients, il en existe une autre qui n'est pas moins dangereuse, bien qu'elle ne s'exerce qu'avec des adultes et souvent même avec des filles inscrites sus les registres de l'administration. Les détails suivants vont en donner la preuve.

Une foule de gens qui tiennent de petits cafés, des tabagies, des estaminets, des débits d'eau-de-vie, mais surtout les marchands de vins en détail, reçoivent chez eux des prostituées, pour lesquelles ils ont pratiqué des cabinets noirs propres à l'exercice de leur métier.

On peut dire sans se tromper que ces refuges de la prostitution existent sur tous les points de Paris, et qu'ils sont pour ainsi dire innombrables; mais on les trouve particulièrement agglomérés sur les points où se rassemblent les ouvriers et le bas peuple, tels que les grandes barrières, presque tous les boulevards extérieurs, ceux de l'Hôpital et du Temple, la rue Froidmanteau et les lieux circonvoisins, les rues qui touchent aux grands ponts du centre ou qui y aboutissent, etc.

Ce sont en général les filles du plus bas étage qui fréquentent ces maisons; elles y sont attirées par la liberté qu'elles y trouvent et par la possibilité de se livrer sans contrainte au bruit, aux éclats et à tout ce qui leur plaît. On ne rencontre que rarement, parmi elles, des filles appartenant aux dames de maisons.

Les débitants dont je viens de parler recherchent ces filles, non seulement à cause de la dépense qu'elles font elles-mêmes, mais principalement par la consommation de toute espèce qu'y font à leur occasion les hommes qu'elles y amènent, ou que leur présence y attire; non seulement ces débitants les favorisent en les accueillant avec bonté, en allant au-devant de leurs goûts, et en les soustrayant aux recherches de l'administration, beaucoup les paient pour venir danser chez eux et y passer la journée; dans quelques maisons on leur donne le titre de domestiques pour qu'elles puissent sortir plus librement; c'est à ce titre que le maître les réclame quand elles se laissent surprendre par les agents du *Bureau des Mœurs*, et qu'on peut les convaincre de se livrer à la prostitution.

Le choix du personnel inquiète très peu les débitants, qui, pour faire la réputation de leur maison, y attirent des prostituées; ils savent que ce n'est pas la beauté des femmes, mais leur grand nombre, qu'aiment et que recherchent les hommes qui peuvent entrer chez eux aussi; s'appliquent-ils à leur présenter un véritable sérail, qu'il leur est toujours facile de composer.

L'ivresse, qui existe pour ainsi dire en permanence dans ces sortes de réunions, fait qu'on s'y livre à des désordres qu'on ne supporterait jamais dans des maisons de prostitution ordinaires. Quelques cabarets ne reçoivent que des filous, qui détroussent alors tous ceux qui s'y trouvent; d'autres, fréquentés plus particulièrement par des militaires, présentent moins de danger pour la bourse; mais c'est la pipe à la bouche et dans les postures les plus indécentes que les femmes s'y livrent à la danse et à tout ce qu'on exige d'elles. On a vu de ces maisons, dans lesquelles le concours des habitués était tel, qu'il fallait délivrer des numéros d'ordre pour que chacun pût entrer à son tour dans les cabinets noirs, et afin de prévenir, de cette manière, les rixes et les batteries; mais toutes ne sont pas aussi bien réglées. Il existe à cet égard un sentiment unanime, c'est que la maison tolérée la plus mal tenue est une maison édifiante à côté de ces repaires de tout ce que le vice a de plus abject et de plus crapuleux.

Ce que de pareilles coutumes doivent avoir de pernicieux, sous le rapport de la propagation des maladies vénériennes, se conçoit aisément; en effet, parmi les femmes qui fréquentent ces cabarets, il ne s'en trouve qu'un très petit nombre de celles qui sont assujetties aux règlements de police, et par conséquent régulièrement visitées; pour la plupart, ce sont des filles qui, se sachant malades, et craignant d'être enfermées pour six semaines ou deux mois dans un hôpital, fuient l'inspection à laquelle elles sont soumises, se cachent aux regards des agents de l'administration, et de cette manière, parviennent souvent à rester inconnues pendant des mois entiers; pour les autres, qui n'ont pas encore été inscrites, et qui, sous le titre de servantes, d'ouvrières, etc., ont été assez prudentes ou assez heureuses pour éviter d'être saisies par les inspecteurs, l'expérience de tous les jours montre à quel point elles doivent être redoutées; il est rare, en effet, que ces insoumises soient trouvées saines lorsque, de gré ou de force, elles viennent se faire inscrire, et la gravité de leur maladie dépasse en général ce que présentent sous ce rapport les prostituées ordinaires, dont la santé est surveillée avec le plus grand soin. On assure même que les cabinets noirs ne sont destinés qu'à cacher aux hommes l'existence et la gravité de ces maladies.

Ces inconvénients moraux et sanitaires, attachés à ce genre de prostitution, ont été de tout temps pour l'administration un sujet de tourment, et dans plusieurs circonstances ont excité sa sollicitude.

En 1817, les officiers de paix Aubert et Wolff, dans un rapport fait au préfet de police Anglès, signalèrent à son attention les inconvénients graves qu'avait, pour les mœurs et la santé publique, la permission accordée à un très grand nombre de cabarets d'avoir des chambres particulières où se renferment des personnes de sexe différent.

En 1818, les commissaires de police, consultés sur l'état de la prostitution dans leurs quartiers respectifs, s'accordèrent tous sur la nécessité de supprimer, chez les débitants de vins et liqueurs, ces chambres et ces cabinets, source perpétuelle de disputes et de tous les genres de désordres.

En 1822, ils devinrent l'objet de nouvelles sollicitudes, et occupèrent plusieurs séances d'un comité particulier, créé pour l'examen de cette importante question.

Il en fut de même en 1828, et depuis, en différentes circonstances, toujours on signala le mal; on fit tout ce qu'on put pour l'extirper, mais les efforts ne parvinrent jamais qu'à l'atténuer et à le rendre supportable pour la population.

Pour détruire le mal jusque dans sa racine, il faudrait pouvoir supprimer, chez tous les débitants dont nous venons de parler, les cabinets noirs et les chambres particulières, qu'ils fournissent à leurs pratiques.

C'est un point sur lequel se sont accordés tous ceux qui, d'une manière ou d'une autre, ont été à même de donner à ce sujet un avis quelconque, depuis le chef de l'administration jusqu'à ses derniers employés. Ils regardaient comme une mesure indispensable de défendre aux marchands de vins et autres débitants *suspects*, d'avoir autre chose chez eux que des chambres communes avec des portes vitrées, sans verroux intérieurs ; suivant les mêmes personnes, les cabinets particuliers ne devaient être tolérés que chez les restaurateurs jouissant d'une bonne réputation.

Nul doute que ce moyen ne soit efficace pour obtenir la diminution des inconvénients inhérents à cette espèce de prostitution ; mais est-il facile, à l'époque actuelle et avec notre législation, d'opérer cette suppression ? C'est sur quoi il est permis d'élever quelque doute. Un marchand, un débitant quelconque n'est-il pas libre de disposer, comme il l'entend, l'intérieur de sa boutique et son habitation ? Comment permettre aux uns ce qu'on défendra aux autres? Sur quoi se fonder pour établir l'immoralité d'un individu jouissant de tous ses droits civils? Que répondre aux réclamations qu'il ne manquera pas de faire? La boutique d'un marchand de vins, celle d'un rogomiste ou d'un teneur d'estaminet, sont à la vérité des lieux publics, et où par conséquent tout le monde peut entrer; mais les inspecteurs ont-ils qualité pour venir y exercer leur surveillance et y arrêter quelqu'un? Ne pouvant pénétrer dans ces cabinets, comment prouveront-ils qu'on s'y livrait à la prostitution?

Ces difficultés, et beaucoup d'autres, ont de tout temps paralysé les meilleures intentions des administrateurs, et rendu à peu près inutiles les mesures qu'ils ont voulu prendre pour faire cesser un ordre de choses si déplorable. Dans les procès-verbaux des séances tenues par les commissions nommées à ce sujet, on voit toujours à côté de l'exposé du mal l'expression du désir qu'une disposition législative vienne armer l'administration contre tous ces fauteurs de la plus honteuse et de la plus dangereuse prostitution.

La seule ressource qui reste à l'administration, c'est de recourir à l'article 14 de l'ordonnance de police du 8 octobre 1780, qui prononce 100 francs d'amende contre les cabaretiers, taverniers et limonadiers qui ont chez eux des filles de débauche; mais cet article s'applique à ceux qui les logent, et non à

ceux qui servent à boire aux personnes qui entrent
chez eux et qu'ils sont censés ne pas connaître.
Dans le chapitre XXII, en traitant de ce qui regarde
la législation des prostituées, je reviendrai sur cet
article des marchands de vins, rogomistes, etc., etc.

Ce simple exposé ne démontre-t-il pas encore
combien les maisons tolérées sont préférables, sous
le rapport du bon ordre et de la salubrité, à tous
ces repaires du vice et de l'infamie? On en comprendra mieux les avantages à mesure que nous avancerons dans l'étude de tout ce qui regarde la prostitution.

CHAPITRE XI.

DU STATIONNEMENT ET DU RACCROCHAGE SUR LA VOIE PUBLIQUE.

Que deviendraient la majeure partie des femmes qui se livrent à la prostitution, et dont elle est l'unique ressource, si elles ne se faisaient pas connaître pour ce qu'elles sont? Il est évident que beaucoup de gens ne sauraient où les trouver, et que plusieurs d'entre elles mourraient véritablement de faim; elles sont donc obligées de se distinguer par un moyen quelconque, et d'attirer à elles ceux que le hasard amène sur leur passage.

D'après ce qui a été dit dans le cours de ce travail, et en particulier dans le chapitre où il est question des différentes classes dont se compose la population des prostituées de Paris, il est évident que ces moyens de provocation varient suivant ces classes et surtout suivant l'éducation et la tournure d'esprit, tant de celles qui provoquent, que des individus qui sont provoqués. On conçoit aisément les raisons qui m'engagent à ne point entrer ici dans des détails dont le moindre des inconvénients serait d'être complètement inutiles.

Si je dois me taire sur les moyens de séduction employés par la partie la mieux éduquée et, si l'on peut s'exprimer ainsi, la plus distinguée des prostituées ; s'il m'est interdit d'indiquer les lieux où cette classe et celles qui viennent après elle se trouvent habituellement, il n'en est pas de même du *stationnement* et du *raccrochage* que pratique l'immense majorité des prostituées. Cette coutume ayant de nombreux inconvénients, je ne puis me dispenser d'en parler et d'indiquer les mesures qui ont été proposées ou tentées, soit pour atténuer, soit pour faire disparaître les plus graves de ces inconvénients.

Si l'on abandonne à elles-mêmes les prostituées, on les verra à l'instant se répandre partout, attaquer les hommes et les poursuivre avec une obstination souvent fatigante ; elles affecteront les mises les plus indécentes, ainsi que les postures et les gestes les plus lubriques ; il ne sortira de leurs bouches que des paroles obscènes ; elles ne craindront pas de commettre en public les actions les plus honteuses ; rien enfin n'égalera le scandale dont elles seront la cause, et cela aussi bien à la clarté du jour que dans l'ombre de la nuit.

Comme tous les points d'une même ville ne sont pas également propres à l'exercice du métier de ces malheureuses créatures, elles affecteront de préférence certains quartiers ; et dans ces quartiers certaines rues; ce qui ajoutera aux inconvénients qu'elles procurent, et fera croire que leur nombre est bien plus considérable qu'il ne l'est véritablement.

Pendant les troubles de notre première révolution, le désordre occasionné dans Paris par les prostituées dépassa, à ce qu'il paraît, tout ce qu'on avait vu de plus hideux sous ce rapport; mais cela ne dura pas long-temps, car la Convention, qui avait voté des récompenses aux filles-mères, fut obligée d'intervenir et de signaler au bureau central (qui, à cette époque, remplaçait le préfet de police actuel) le mal qui résultait d'un pareil ordre de choses et la nécessité d'y remédier. Si depuis cette époque la police des prostituées a toujours été en s'améliorant et en se perfectionnant, ce n'a pas été sans quelques interruptions et sans quelques moments de négligence de la part de l'administration, ce qui a fait voir l'indispensable nécessité de son intervention puissante et l'impossibilité de s'en passer, même pour un moment fort court.

Si, en stationnant sur la voie publique, les prostituées restaient isolées les unes des autres, le mal qu'elles causent par leur présence pourrait, jusqu'à un certain point, être toléré; mais il est très difficile d'obtenir d'elles cet isolement. Elles ont une tendance remarquable à se grouper, et, dans cet état d'agglomération, à se tenir en permanence sur un point particulier de la voie publique : il faut dire quels sont les plus graves inconvénients qui résultent de cette coutume.

Les mauvais sujets se fourrent dans ces groupes ; ils causent, plaisantent et jouent familièrement avec les filles qui les composent ; il les agacent et font avec elles un bruit insupportable. A l'embarras causé par ce groupe, vient se joindre celui que déterminent les passants que la curiosité arrête ; ce qui rend quelquefois le passage impraticable et favorise l'industrie des filous et des escrocs, souvent de connivence avec les auteurs du bruit. Il n'y a qu'un très petit nombre d'années que la police a supprimé cet état déplorable de choses.

C'était surtout à la sortie des théâtres qui sont sur les boulevards que ces groupes, et quelquefois l'agglomération de cent et quelques filles qui envahissaient les bas côtés, devenaient insupportables ; les piétons, pour n'être pas coudoyés, étaient alors obligés de faire un circuit et de se mettre sur le pavé fangeux, pour reprendre plus loin le chemin ordinaire.

Les inconvénients n'étaient pas moindres dans les rues : si on éprouvait beaucoup de peine pour entrer ou pour sortir de certaines rues dont elles obstruaient en quelque sorte les issues, il en était de même des maisons au-devant desquelles se faisait le stationnement. Depuis la fin du jour jusqu'à plus de minuit, les allées et les portes de toutes ces maisons et de toutes celles qui se trouvaient au-devant d'un établissement toléré étaient occupées par des gens dont le métier est d'entretenir des intrigues, ou par ceux qui avaient quelque intérêt à connaître ceux qui pénétraient dans ces lieux.

Tous les genres de preuves s'accumulent pour démontrer qu'elles causaient aux marchands en boutiques un préjudice immense, principalement en hiver et aux approches du jour de l'au. Quelle est, en effet, la femme honnête qui s'arrêtera devant un étalage, au risque d'être insultée ou prise pour ce qu'elle n'est pas ? Des réclamations sans nombre ont, de tout temps, été adressées à ce sujet au préfet de police, et c'est par centaines que je les ai trouvées dans les archives de la Préfecture; elles annoncent toutes de l'éducation et les sentiments les plus honnêtes. J'ai remarqué dans un très grand nombre d'entre elles l'offre de payer un gendarme ou tout autre agent de l'autorité, pour rester de planton et pourvoir à la liberté de la circulation; plusieurs glaciers des boulevards ont fait des offres semblables. Il est dit, dans une foule de ces réclamations, que les filles injuriaient ceux qui les priaient de se retirer ou de s'éloigner un peu; que lorsqu'on insistait, elles menaçaient de casser les carreaux, qu'elles l'ont même fait quelquefois, et que, dans plus d'une circonstance, il leur est arrivé de battre et blesser jusqu'au sang certains marchands qui voulaient leur tenir tête et les expulser par force du trottoir construit par ces mêmes marchands, pour faciliter le passage au-devant de leurs boutiques.

Les trottoirs, une des améliorations les plus remarquables introduites dans nos rues par M. le comte de Chabrol, ont singulièrement ajouté aux inconvénients du stationnement sur la voie publique. A peine furent-ils établis que les prostituées s'en emparèrent, de sorte que les hommes mêmes ne pouvant plus passer le long des maisons, ne cheminaient que sur le pavé; de là des réclamations nouvelles de la part des marchands et l'ordre donné à ces femmes de ne plus s'y trouver, à moins qu'elles n'y fussent toujours en marche, toujours isolées, et en parcourant ainsi un assez grand espace.

Malgré cela, le tort occasionné à certains marchands par la présence des prostituées au-devant de leurs boutiques fit que plusieurs d'entre eux prirent le parti de se faire justice à eux-mêmes, en lançant sur les vêtements de ces femmes de l'encre, de l'huile, des acides et d'autres substances corrosives; mais ce moyen, loin de leur réussir, ne fit qu'aggraver le mal dont ils voulaient se délivrer, car presque tous les soirs on choisissait les moments favorables pour casser les carreaux de leurs boutiques, sans qu'il fût possible d'en découvrir les auteurs. Si ce moyen d'attaque n'a pas réussi aux marchands, il a été maintes fois utile pour expulser les prostituées de certains coins, de quelques impasses, de plusieurs endroits obscurs dans lesquels elles aiment toujours à se retirer avec les mauvais sujets. Ce goût pour les lieux obscurs est si marqué chez elles, qu'elles se sont souvent entendues avec les gens qui entretiennent les réverbères, pour ne point allumer ceux qui pouvaient les faire découvrir ou signaler leur conduite.

Il n'est pas toujours nécessaire de repousser avec force les prostituées ou de détruire les vêtements qu'elles portent pour encourir leur vengeance; un fait va le prouver : un marchand respectable de la rue Saint-Honoré, fatigué de leur présence, et qui avait épuisé tous les moyens possibles pour s'en débarrasser, imagina de répandre tous les soirs au-devant de sa boutique une poudre argileuse qu'il humectait ensuite par une aspersion sagement combinée; ce moyen lui réussit; les filles ne pouvant plus se tenir sur le pavé glissant s'éloignèrent; mais les souteneurs envoyés par les dames de maisons brisèrent tous les soirs quelques carreaux de la boutique, jusqu'à ce que le marchand eût renoncé à l'emploi du moyen dont il s'applaudissait.

Deux mots suffiront pour achever de prouver le tort immense que procure au commerce le stationnement des prostituées. Pendant plusieurs années, de 1816 à 1825, et sur la demande des marchands du Palais-Royal, les galeries de ce palais étaient interdites aux prostituées, quelquefois du 15 décembre au 15 janvier, d'autres années dix jours avant et dix jours après le 1ᵉʳ de ce mois; et cela, disaient les pétitionnaires, pour ne pas empêcher les femmes honnêtes d'arriver jusque chez eux. Si cet inconvénient se remarquait sous les vastes galeries du Palais-Royal, que doit-il être dans les rues, surtout lorsqu'elles sont garnies de trottoirs donnant à peine passage à deux ou trois personnes?

En parlant des inconvénients graves qui résultent de l'agglomération et du stationnement des filles publiques, j'ai décrit ce qui se passait autrefois, et ce qui se renouvelle encore chaque fois que la surveillance et les moyens de répression viennent à se ralentir; grâce à cette surveillance, nous n'avons plus sous les yeux le hideux spectacle qui, il y a quelques années, excitait notre indignation et provoquait nos reproches; examinons les moyens qui ont été mis en usage pour arriver à un état de choses non parfait sans doute, mais au moins supportable.

On commença par interdire certains points de la voie publique où se commettaient le plus de désordres et sur lesquels les rassemblements offraient plus d'inconvénient et de danger. L'énumération que je vais faire de quelques uns de ces lieux fera voir à ceux qui connaissent et qui fréquentent Paris la sagesse de cette mesure.

Parmi les places qui, successivement, en différents temps et en différentes circonstances, ont été interdites aux filles publiques, nous trouvons l'Estrapade, les marches de l'Institut et du Panthéon, le Carrousel, les places Vendôme, Saint-Antoine, du Caire, du Louvre, Saint-André-des-Arcs, Saint-Sulpice, Saint-Germain-l'Auxerrois, du Palais-Bourbon, du Palais-de-Justice, l'esplanade des Invalides, la place Louis XV, et les Champs-Élysées.

Au nombre des quais interdits, nous compterons tous ceux qui existent depuis le Pont-Neuf jusqu'à celui d'Iéna.

Les boulevards défendus étaient les boulevards Bourdon, Saint-Antoine et Amelot.

Parmi les rues défendues on trouvait, sur la rive gauche de la Seine, celles des Irlandais, des Poules, d'Ulm, de Bourbon, des Potiers, des Deux-Anges.

Sur la rive droite, au pourtour des boulevards, les rues Amelot, Basse-Saint-Pierre, Basse-du-Temple, Basse-du-Rempart, du Pas-de-la-Mule, des Filles-du-Calvaire, de Ménil-Montant, Saint-Sébastien, des Marais, de Choiseul, Chantereine et quelques autres.

Sur la même rive et dans le centre de la ville, les rues Saint-Antoine, du Parc-Royal, Jean Tisson, Favard, de Cléry, et du Petit-Carreau.

Enfin, et qu'on remarque bien cela, dans la rue Saint-Honoré, les points où aboutissent les rues des Poulies, de la Bibliothèque, du Chantre, Pierre-Lescot, Froidmanteau, et des Boucheries-Saint-Honoré.

Je le répète, ceux qui connaissent bien toutes ces localités, et qui se rappellent ce qui a été dit dans le cours de ce travail sur les mœurs et les usages des différentes classes des prostituées, reconnaîtront bientôt que ces mesures avaient pour objet d'atteindre d'une manière particulière la dernière classe des prostituées, celles en un mot que l'on désigne en administration sous le nom de pierreuses. Tous ces lieux n'ont pas été interdits à la fois, mais successivement, à mesure que les plaintes arrivaient et que les besoins s'en faisaient sentir, et on se rappelle ce que j'ai dit dans une foule d'endroits de ce travail, que s'il est des lieux qui de tout temps ont été envahis par les prostituées, et dont on ne peut pas les extirper, il en est d'autres où elles s'établissent d'une manière passagère, et lorsqu'elles trouvent dans le voisinage des gargotes, des rogomistes et des marchands de vin pour se cacher et y mener les hommes qui les écoutent.

Je viens de signaler à l'attention du lecteur quelques points de la rue Saint-Honoré, correspondant à certaines rues, sur lesquels le stationnement fut expressément défendu : je dois ici en donner les motifs.

T outes ces rues secondaires, encombrées de maisons publiques de prostitution, sont obscures et en général peu pasagères; c'est donc en pure perte que les filles appartenant à ces maisons stationneraient au-devant; aussi, lorsqu'elles n'y trouvaient pas d'obstacle, venaient-elles s'établir au bout de ces rues, et souvent à une distance assez considérable de leur habitation. A ces filles de maisons venaient se joindre toutes celles qui, libres et seules, habitaient dans leurs chambres situées dans les mêmes rues, et une foule d'autres, demeurant à des distances très considérables, mais qui accouraient tous les soirs sur ces points, parce qu'elles y faisaient de meilleures affaires, et parce que les maisons publiques voisines leur offraient la facilité, moyennant une rétribution, de venir y passer quelque temps avec ceux qu'elles y amenaient.

On conçoit aisément, par ce court exposé, le tort immense que doit faire aux locations et aux commerce d'une rue une masse compacte de dix, vingt et trente prostituées, qui en empêche les abords, sans parler du scandale que procure ce spectacle, et qui seul est capable d'en éloigner la population honnête; aussi trouve-t-on en foule les plaintes adressées par les propriétaires de ces rues; plusieurs d'entre elles signalent à des époques différentes, à l'administration, non quelques boutiques inoccupées, mais jusqu'à douze, quinze et vingt maisons presque entièrement vacantes par cette cause, dans quelques unes des rues indiquées.

L'administration ne s'est pas contentée de ces différentes interdictions : elle a pris d'autres mesures dont nous allons bientôt reconnaître la sagesse.

Elle a d'abord arrêté en principe que les dames de maisons ne pourraient jamais envoyer à la fois, sur la voie publique, la totalité des filles qu'elles ont chez elles. Pour en placer deux, il fallait qu'elles en eussent au moins cinq à demeure dans leur établissement. Dans quelques circonstances on en exigea sept ; jamais ce nombre de deux ne put être surpassé, quelle que fût la population de la maison.

Il fut d'abord enjoint à ces filles de ne vaguer que dans un espace limité qu'on leur indiquait, sans qu'aucune étrangère pût se joindre à elles. Cet ordre remonte à l'administration de M. Anglès. Plus tard il leur fut quelquefois défendu de dépasser le seuil de leur porte, et surtout d'arrêter ou de provoquer les passants ; il est bien entendu que ce stationnement ne pouvait avoir lieu le jour, mais seulement à nuit close.

Ceci nous amène à l'examen d'une question très importante.

Peut-on empêcher une prostituée de circuler dans les rues, de se trouver tantôt sur un point, tantôt sur un autre, lorsque sa mise n'annonce pas ce qu'elle est, lorsqu'elle ne s'arrête pas avec les passants? Il est évident que l'autorité, en arrêtant ces femmes, s'exposerait à paraître frapper des coups arbitraires, car elles auront toujours à alléguer qu'elles ne sortent que pour vaquer à des affaires indépendantes de leur métier habituel, et afin de se procurer ce qui leur est nécessaire pour les besoins de la vie : ce mode d'existence n'est pas le stationnement, il n'en a pas les inconvénients; tant pis pour ceux qui, reconnaissant ces femmes, se laissent conduire où elles les mènent; ici le scandale est évité et l'intérêt de la morale ménagé : c'est tout ce que peut obtenir l'administration; il serait injuste d'en exiger davantage.

Pour citer une nouvelle preuve en faveur du principe que rien ne peut être absolu en ce qui regarde la répression de la prostitution, je répéterai que sur quelques points de la voie publique on s'est très bien trouvé de permettre à quelques femmes de rester au-dehors de leur maison, mais à la condition qu'elles marcheraient à grands pas; qu'elles ne s'arrêteraient jamais, et parcourraient ainsi un espace assez long pour que chacun pût les confondre avec tous les passants; elles ont pu, par ce moyen, rester sans inconvénients même sur les trottoirs.

Peut-on porter plus loin le perfectionnement, et tout en tolérant les prostituées, qu'on ne peut détruire, les faire disparaître complètement de la voie publique?

Je viens de soulever une des plus graves questions qui puisse être soumise à la sollicitude des administrateurs particulièrement chargés de la police des grandes villes. Dans les temps anciens comme dans les temps modernes, le scandale que présente la prostitution sur la voie publique a été l'objet des constantes réclamations de ceux qui ont écrit sur ce sujet ; tous se sont accordés à en demander la suppression, et ceux qui avaient à se plaindre de l'administration n'ont pas manqué de saisir ce prétexte pour l'accuser de négligence et d'immoralité. Je ne reproduirai pas ici ce que l'on peut trouver dans tous les pamphlets lancés par les hommes de partis, et par ceux qui, ayant été l'objet de destitution, avaient besoin d'assouvir leur vengeance.

Restif de La Bretonne, dans son *Pornographe*, livre fameux sur lequel j'ai déjà dit ma façon de penser, et qui parut au milieu de la corruption du dix-huitième siècle, s'exprimait en ces termes, pour peindre les désordres qui résultaient du stationnement des prostituées sur la voie publique.

« Les filles perdues sortent, se promènent ; quelques unes se font remarquer par l'élégance de leur parure, et plus souvent encore par l'indécence avec laquelle elles étalent des appas séducteurs ; de jeunes imprudents prennent avec elles, même en public,

des libertés criminelles... et nos enfants, témoins de
ces horreurs, avalent le poison ; il fermente, il se
développe avec l'âge, et cette vue dangereuse les
conduit à leur perte... La fille d'un artisan, d'un
bourgeois même, encore dans cet âge où l'ingénuité
native ne lui fait soupçonner de mal à rien, voit
une femme bien vêtue que de jeunes *plumets* suivent
à la piste, abordent, caressent ; cette fille innocente
sent naître un désir de lui ressembler, faible, il est
vrai, mais qui se fortifiera et lui fraiera peut-être
un jour la route du désordre. Ce n'est pas tout : des
jeunes gens encore sous la férule trouvent par elles
la facilité de goûter des plaisirs précoces, et de
s'énerver avant d'être formés.... Pour éviter ce péril,
il faut avoir une vertu à toute épreuve, ou manquer
de tempérament. Quelle indécence, pourtant ! Sous
le voile d'une demi-obscurité, on ose... des enfants
ont devant les yeux.... et l'on s'étonne de la corruption des mœurs dès l'âge le plus tendre (1) ! »

Ce passage d'un livre ordurier, fait à une époque
de corruption, et par un homme immoral qui avait
passé sa vie dans la société des prostituées, et qui
par conséquent les connaissait bien, est ici d'une
haute importance. Voyons ce que disent, sur le
même sujet, des hommes graves et qui sont nos
contemporains : « Ne serait-il pas à désirer qu'on
éloignât des rues les plus passagères celles des

(1) *Le Pornographe*, Londres, 1776, in-8°, pag. 43.

femmes publiques qui, postées devant leurs portes, provoquent les passants, ou *qu'on abolisse même entièrement ces transactions honteuses* sur la voie publique, transactions si propres à enflammer l'imagination de la jeunesse et à convertir de simples velléités en l'habitude des excès. L'abolition du *raccrochage* (qu'on veuille bien me passer ce terme) serait, sans contredit, un des plus sûrs moyens de garantir l'adolescence de la débauche et de ses suites. Les femmes qui attireraient de jeunes garçons imberbes devraient, selon moi, être aussi sévèrement punies que celles qui séduiraient de jeunes filles pour les livrer à la prostitution (1). »

Le savant Foderé a consigné des opinions absolument semblables sur les inconvénients de ces habitudes particulières des prostituées. Il demande « qu'elles soient éloignées des chastes regards de nos filles et de nos épouses (2). »

Les archives de la Préfecture de police m'ont fourni la preuve que cette opinion sur les inconvénients du stationnement n'était pas particulière aux savants et aux médecins, mais qu'elle était partagée non seulement par tout ce qu'il y a d'honorable et de respectable dans la population parisienne, mais plus encore par les habitants des provinces.

____

(1) Art. COPULATION, du *Dictionnaire des Sciences médicales*, par le docteur Marc.

(2) Art. PROSTITUTION, du même ouvrage.

Je ne parlerai pas de toutes les réclamations adressées par les marchands ou boutiquiers; on pourrait me dire que l'intérêt personnel a dicté leurs plaintes; qu'ils n'ont parlé du scandale qu'ils avaient sans cesse sous les yeux que pour appuyer ces plaintes; qu'ils ont grossi le mal, et que sous ce rapport leur témoignage ne saurait être adopté; mais comme j'ai trouvé un nombre considérable de réclamations semblables faites par des chefs de famille, par des instituteurs et par de simples bourgeois qui ne pouvaient pas le soir se mettre à leurs fenêtres, et qui se sont vus souvent dans la nécessité de les clore complètement, à cause de leurs enfants ou de leurs domestiques, et de se priver par là du bénéfice de l'air et de la lumière, j'en conclus que le mal existe, qu'il est grand, et qu'il mérite d'être pris en considération.

En 1822, un magistrat de province, membre de la Chambre des députés, crut devoir consigner dans un mémoire qu'il adressa au préfet de police, quelques observations sur le dégoûtant spectacle de la prostitution dans les rues de Paris. Il y disait, en interpellant le préfet : « Ne poursuivez-vous pas tous les jeux de hasard qui s'établissent sur la voie publique ? permettriez-vous à la roulette de s'installer dans les rues, et d'y exposer aux yeux des passants ses monceaux d'or ? Comment, après cela, n'en faites-vous pas disparaître les objets d'une pas-

sion plus déplorable, le tableau de la débauche ? »
Il ajoutait : qu'il avait l'intention de faire, à ce sujet,
une proposition spéciale aux Chambres; mais qu'a-
vant de rien entreprendre, il croyait convenable de
communiquer sa pensée au premier magistrat.

En décembre 1827, le comte de Maximi envoyait
au préfet des observations absolument semblables ;
il insistait beaucoup sur le mal que pouvait produire, sur l'esprit des jeunes filles qui arrivent de
province, le spectacle contagieux des prostituées
qui se trouvaient à chaque pas dans la capitale.

En 1829, un avocat du barreau de Paris demandait avec instance que la voie publique fût *déblayée;*
« car, disait-il, les prostituées y causent plus d'inconvénients que les gravois et les matériaux qu'on
n'y laisse jamais séjourner. »

Un mémoire très remarquable de M. le comte de
Chassenom arriva à la Préfecture de police dans le
mois de mars 1829. Après des considérations sur
les causes premières de la prostitution, sur son uni-
versalité, il ajoutait : « Puisqu'on ne peut la détruire, tirons au-devant d'elle un rideau ; car il
n'est pas de contagion morale plus active, que celle
qui agit par le sens de la vue..... Il n'est pas de spectacle dont la suppression soit plus impérieusement
réclamée, pour le bien de la morale ainsi que pour
l'honneur respectif des deux sexes..... Dans des climats divers, disait-il, sous des gouvernements de

nature fort opposée, chez des peuples de mœurs différentes, en Suisse, en Turquie, à Varsovie, et autres villes du Nord, comme dans tout l'Orient, des établissements de bains ou autres semblables, cachent impénétrablement, pour ceux qui n'y veulent pas participer, *les désordres dont nous voyons, même en plein jour, plus que le prélude dans les rues les plus fréquentées de Paris et de Londres.* Avec des établissements semblables, si la dépravation ne perd aucune de ses usurpations, du moins elle ne peut étendre autant ses conquêtes; le mal se restreint de tout celui qui est l'effet de la provocation, pour se borner à celui qui exige *préméditation et propos délibéré.* »

Lorsque cette lettre arriva à la Préfecture de police, on s'occupait déjà activement des moyens de faire disparaître les prostituées de la voie publique. Différentes tentatives, dont je parlerai bientôt, avaient eu quelques succès, et tout annonçait une révolution prochaine dans cette partie importante de l'ordre public; bientôt après, cette révolution s'opéra, et l'on vit Paris présenter, pour la première fois, un aspect qu'il n'avait peut-être jamais offert depuis son origine.

Après les événements de juillet 1830, les liens de la police s'étant nécessairement relâchés, on vit les prostituées se répandre de nouveau dans les rues, et s'y montrer avec d'autant plus d'effronterie qu'elles

avaient été plus long-temps comprimées; ce fut, je
me le rappelle, pour tous les honnêtes gens, un sujet d'affliction et de douleur; l'état de la société faisait que personne n'osait réclamer ; mais le silence
fut bientôt rompu par la *Société de la Morale chrétienne*, dont le nom seul inspire le respect et commande la confiance. Cette société, par l'organe de
son conseil d'administration, s'adressant à M. Girod
(de l'Ain), alors préfet de police, lui signalait la
nécessité de remettre en vigueur les mesures sanitaires prises par ses prédécesseurs, et dont tous les
honnêtes gens leur avaient su le plus grand gré. Ils
appelaient son attention sur les abus, dont l'aspect,
déshonorant pour la capitale, semblait accuser la liberté qu'elle venait de reconquérir, de n'aspirer
qu'à la licence et de favoriser tous les débordements
qui ne conviennent qu'à l'anarchie. Ils ajoutaient :
« Nous n'appréhendons pas, monsieur le préfet,
que *de vains sophismes de légalité*, si faciles à
multiplier contre l'ordre public, servent de protection au débit de livres infâmes, et que sous le prétexte des droits sacrés de la liberté individuelle, on
*laisse plus long-temps le commerce des prosti-
tuées envahir la voie publique de manière à la
rendre impraticable aux bons citoyens.*

Le préfet répondit à cette lettre qu'il n'avait pas
attendu les observations de la société pour s'occuper de cette affaire importante, et qu'il leur envoyait

copie d'un arrêté, qui n'était que le prélude des mesures qu'il se proposait de prendre, pour renfermer la prostitution dans les limites les plus étroites.

Il me semble démontré, par tout ce qui précède, que l'opinion, cette règle infaillible des besoins des peuples, réclame aujourd'hui la suppression complète du stationnement et du raccrochage sur la voie publique. J'ajouterai à toutes les preuves que j'en ai données, ce que je trouve dans un livre remarquable, que vient de publier M. le docteur Deslandes (1).

Ce médecin, après avoir passé en revue toutes les causes qui pouvaient faire naître les désirs précoces, et, par suite, les abus de toute nature, capables d'exercer et de détruire la santé des jeunes gens, termine son chapitre en s'exprimant ainsi : « Si des *observations* accidentelles peuvent, dans les intérieurs les plus moraux, avoir les suites dont il vient d'être parlé, quelle doit être la conséquence du spectacle habituel des mauvaises mœurs! Leur empire est si grand à cet âge, où l'âme, sans expérience, est toujours prête à s'abandonner aux impressions du moment! *Par pitié pour la jeunesse, cachez-vous donc, vous, dont l'exemple lui serait fatal; et vous, magistrats, veillez bien à ce que l'impudeur et le vice ne s'affichent pas sous ses*

______

(1) *De l'Onanisme et des autres abus vénériens.* Paris, 1835, in-8°, pag. 512.

yeux. Je comprends que la prostitution, si repoussante que soit un femme qui loue son sexe comme un portefaix loue ses muscles, soit permise et même protégée, quand elle ne sort pas de certaines limites. Lorsqu'on n'abuse de ses facultés que contre soi-même, il y a usage, aux yeux de la loi ; mais, quand la prostitution descend sur la place publique ; quand elle y étale son cynisme et y déploie ses provocations ; quand, enfin, elle expose nos fils et nos filles à connaître en un instant ce que nous leur avions caché avec tant de soin, *oh ! alors il y a crime, non seulement de la part des malheureuses qui se livrent à un pareil métier, mais de la part de ceux qui, pouvant s'y opposer, ferment les yeux ou l'autorisent.* »

Nous ne nous arrêterons pas, pour tout ce qui regarde cette suppression du stationnement sur la voie publique, aux ordonnances anciennes, et en particulier à celle de 1778. Défendre, comme le fait cette ordonnance, aux filles de débauche de raccrocher dans les rues, sur les quais, places et promenades publiques et sur les boulevards, sous peine d'être ensuite renfermées à l'hôpital, et d'un châtiment corporel en cas de récidive, et en même temps interdire à tous propriétaires et principaux locataires de les recevoir et de les loger, c'est évidemment vouloir l'impossible, c'est prescrire deux choses qui se repoussent ; et en rendant l'administration ridicule, lui ôter tout l'ascendant moral qui fait sa première force.

Jusqu'à l'année 1828, on crut qu'il était impossible d'interdire le stationnement, et qu'en le proscrivant on exposait les femmes honnêtes à devenir l'objet des insultes et des poursuites de tous les mauvais sujets; on se contenta donc de le proscrire pendant le jour, ce qui ne souffrit jamais la moindre difficulté; on le régla ensuite pendant la soirée, ce qui se fit à l'aide de mesures dont j'ai déjà parlé, et dont j'aurai encore occasion de dire quelque chose.

Il paraît que la facilité avec laquelle on obtenait l'interruption du stationnement dans les galeries du Palais-Royal, quelques jours avant et quelques jours après le premier jour de l'an, frappa l'attention de M. Debelleyme lorsqu'il arriva à la Préfecture de police; il crut qu'il pouvait obtenir la prolongation de cet état de choses, et même le rendre permanent. L'essai tenté réussit au-delà de tout ce qu'on pouvait désirer. Une des plus belles promenades de Paris et son bazar le plus somptueux furent délivrés des prostituées qui, depuis cinquante ans, c'est-à-dire depuis sa construction, s'y étaient établies d'une manière continue; la population put à toute heure le traverser et y venir faire ses emplètes; cette mesure reçut l'approbation de tous les habitants de Paris qui la regardèrent comme le complément des embellissements que les sciences et les arts avaient récemment accumulés sur ce point si important et si remarquable de leur ville.

Encouragé par ce succès et surtout par l'opinion publique qui s'était manifestée de la manière la plus énergique, M. Debelleyme résolut de frapper un grand coup, et d'étendre à tout Paris la mesure qui lui avait si bien réussi pour une partie de la ville que l'on considérait depuis un demi-siècle comme le foyer de la prostitution, et qui, sous ce rapport, avait acquis dans l'univers entier une fâcheuse célébrité; six mois se passèrent en conférences et en recherches pour mûrir ce projet qui fut définitivement arrêté le 14 avril 1829.

Dans la circulaire adressée à cette occasion, le 27 avril, à tous les commissaires de police, on trouvait, entre autres choses, les passages suivants :

« A compter du 1er mai prochain le stationnement est absolument interdit.

» Les maîtresses de maisons pourront, si elles le jugent convenable à leur intérêt, remplacer les deux femmes qu'il leur était permis de faire stationner à leur porte, par une domestique d'un âge mûr dont la présence n'aura pas les mêmes inconvénients.

» Cette mesure ne peut être considérée que comme une des améliorations progressives qui doivent en amener d'autres par la suite. »

Suivaient des préceptes sur les mesures à prendre

pour faciliter l'exécution du projet, ainsi qu'un appel au zèle de toutes les personnes qui, d'une manière ou d'une autre, pouvaient concourir à la grande amélioration que méditait le premier magistrat, et qui faisait l'objet de toute sa sollicitude.

Jamais règlement de police ne fut mieux accueilli; la popularité qu'avait conquise M. Debelleyme en facilita l'exécution, et la capitale de la France prit en quelques jours un aspect qu'elle n'avait peut-être pas eu depuis son origine.

Honneur au magistrat qui comprend son siècle et qui sait deviner les besoins d'une population; honneur à cette population qui sait apprécier de pareilles mesures, qui y applaudit, et qui en donnant de cette manière un si grand démenti à ses détracteurs, leur prouve qu'elle vaut mieux que ses pères, et que les progrès qu'on lui reproche d'avoir faits dans la civilisation n'ajoutent pas à son immoralité. J'insiste sur ce point, car il n'est pas venu à ma connaissance qu'un seul pamphlet, un seul journal ait blâmé ou tourné en ridicule la mesure inouïe que venait de prendre le chef de la police.

M. Mangin, qui succéda à M. Debelleyme, était trop instruit, et par conséquent trop bon appréciateur des mesures utiles, pour dédaigner ce qu'avait si bien commencé son prédécesseur; il compléta la mesure de M. Debelleyme, par différentes modifications exigées par les localités, et en en maintenant l'exécution d'une manière rigi:le. Le 1er mai 1830, il rendit un arrêté qui ordonnait aux prostituées de se tenir dans l'intérieur de leurs maisons, et leur enjoignait de ne se montrer sur aucun endroit de la voie publique.

La révolution de 1830 interrompit cet ordre de choses, le stationnement et le raccrochage se présentèrent plus hideux et plus insupportables. Nous avons donné plus haut un extrait de la lettre adressée à ce sujet au préfet par la sociéié de la morale chrétienne.

On doit regretter que l'administration se soit relâchée sur ce point, et qu'une mesure aussi bonne, qui commençait à produire les résultats les plus satisfaisan's, et dont avec un peu de persévérance on aurait fait contracter l'habitude aux prostituées, soit tombée en désuétude; espérons que l'on reviendra à cet égard à ce qui se faisait avant 1830.

On a vu maintes fois, dans le cours de ce travail, qu'il n'était pas une mesure avantageuse adoptée pour les prostituées, qui n'eût son côté défavorable, et ne présentât, d'une manière ou d'une autre, quelques inconvénients; on va en acquérir une nouvelle preuve.

Par suite de la mesure imaginée par M. Debelleyme, et adoptée par quelques uns de ses successeurs, le scandale disparut bien de la voie publique, mais le mal produit par les maisons clandestines augmenta. Ces maisons se multiplièrent, et il fallut les poursuivre avec plus d'activité que jamais ; on ne vit pas, comme on s'y attendait, la population des maisons publiques augmenter ; mais, ce qui est digne de remarque, toutes les filles libres qui se prostituent, soit chez elles, soit chez les dames de maisons, soit dans les maisons clandestines, furent aussi exactes qu'auparavant aux visites sanitaires ; de sorte que la santé publique n'en souffrit pas d'une manière visible.

Pour compléter l'efficacité de la mesure prise par M. Debelleyme, il fallait nécessairement en adopter une autre, dont on a souvent parlé, mais dont on a toujours été effrayé ; je veux parler ici des signalements, ou, pour trancher le mot, des *enseignes* à donner aux lieux publics de prostitution.

J'ai trouvé la demande de ces moyens indicateurs dans les observations de tous ceux qui se sont élevés le plus fortement contre le stationnement et contre le raccrochage ; j'ai beaucoup réfléchi sur ce sujet et tout examiné, je ne vois pas ce que la morale pourrait perdre à cette innovation ; il faut nécessairement opter entre elle et le raccrochage ; il faut voir qui des deux blesse le plus les mœurs et offusque davantage les regards. Suivant moi, il n'y a pas à hésiter ; car, je ne vois que des avantages dans l'établissement de ces signes distinctifs ; par là, on ôte tout prétexte aux misérables qui voudraient insulter quelques femmes; chacun fait ce qui lui convient, et rend praticable une mesure admirable par elle-même, et qui, étant réclamée par la voix publique, doit nécessairement devenir générale et permanente.

Quelle doit être cette marque distinctive? C'est là un objet dont je ne dois pas m'occuper; je ne demande qu'une chose, c'est qu'elle n'offre rien de licencieux, et qu'elle ne soit pas semblable à celles qui se retrouvent sur quelques maisons antiques de Pompéïa.

L'interdiction du stationnement sur la voie publique fut fatale à quelques maisons, et fit la fortune de plusieurs autres; toutes celles qui n'étaient pas connues fermèrent : celles qui se trouvaient dans le cas contraire prospérèrent davantage.

CHAPITRE XII.

RÉPARTITION DES PROSTITUÉES DANS LES DIFFÉRENTS QUARTIERS DE LA VILLE DE PARIS.

Nombre de ces filles dans chaque arrondissement.—Combien il s'en trouve sur la rive droite et sur la rive gauche de la Seine. — Rapport de ce nombre avec la population de chaque arrondissement. — Avec la population de chaque quartier. — Avec la surface de terrain qui s'y trouve. — Répartition de cette population par rues et par étages de maisons. — Cette répartition n'est pas forcée. — Elle tient aux habitudes des prostituées et de la population. — Elle était il y a cent ans ce qu'elle est aujourd'hui. — Singulier rapprochement entre des quartiers limitrophes.

A la fin d'avril 1831, le nombre des filles inscrites à la Préfecture de police était de 3131. Comme on a leur adresse avec exactitude, j'ai pu répartir ce nombre non seulement par arrondissement et par quartier, mais encore par rue et par étage de maison. Commençons par étudier les particularités que nous présentent les douze arrondissements de Paris; nous passerons ensuite aux quartiers et aux rues.

Avant d'entrer en matière, il faut avertir que toutes les filles inscrites sur les registres de la police ne demeurent pas dans l'intérieur des murs, que quelques unes habitent sur les boulevards extérieurs et hors des barrières, mais le nombre en est assez limité; il n'était, à l'époque que nous étudions, que de 109, ce qui réduit l'effectif de l'intérieur de Paris, à 3022. Voici quelle était leur répartition dans chaque arrondissement :

Arrondissements.	Nombre de filles.	Arrondissements.	Nombre de filles.
		Report. . . .	2059
1er	63	7e	227
2e	706	8e	59
3e	167	9e	247
4e	497	10e	137
5e	324	11e	92
6e	302	12e	201
A reporter.	2059	Total. . .	3022

Nous voyons déjà pour ces douze arrondissements :

Un maximum de. 706
Un minimum de. 59
Et une moyenne de. 252

Nous voyons encore, en partageant Paris en deux grandes villes, séparées par la Seine, et en rattachant à la rive droite les îles Saint-Louis et de la Cité, qui appartiennent au 9e arrondissement, que ce côté droit de la Seine a . . . 2,592 filles, tandis que le côté gauche n'en contient que. 430

Et comme le côté droit, d'après le dernier recensement fait en 1831, a. . . . . 559,476 habit., tandis que l'autre côté n'en a que 210,810

nous avons pour la rive droite
une fille sur   216
et sur la rive gauche, une sur. . .   490

Faisons le même travail pour chaque arrondissement, et nous aurons :

ARRONDISSEMENTS.	LEUR POPULATION.	UNE FILLE SUR
1er	66,793	1060 habitans.
2e	74,773	106 —
3e	49,833	298 —
4e	44,734	90 —
5e	67,756	209 —
6e	80,811	267 —
7e	59,415	262 —
8e	72,800	1234 —
9e	42,561	172 —
10e	83,127	607 —
11e	50,227	546 —
12e	77,456	385 —

Ce qui fait une fille sur 255 habitants domiciliés à Paris.

Nous trouvons déjà une différence remarquable entre un arrondissement et un autre, sous le rapport de la proportion qui se trouve entre la population de ces arrondissements et des prostituées qui les habitent; cette différence paraîtra bien plus tranchée en examinant de la même manière les 48 quartiers que renferment les douze grandes divisions de Paris. Faisons ce nouveau travail en prenant ces quartiers dans leur ordre naturel.

QUARTIERS.	NOMBRE des PROSTIT.	POPULA- TION.	RAPPORT.
1er Du Roule	13	23,148	1 fille sur 1780 h.
2e Des Champs-Élysées. . .	5	13,274	— 2655 —
3e De la place Vendôme. . .	39	20,405	— 523 —
4e Des Tuileries	6	9,966	— 1661 —
TOTAL. . . .	63	66,793	
5e De la Chaussée-d'Antin.	67	17,433	1 fille sur 260 h.
6e Du Palais-Royal.	316	19,928	— 63 —
7e Feydeau.	179	15,734	— 88 —
8e Du Faub.-Montmartre. .	144	21,078	— 150 —
TOTAL. . . .	706	74,773	
9e Du Faub.-Poissonnière. .	7	17,596	1 fille sur 2513 h.
10e Montmartre.	89	10,973	— 123 —
11e Saint-Eustache.	4	9,877	— 2469 —
12e Du Mail.	67	11,387	— 170 —
TOTAL. . . .	167	43,833	
13e Saint-Honoré.	263	11,006	1 fille sur 42 h.
14e Du Louvre	64	11,215	— 175 —
15e Des Marchés	15	10,766	— 717 —
16e De la Banque.	155	11,747	— 76 —
TOTAL. . . .	497	44,734	
17e Du Faubourg-St.-Denis. .	68	16,818	1 fille sur 247 h.
18e De la Porte-St.-Martin. .	32	23,101	— 722 —
19e Bonne-Nouvelle.	132	12,511	— 94 —
20e Montorgueil	92	15,326	— 166 —
TOTAL. . . .	324	67,756	
21e De la Porte-Saint-Denis.	71	17,126	1 fille sur 241 h.
22e Saint-Martin-des-Champs.	98	26,169	— 264 —
23e Des Lombards.	44	14,974	— 340 —
24e Du Temple.	89	22,542	— 253 —
TOTAL. . . .	302	80,811	

QUARTIERS.	NOMBRE des PROSTIT.	POPULATION.	RAPPORT.
25e Sainte-Avoye	51	18,787	1 fille sur 368 h.
26e Du Mont-de-Piété.	2	14,885	— 7442 —
27e Du Marché-Saint-Jean. .	21	15,141	— 721 —
28e Des Arcis.	153	10,602	— 69 —
TOTAL. . . .	227	59,415	
29e Du Marais.	25	16,607	1 fille sur 664 h.
30e Popincourt.	6	19,123	— 3187 —
31e Du Faubourg-St-Antoine.	19	18,828	— 991 —
32e Des Quinze-Vingts	9	18,242	— 2026 —
TOTAL. . . .	59	72,800	
33e De l'île Saint-Louis. . . .	0	6,078	0 fille sur 6078 h.
34e De l'Hôtel-de-Ville	26	12,598	— 484 —
35e De la Cité. . . . . . . , .	205	11,925	— 58 —
36e De l'Arsenal.	16	11,960	— 747 —
TOTAL. . . .	247	42,561	
37e De la Monnaie.	49	22,594	1 fille sur 461 h.
38e Saint-Thomas-d'Aquin. .	30	24,423	— 814 —
39e Des Invalides.	36	20,152	— 559 —
40e Du faub.-St.-Germain . .	22	15,958	— 725 —
TOTAL. . . .	137	83,127	
41e Du Luxembourg	48	19,730	1 fille sur 411 h.
42e De l'École-de-Médecine. .	25	15,766	— 630 —
43e De la Sorbonne.	18	11,688	— 649 —
44e Du Palais-de-Justice. . .	1	3,043	— 3043 —
TOTAL. . . .	92	50,227	
45e Saint-Jacques	129	23,607	1 fille sur 183 h.
46e Saint-Marcel.	18	18,334	— 1018 —
47e Du Jardin-des-Plan es . .	37	16,043	— 433 —
48e De l'Observatoire.	17	19,472	— 1145 —
TOTAL. . . .	201	77,456	

Quelques personnes seront probablement tentées de regarder comme inutiles les différents rapprochements qui se trouvent dans les tableaux précédents ; mais comme mon travail n'est pas exclusivement consacré à la morale et à l'hygiène, et qu'il regarde de plus les administrateurs, je crois que ces derniers pourront y puiser des renseignements utiles, soit pour accorder ou refuser des autorisations, soit pour faire surveiller plus attentivement et plus utilement une classe qu'on ne peut détruire, mais qui doit, en bonne police, rester inaperçue au milieu d'une population. Comme les quartiers de Paris présentent entre eux des différences immenses, sous le rapport de leur superficie et sous le rapport de cette superficie avec la population qui s'y trouve, j'ai cru devoir présenter dans le tableau ci-après, pour chaque quartier et chaque arrondissement, le nombre de mètres carrés occupés sur la surface de chacune de ces divisions par les habitants pris en général et par les prostituées qui s'y trouvent. Je ne suivrai pas ici l'ordre administratif, comme dans le tableau précédent et comme dans le plan de Paris, que l'on trouvera à la page 574 ; le rang de chaque quartier sera déterminé par le nombre de filles publiques qu'il contiendra.

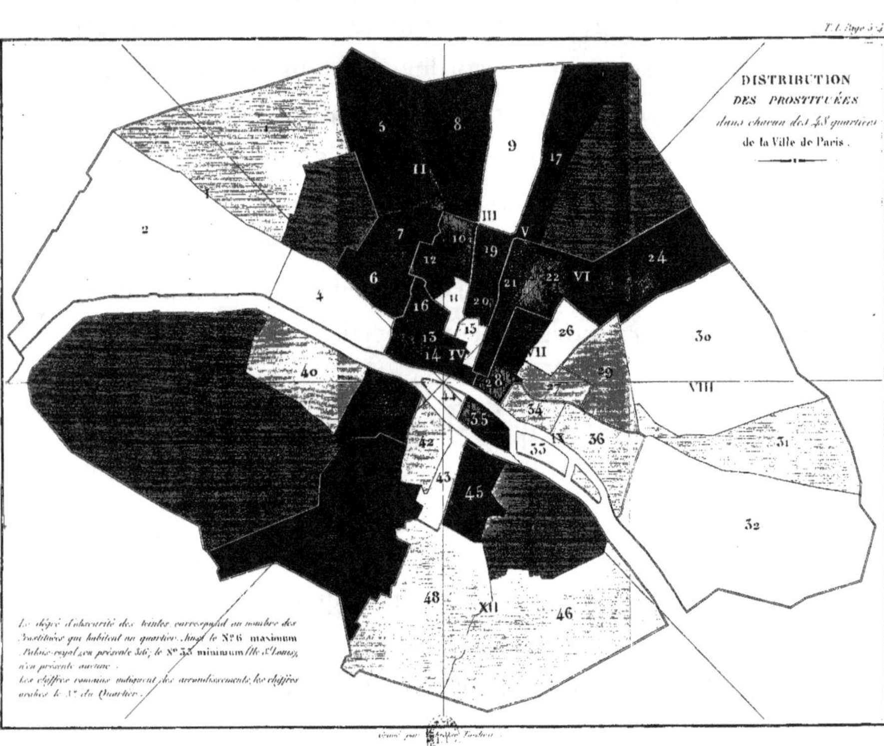

T. 1. Page 54.
DISTRIBUTION
DES PROSTITUÉES
dans chacun des 48 quartiers
de la Ville de Paris.
Le degré d'obscurité des teintes correspond au nombre des
Prostituées qui habitent un quartier. Ainsi le N° 6 maximum
Palais-royal, en présente 356; le N° 33 minimum (Ile St Louis,
n'en présente aucune.
Les chiffres romains indiquent les arrondissements; les chiffres
arabes le N° du Quartier.

N°	QUARTIER.	NOMBRE de filles par QUARTIER.	NOMBRE DE MÈTRES DE TERRAIN OCCUPÉS PAR	
			habitant.	prostituée.
33	Ile Saint-Louis	0	18	0
44	Du Palais-de-Justice . .	1	29	90,000
26	Du Mont-de-Piété. . . .	2	16	125,000
11	Saint-Eustache.	4	13	32,500
2	Des Champs-Elysées . .	5	190	490,000
4	Des Tuileries	6	59	96,600
30	Popincourt.	6	99	315,000
9	Du faub. Poissonnière. .	7	46	114,285
32	Des Quinze-Vingts . . .	9	152	306,666
1	Du Roule.	13	82	145,384
15	Des Marchés.	15	08	5,333
36	De l'Arsenal.	16	29	20.625
48	De l'Observatoire	17	53	60.588
43	De la Sorbonne	18	19	11.666
46	Saint-Marcel.	18	19	110,555
31	Du faub. Saint-Antoine.	19	55	54,736
27	Du marché Saint-Jean.	21	13	10,000
40	Du faub. St-Germain. .	22	43	30.909
29	Du Marais.	25	26	16.800
42	De l'Ecole-de-Médecine.	25	18	11,200
34	De l'Hôtel-de-Ville . . .	26	12	4,166
38	De St-Thomas-d'Acq . .	30	52	42,000
18	De la Porte-St-Martin. .	32	61	43,750
39	Des Invalides	36	18	82,777
47	Du Jardin-des-Plantes .	37	49	21,031
3	De la place Vendôme. .	39	31	16,153
23	Des Lombards.	44	16	3,181
41	Du Luxembourg.	48	77	31.458
37	De la Monnaie.	49	16	7,755
14	Du Louvre.	64	20	3,592
25	Sainte-Avoie..	51	11	3,921
5	De la Chaussée-d'Antin.	67	53	13,880
12	Du Mail	67	13	2,238
17	Du faub. Saint-Denis. .	68	39	9,558
21	De la Porte St-Denis . .	71	11	2.676
10	Montmartre	89	15	1,910
24	Du Temple.	89	44	11,235
20	Montorgueil.	92	10	1,630
22	St-Martin-des-Champs..	98	13	3,469
45	Saint-Jacques.	129	15	2,635
19	Bonne-Nouvelle.	132	12	1,136
8	Du faub. Montmartre. .	144	36	5,416
28	Des Arcis	153	7	0,457
16	De la Banque de France.	155	10	0,774
7	Feydeau	179	21	1,843
35	De la Cité	205	13	0,731
13	Saint-Honoré	263	12	0,494
6	Du Palais-Royal	316	15	0,886

On voit par ces tableaux, et en les résumant, que dans les quarante-huit quartiers qui composent Paris, il s'en est trouvé ayant :

0 de prostituées. 1		Ile Saint-Louis.
De 1 à 10. 8		Champs-Élysées, Tuileries, faubourg Poissonnière, Saint-Eustache, Mont-de-Piété, Popincourt, Quinze-Vingts, Palais de Justice.
De 10 à 20. 7		Du Roule, des Marchés, du faubourg Saint-Antoine, de l'Arsenal, de la Sorbonne, Saint-Marcel, de l'Observatoire.
De 20 à 30. 5		Du Marché Saint-Jean, du Marais, de l'Hôtel-de-Ville, du faubourg Saint-Germain, de l'École-de-Médecine,
De 30 à 40. 5		De la place Vendôme, de la Porte-Saint-Martin, Saint-Thomas d'Aquin, des Invalides, du Jardin-des-Plantes.
De 40 à 50. 3		Des Lombards, de la Monnaie, du Luxembourg.
De 50 à 60. 2		Du Louvre, Sainte-Avoie.
De 60 à 70. 3		De la Chaussée-d'Antin, du Mail, faubourg Saint-Denis.
De 70 à 80 1		De la Porte-Saint-Denis.
De 80 à 90. 2		Du Temple, Montmartre.
De 90 à 100. 2		Montorgueil, Saint-Martin-des-Champs.
De 100 à 150. 3		Faubourg Montmartre, Bonne-Nouvelle, Saint-Jacques.
De 150 à 200 3		Feydeau, Banque de France, des Arcis, Saint-Honoré, Cité.
De 300 et au-delà. . . 1		Palais-Royal.

Ces mêmes tableaux nous font connaître que si on établit une proportion entre le nombre des prostituées d'un quartier et la population de ce même quartier, on en trouvera :

1. s. moins de 50 dans 2 quartiers : Saint-Honoré et la Cité.

—   100. . . 5 Feydeau, Palais-Royal, Banque de France, des Arcis, Bonne-Nouvelle.

—	200... 6	Faubourg Montmartre, Montmartre, du Mail, du Louvre, Montorgueil, Saint-Jacques.
—	300... 5	Chaussée-d'Antin, faubourg Saint-Denis, Porte-Saint-Denis, Saint-Martin-des-Champs, du Temple.
—	400... 2	Des Lombards, Saint-Avoie.
—	500... 2	Hôtel-de-Ville, de la Monnaie.
—	600... 4	Invalides, Luxembourg, Jardin-des-Plantes, place Vendôme.
—	700... 3	Du Marais, de l'École-de-Médecine, de la Sorbonne.
—	800... 5	Du Marché-Saint-Jean, de l'Arsenal, du faubourg Saint-Germain, des Marchés, de la Porte-Saint-Martin.
—	900... 1	Saint-Thomas-d'Aquin.
—	1000... 1	Du faubourg Saint-Antoine.
—	1100... 1	Du faubourg Saint-Marceau.
—	1200... 1	De l'Observatoire.
—	1700... 1	Des Tuileries.
—	1800... 1	Du Roule.
—	2100... 1	Des Quinze-Vingts.
—	2500... 1	Saint-Eustache.
—	2600... 1	Du Faubourg-Poissonnière.
—	2700... 1	Des Champs-Élysées.
—	3100... 1	Du Palais-de-Justice.
—	7450... 1	De Popincourt.
—	7500... 1	Du Mont-de-Piété.

Enfin, qu'il ne s'en trouve pas une seule, sur une population de sept mille cinq cents habitants qui existent dans l'île Saint-Louis.

Nous venons de voir les prostituées de Paris distribuées par arrondissement et par quartier; j'avais entrepris de les répartir également par rues et par étages de maison; mais ce travail terminé, j'ai reconnu qu'il ne nous fournissait aucun renseignement utile; je me contente donc d'en donner ici le

résultat pour le plus grand nombre de ces rues.
Ainsi, il y avait dans Paris, toujours à la même
époque :

123 rues qui ne contiennent que 1 fille		123
62. . . . . 2.		124
37. . . . . 3.		111
18. . . . . 4.		72
19. . . . . 5.		95
15. . . . . 6.		90
16. . . . . 7.		112
9. . . . . 8.		72
8. . . . . 9.		72
8. . . . . 10.		80
6. . . . . 11.		66
2. . . . . 12.		24
1. . . . . 13.		13
3. . . . . 14.		42
4 . . . . 15.		60
7. . . . . 16.		112
3. . . . . 17.		51
9. . . . . 18.		162
4. . . . . 19.		76
4. . . . . 20.		80
	TOTAL	1637

Comme les rues qui en contiennent beaucoup ne
sont pas très nombreuses et qu'elles présentent des
rapprochements aussi curieux par les différences
des quartiers où elles se trouvent, que par la nature et les mœurs de leurs habitants, je vais les
indiquer :

			Report. . . . 446
La rue Ste-Anne avait	21 filles.	La rue du F.-du-T. avait	31 fill.
— des Brodeurs. . . .	21 —	— de la Vieille-Place-	
— des Filles-Dieu. .	21 —	aux-Veaux.	39 —
— Neuve des Pet.-Ch.	22 —	— Aux Fèves.	35 —
— D'Amboise.	23 —	— Traversine	40 —
— Bourbon-Villen. .	24 —	— De la Calandre. . . .	36 —
— Neuve-St-Denis. .	25 —	— Pierre-l'Escaut	39 —
— Du Chantre.	26 —	— Saint-Éloi.	41 —
— Saint-Denis.	26 —	— Villedot.	42 —
— Du faub. St-Denis.	26 —	— De Viarmes.	46 —
— Du faub. Poissonn.	26 —	— Saint-Marc.	47 —
— Du Paon St-Victor.	26 —	— De la Tannerie. . . .	47 —
— De Richelieu. . .	26 —	— Montmartre.	48 —
— Des Deux-Écus. .	28 —	— Froidmanteau.	60 —
— Saint-Nic. d'Antin	29 —	— Traversière-St-Hon.	68 —
— De la Juiverie. . .	40 —	— Du faub. Montmart.	83 —
— Du Vert-Bois. . .	36 —	— Saint-Honoré. . . .	99 —
	446		1218

Outre cela on en comptait encore :

			Report. 55
Sur les différentes places . .	13	Dans les cloîtres.	6
— les boulevards intérieurs	15	— dans les passages.	50
— les quais.	3	— les cours.	1
— les avenues des Invalides	21	— les impasses.	20
— les carrefours	1	— le Palais-Royal.	6
— les marchés.	2		
	55		138

En commençant ce paragraphe j'ai eu soin d'indiquer que dans la répartition que j'allais faire de
toutes les filles dans l'intérieur de Paris, j'en défal-
quais celles qui habitaient au-dehors des murs ; il
faut reprendre ces dernières et voir la manière dont

elles se sont groupées aux entrées principales de la capitale; il y en avait :

		Report. .	36
A la barrière de la Cunette.	12	A la barrière Poissonnière.	3
— des Deux-Moulins . .	6	— de Vaugirard.	1
— des Amandiers. . . .	4	— de Montmartre. . . .	1
— de Belleville	6	— de Monceaux	1
— de Ménilmontant. . .	1	— de la Garre.	1
— de Vincennes.	1	Sur le boulevard St-Ange. . .	28
— de la Glacière	1	— de Strasbourg.	6
— de l'Étoile	3	Dans le village de Grenelle. .	26
— de Fontainebleau. . .	2	— de la Chapelle	6
	36		109

Après avoir classé toute cette population par arrondissement, par quartier et par rues, il ne me reste plus qu'à examiner à quel étage elle se loge de préférence; je pourrais encore donner ces détails par quartier et par rue, mais l'intérêt qu'ils présentent est si faible, qu'il suffira, je pense, de les indiquer en masse; ainsi, sur 3,022 filles habitant Paris *intra-muros*, il y en avait :

Au rez-de-chaussée.	48
Au premier étage.	1174
Au deuxième	603
Au troisième.	398
Au quatrième. . . . . : .	226
Au cinquième et au-dessus.	124
Sur lesquelles ces renseignements manquent	449
Total.	3022

Telle est la manière dont sont réparties dans l'intérieur de Paris les prostituées qui l'habitent. Cette répartition représente-t-elle bien à toutes les époques les goûts et les mœurs de cette classe? Pouvons-nous croire que les proportions établies précédemment soient aujourd'hui et aient toujours été d'une exactitude aussi parfaite qu'elles l'étaient au moment que nous avons choisi?

Par la nature même des choses, ils est évident que cette exactitude ne peut pas exister; en statistique, et surtout en statistique appliquée à la population, ce qui est vrai aujourd'hui ne l'est plus demain, et peut redevenir une vérité quelques jours plus tard; mais si nous parlons d'une manière générale, et si, n'envisageant que les masses, nous négligeons les fractions, nous pourrons être assurés d'avoir, aussi fidèlement que possible, la manière dont les prostituées sont disséminées dans Paris. J'en ai acquis la preuve par des vérifications que j'ai faites dans cette intention, et particulièrement en analysant les registres qui portent, à la préfecture de police, le titre de cahiers d'exemptions, et qui contiennent, sur un espace de douze ans, plus de cinquante-cinq mille notes sur autant d'individus dont l'adresse est soigneusement indiquée.

Supposons que toutes les prostituées soient abandonnées à elles-mêmes, et cessent pour un instant d'être sous la surveillance et la dépendance de l'administration, croit-on qu'elles se répartiront de la même manière et dans les mêmes proportions sur la surface de la ville ? Tout semble prouver qu'on peut répondre à cette question par l'affirmative ; je vais en peu de mots indiquer les motifs sur lesquels repose mon opinion.

En général, l'administration ne fait sentir son autorité, lorsqu'il s'agit du domicile, qu'à l'égard de celles qui sont dans les lieux publics de prostitution ; elle abandonne à peu près à elles-mêmes toutes celles qui sont dans leurs meubles ou qui demeurent dans les maisons garnies ; or ces dernières sont toujours bien plus nombreuses que les autres, réunies en société sous la surveillance d'une supérieure. On peut donc dire que les trois quarts des prostituées peuvent établir leur domicile partout où elles veulent.

Quant aux lieux publics qui renferment les autres prostituées, on peut dire en général que c'est toujours dans les mêmes lieux et dans les mêmes quartiers qu'ils s'établissent. Si on refuse quelquefois des demandes pour certaines localités qui n'ont jamais eu de ces maisons et où des spéculateurs veulent en établir, ces refus n'ont lieu que rarement, par la raison que ces demandes sont elles-mêmes assez rares.

On doit établir en principe qu'il existe à Paris certains quartiers qui attirent les prostituées, tandis que d'autres les repoussent ; il est donc naturel que ces femmes s'établissent dans les lieux où elles espèrent faire fortune : ainsi, nous avons vu l'île Saint-Louis présenter le singulier phénomène d'être le seul quartier de Paris qui ne loge pas de filles publiques; or, non seulement il n'y en a pas dans cette île, mais j'ai acquis la preuve que toutes celles qui, à différentes reprises, ont voulu s'y établir n'ont pas pu y rester. En 1818, le commissaire de police chargé de la surveillance de cette localité, répondant à une circulaire adressée à tous ses confrères, aussi bien qu'à lui, disait : « qu'il ne connaissait dans le quartier ni maison de prostitution, ni lieu où l'on favorisât la débauche, ni même une seule fille isolée. » Cette particularité remarquable peut, jusqu'à un certain point, s'expliquer par les mœurs et les habitudes de ce quartier. Tout le monde s'y connaît : c'est une petite ville au milieu d'une grande; les mœurs graves et austères de l'ancienne magistrature, qui l'habitait autrefois, s'y sont conservées. Chaque maison a les traditions de ses anciens maîtres; et l'ordre, le travail, ainsi que les vertus privées, font le caractère des négociants qui y demeurent aujourd'hui : il n'est pas jusqu'aux ouvrières de toute espèce, qui peuplent les combles, qui ne se fassent remarquer par leur décence et leur vertu.

A côté de l'île Saint-Louis, plaçons la Cité, qui n'en est séparée que par un espace de cent mètres : c'est là que de tout temps sont venus se cacher les échappés des bagnes, les escrocs et les filous de toute espèce, l'écume, en un mot, non seulement de la France, mais peut-être de l'Europe entière ; c'est là aussi que se sont établies, en grand nombre, les prostituées du plus mauvais genre, et que la prostitution la plus dégoûtante semble avoir établi son centre et son empire ; ne soyons donc pas surpris de trouver dans ce quartier 1 fille publique sur 59 habitants ; je suis même convaincu que si l'on séparait en deux parties égales ce quartier de la Cité, en mettant d'un côté ce qui avoisine la cathédrale, dont les mœurs ressemblent à celles de l'île Saint-Louis, et de l'autre ce qui regarde le Palais-de-Justice, la proportion des prostituées serait de 1 sur 25 à 30 habitants. Si j'avais pu mettre par rue toute la population de prostituées, la preuve de ce que j'avance serait évidente.

Ce n'est pas d'aujourd'hui que cette agglomération des prostituées sur un point très resserré se fait remarquer ; il résulte de mes recherches que les filles publiques ont toujours eu pour ce point de Paris une prédilection particulière : la plupart des maisons publiques de prostitution qui s'y trouvent existaient il y a plus de cent ans, et n'ont pas cessé d'y exister dans tout le siècle dernier ; il en est fait mention dans les sentences rendues par les lieutenants de police, sur toutes les affaires relatives aux désordres du fait de la prostitution : ces sentences ont été imprimées, et j'ai pu les consulter.

Ce quartier de la Cité permet de faire de singuliers rapprochements relativement aux mœurs et aux usages de la population parisienne : il est un des plus chargés de prostituées, et il se trouve entre le quartier du Palais-de-Justice, qui n'en a qu'une seule, et l'île Saint-Louis, qui, comme nous venons de le voir, n'en a pas du tout ; sous ce dernier rapport, il est unique dans tout Paris.

Non seulement les prostituées ont adopté des quartiers, et dans ces quartiers des localités particulières ; mais les différentes classes qui les composent se sont partagé la ville, et ont fait choix de certaines rues, de sorte qu'une classe ne se mêle pas à une autre, et reste pour ainsi dire cantonnée dans le lieu que le hasard ou les circonstances ont amené.

La répartition par rue que j'avais faite m'a montré que les filles isolées sont disséminées sur tous les points de Paris, et qu'à cet égard il ne paraît pas y avoir de distinction entre les classes ; car on les trouve dans les rues les plus riches, les plus opulentes et les mieux habitées, comme dans les plus sales et les plus infimes.

Il est certaines rues qu'elles paraissent avoir envahies et dont elles doivent former la moitié de la population ; ceux qui connaissent bien Paris et les rues Gervais-Laurent, du Poirier, de la Licorne, du Chantre (en la Cité), du Paon-Saint-Victor, aux Fèves, Saint-Éloi, Traversine, etc., etc., seront surpris de savoir que chacune de ces rues contient au moins vingt filles, et que quelques unes en ont trente, quarante, et au-delà.

CHAPITRE XIII.

LES PROSTITUÉES DE PARIS CONSIDÉRÉES DANS LEURS RAPPORTS AVEC LA GARNISON.

Les soldats attirent les prostituées. — Ces prostituées forment une classe à part. — Lieux où elles se trouvent. — Circonstances qui les mettent dans la nécessité de se livrer à la prostitution. — Danger qu'elles présentent sous le rapport sanitaire. — Idée de leur misère et de leur dénuement. — Elles sont attirées et favorisées par les gargotiers et les rogomistes. — Singuliers moyens mis par elles en usage pour échapper aux agents de l'administration. — Elles détruisent dans les corps la discipline militaire. — Font naître des duels entre les hommes de deux régiments différents. — Nécessité pour le bon ordre que l'autorité civile s'entende avec l'autorité militaire. — Ce qui se pratiqua à ce sujet sous le préfet de police Anglès. — Pourquoi les mesures adoptées par ce magistrat n'eurent pas de succès. — Paris moins pernicieux à la santé des soldats que beaucoup d'autres villes de garnison. — Faits qui le prouvent. — Nouvelles mesures qui ne sont exécutées que pendant fort peu de temps. — Quelques réflexions sur les imperfections du système sanitaire aujourd'hui en usage.

Il est dans l'ordre social une loi aussi constante que celles de la nature : c'est que partout où se trouvent des soldats réunis en certain nombre, là se rencontrent des prostituées. Celles-ci doivent être l'objet de l'attention et de la surveillance de l'autorité : on peut d'avance prévoir les désordres qu'elles occasionnent, et faire en conséquence tous les règlements répressifs que nécessitent le bon ordre et la salubrité. Si cette surveillance et ces règlements sont indispensables dans les villes de troisième et de quatrième ordre, et souvent même dans de simples cantonnements, on sent aisément quelle doit être leur importance dans une ville comme Paris, où les prostituées arrivent de tous les pays, et où se trouve une garnison qui dépasse souvent en nombre l'armée de quelques royaumes de l'Europe. Il reste prouvé, d'après ces détails, qu'une importante lacune se ferait remarquer dans mon travail, si, en parlant des prostituées de Paris, je passais sous silence la garnison de cette ville.

Les prostituées fréquentées par les soldats forment une classe à part, qui se distingue des autres prostituées par des mœurs, des goûts et des allures particulières; j'ai dit ailleurs que les employés de l'administration ne les désignaient que sous le nom de *filles à soldats*.

Ces filles, sauf quelques exceptions, ne se trouvent pas dans les maisons publiques de prostitution; elles se tiennent aux environs des barrières, et particulièrement de celles qui touchent à Vaugirard ou qui peuvent y conduire; elles se réfugient la nuit dans les réduits les plus abjects, et passent la journée dans les cabarets, ou bien, dans la belle saison, à rôder sur les boulevards extérieurs et dans les petits sentiers qui traversent les champs voisins; une foule d'autres viennent se loger dans le voisinage des casernes, et trouvent toujours des gens pour leur fournir à vil prix les moyens de se nourrir et ceux de s'abriter.

En parlant toujours d'une manière générale, on peut dire que cette classe est amenée à Paris, des différentes villes de garnison, par les régiments qui en arrivent. Une ouvrière s'attache à un soldat, à un sous-officier, et quelquefois même à un officier; elle vit dans son pays, parce qu'elle y est connue et qu'elle peut s'y procurer des ressources; mais le régiment reçoit l'ordre de partir, elle ne veut pas l'abandonner, et le suit jusqu'à sa nouvelle destination. Ici les ressources manquent, il faut cependant vivre; l'amant, avec sa solde, ne peut rien fournir; on lui reste attachée, mais par la force des choses, souvent même par son conseil, on passe de l'état de maîtresse dans la classe des prostituées; ce sont ces femmes qui se logent aux environs des casernes, que les soldats vont trouver dans leurs repaires, et avec lesquelles ils perdent leur santé. Elles conservent cette position tant que le régiment reste dans la même caserne; mais, s'il est remplacé par un autre qui ne les connaît pas, et qui ramène à sa suite une population qui fait ce qu'elles ont fait elles-mêmes, il faut qu'elles déguerpissent pour la plupart, et leur sort est d'aller aux barrières pour y terminer, dans le dernier degré de l'abjection et de la misère, leur vie de prostituée.

Je le répète, ces femmes qui arrivent de tous les coins de la France à la suite des régiments, et qui viennent se cacher dans le voisinage des casernes, ont de tout temps été fatales pour la santé des soldats. J'ai trouvé, dans les archives de la préfecture, les lettres adressées au préfet de police par les colonels d'un grand nombre de régiments ; ils y réclamaient le secours du magistrat, soit pour expulser ces malheureuses de Paris, soit pour améliorer leur état de santé. Ces femmes, en effet, n'étant pas connues au *Bureau des mœurs*, ne se trouvent soumises à aucune visite, à aucune surveillance ; il est donc indispensable de faire de temps en temps des recherches auprès des casernes, et surtout dans les villages voisins où se trouvent quelques uns de ces établissements.

J'ai dit, il n'y a qu'un instant, que le sort de ces femmes était d'aller aux barrières pour y vivre et y terminer leur carrière de prostituées, dans le dernier degré de l'abjection et de la misère ; quelques mots suffiront pour donner une idée de la position où ces malheureuses se trouvent alors réduites.

C'est à raison de deux à trois sous qu'elles accordent leurs faveurs, souvent même elles se contentent d'un morceau de pain de munition. Je tiens d'un capitaine d'infanterie, que, voyant maigrir quelques uns de ses soldats, il les fit surveiller, et qu'il découvrit de cette manière que ces hommes,

qui n'avaient pas d'argent, se privaient d'une portion de leur nourriture pour la porter à leur maîtresse lorsqu'ils pouvaient sortir ; on cru tremédier
à ce désordre en faisant fouiller tous les soldats à
la porte de la caserne ; mais on n'y gagna rien : les
femmes, à l'heure donnée, se trouvaient dans le voisinage, et les morceaux de pain leur étaient jetés
par les fenêtres et par-dessus les murs.

Un particulier, possesseur d'un terrain situé au-
delà des boulevards extérieurs, entre la barrière
des Vertus et celle de Saint-Denis, établit plusieurs
rangs de baraques, construites en planches et en
terre, et, sous beaucoup de rapports, inférieures
aux porcheries et aux poulaillers que nous voyons
dans les campagnes ; en peu de jours, ces baraques
furent encombrées de chiffonniers, de marchands
de chiens, de mendiants et autres gens, qui y amas-
saient et y préparaient les matières animales de
toute espèce ; mais la majeure partie de ces locataires se composa de prostituées, appartenant à la
classe dont nous parlons ; les soldats d'un régiment
caserné à peu de distance, dans le faubourg Pois-
sonnière, adoptèrent cette localité ; ils n'en sortaient
pas ; aussi, en fort peu de temps, les maladies se
multiplièrent chez eux d'une manière effrayante ;
souvent ils revenaient battus ou volés, car nombre
de passants furent arrêtés et dévalisés dans le voisinage ; enfin, le colonel adressa des plaintes, et la

ville, profitant de ce que ces baraques avaient été construites à une distance trop rapprochée de ses murs, les fit toutes abattre.

Ce n'est pas dans des *taudis* semblables que se trouvent les filles à soldats, auprès de l'École-Militaire, dans le village de Vaugirard, et dans quelques autres lieux circonvoisins ; ici, elles sont toujours réunies en groupes et passent la journée dans des guinguettes, dans les arrière-boutiques des débitants de vin et d'eau-de-vie, et chez ceux qui font jouer et danser ; c'est dans ces maisons que se trouvent les cabinets noirs. Plusieurs de ces boutiques sont disposées de manière à favoriser l'évasion des filles, dans le cas où la police chercherait à s'en emparer ; car il est bon de noter que tous les débitants que je viens d'indiquer, sachant que ces filles font affluer chez eux les consommateurs, emploient toutes sortes de moyens pour les attirer dans leurs établissements ; il s'en trouve même qui partagent avec elles les mouchoirs et autres objets qu'elles volent dans l'exercice de leur métier. J'ai lu dans le procès-verbal d'une descente faite dans un de ces lieux, situé à peu de distance de Vaugirard, que les filles s'y livraient aux soldats, sur des tables, à raison de deux sous ; mais que l'on pouvait, en doublant cette somme, se procurer un matelas que fournissait le maître du logis. J'ai trouvé dans un autre procès-verbal la preuve de la sollicitude des gargotiers, pour les prostituées qui se réunissent chez eux : la police, instruite de l'excès des désordres qui se commettaient dans une maison, y envoya plusieurs fois ses agents; mais les filles qui y étaient trouvaient toujours le moyen de disparaître dès qu'elles apercevaient qu'on en voulait à elles. Les agents, secondés de la force publique, cernèrent un jour la maison, pour empêcher toute fuite à l'extérieur; mais ce fut sans succès; on parvint enfin à trouver ces filles, mais en chemise et blotties dans des trous qui avaient été pratiqués pour elles en différents points du jardin; on sut alors que dans le cas de recherche, chaque fille, à un signal, se retirait dans un de ces trous, et que tout était disposé pour en masquer l'ouverture, en y faisant tomber soit une planche, soit une simple branche d'arbre, et quelquefois une botte de paille ou du fumier.

On concevra aisément, d'après ces détails, que les plaintes faites en différents temps et en différentes circonstances, par les chefs des régiments, contre un pareil état de choses, étaient véritablement fondées, et l'on n'est pas étonné qu'ils l'aient considéré comme étant encore plus contraire à la discipline militaire qu'à la santé des soldats. Quel moyen, en effet, d'assujettir à l'ordre et à la discipline des soldats qui se trouvent sans cesse en contact immédiat avec les filous de toute espèce, avec les échappés des bagnes, et la fange de la société qui fréquentent avec eux les mêmes lieux? Comment l'habituer à l'obéissance passive, lorsqu'il voit ceux qui l'entourent résister continuellement, et souvent d'une manière ouverte, aux ordres de l'autorité? Ces résistances furent très communes de 1815 à 1825, non seulement dans les régiments de la ligne, mais encore dans ceux de la garde royale, et dans quelques circonstances il y eut du sang répandu. Elles furent surtout remarquables en 1818, de la part de la garde royale, lorsque le préfet Anglès voulut faire déguerpir de la place du Châtelet et de l'espace qui se trouve entre le pont au Change et le pont Notre-Dame, toutes les filles à soldats qui avaient pris l'habitude de s'y rendre et de s'y tenir en permanence, lorsque le mauvais temps mettait obstacle aux promenades extérieures; c'est ce qui motiva la lettre adressée par le préfet au ministre de la guerre, pour le prier d'envoyer de temps en temps des sous-officiers choisis et même quelques officiers d'état-major, sur tous les lieux où se réunissaient les militaires, afin d'en imposer par leur présence; il y demandait en outre que l'on traduisît devant un conseil de guerre tous ceux qui se porteraient à des insultes, et à plus forte raison, à des voies de fait contre la force publique agissant au nom du roi et conformément à la loi; il voulait aussi que, conformément à ce qui se pratiquait pour la garde impériale, on mît à l'ordre du jour, et que l'on affichât dans les casernes, les lieux dans lesquels les militaires ne devaient pas se trouver.

Le mal qui résulte de la réunion d'un grand nombre de soldats et de prostituées sur une place, dans un cabaret ou dans un lieu où l'on se livre à la danse, ne présente pas tous les inconvénients inhérents à cet ordre de choses, lorsque les soldats appartiennent tous au même régiment ; dans ce cas, il y a entre eux de l'accord, et l'union est rarement rompue ; mais dans les circonstances contraires, les collisions sont inévitables, et les duels se multiplient quelquefois d'une manière effrayante ; l'expression de *torrents de sang* répandu par suite de ce qui se passait dans telle ou telle maison, revient souvent dans les rapports adressés au préfet, par les commissaires de police et les maires de la banlieue.

Il est donc de la dernière importance, pour le bien général, que dans la ville de Paris l'autorité militaire s'entende toujours avec l'autorité civile, soit pour surveiller l'état sanitaire des filles fréquentées par les soldats, soit pour interdire à ceux-ci certains lieux, afin qu'en isolant les corps on empêche les disputes, et par suite l'effusion du sang, résultat lamentable, et l'un des plus fréquents de ceux que la prostitution entraîne avec elle.

Interdire aux soldats la fréquentation des prostituées, c'est vouloir l'impossible ; ces hommes, n'ayant

pas d'argent, sont nécessairement obligés de s'a-
dresser à la dernière classe; il faut donc surveiller
cette classe avec un soin d'autant plus grand, qu'on
ne peut l'atteindre qu'avec beaucoup de peine, et
qu'elle a pour se soustraire à l'autorité des moyens
que ne possèdent pas les autres. Il faudrait, en bonne
police, pouvoir créer des maisons uniquement pour
les soldats ; mais comment y réussir? A l'époque actuelle, c'est à qui ne les recevra pas, même lorsqu'ils
se présentent l'argent à la main. Les filles dans leurs
chambres ne veulent pas être battues, et les dames
de maisons redoutent le tapage et les autres désordres qu'amènent toujours ces sortes de clients; s'ils
sont reçus dans quelques maisons, les raisons tout
à l'heure indiquées en réduisent toujours le nombre,
et comme ces maisons sont auprès des casernes ou
à peu de distance de la Préfecture de police, d'un
côté, la crainte des chefs, et de l'autre celle de l'autorité, arrêtent le désordre, qui, sans cela, ne man-
querait pas de s'y manifester. Cette raison a, dans
quelques circonstances, déterminé l'autorité à ne
pas s'opposer à l'ouverture d'une maison publique
dans le voisinage d'une caserne. Elle s'appuyait encore sur cette autre raison, que la caserne, par son
exiguïté, ne pouvait jamais recevoir que les hommes
d'un même régiment, circonstance qui, par les
raisons que nous venons encore de voir, diminuent
de beaucoup les inconvénients que la maison au-

rait présentés dans des circonstances contraires.

Je viens de dire que l'administration militaire devait s'entendre avec l'autorité civile, afin de régler convenablement, et pour le mieux possible, les rapports que les prostituées peuvent avoir avec les soldats; je dois ajouter que jamais cet accord entre les deux autorités ne fut plus complet que pendant l'administration de M. Anglès, et qu'on se livra alors à des recherches qui ne sont pas sans intérêt, et qui doivent nécessairement trouver ici leur place.

Lors de la formation de la garde royale et pendant les premières années de l'existence de ce corps, des plaintes arrivèrent soit de l'état-major, soit des chefs des différents régiments, sur le nombre considérable d'affections vénériennes qui nécessitaient l'envoi des hommes à l'hôpital; tous en attribuaient la cause à la négligence de l'autorité, qui ne surveillait pas avec assez de soin la santé des prostituées.

Pour répondre à ces observations et pour se justifier contre le reproche de négligence, il suffit au préfet d'envoyer aux plaignants le tableau des améliorations inouïes et véritablement inespérées que la santé de ces femmes soumises à la surveillance avait présentées depuis qu'on s'en occupait à la Préfecture de police; profitant de ces circonstances, il entrait dans des détails sur les habitudes particulières des prostituées recherchées par les soldats, et prouvait ainsi l'impossibilité d'exercer sur cette classe une surveillance aussi exacte que sur les autres.

Ce fut alors qu'on imagina l'emploi d'une mesure qui, suivant toutes les probabilités, devait faire connaître toutes les filles malades qui infectaient les soldats, et cela de manière à n'en pouvoir échapper une seule; ce moyen consistait à exiger de chaque soldat l'indication du lieu où il avait contracté la maladie, le nom de la personne qui la lui avait communiquée, la demeure de cette personne, ainsi que les autres détails qui pouvaient mettre sur la voie pour la découvrir et la saisir; on formait une liste de ces déclarations que l'état-major envoyait tous les jours à la Préfecture de police.

Quels furent les résultats d'un moyen si bien combiné? Quelques mots suffiront pour nous les faire comprendre. Presque tous ces soldats donnèrent des indications fausses; ils firent arrêter une multitude de filles que l'on soumit à la visite, et qui pour la plupart se trouvèrent saines. Ces renseignements inexacts ou controuvés furent donnés non seulement par la garde royale, mais encore par la troupe de ligne et par la gendarmerie; et sous ce rapport, les soldats étrangers prouvèrent qu'ils ne différaient pas des nationaux; en voici la preuve.

Le colonel d'un régiment, en envoyant la liste de ses malades, désignait la maison où ils avaient été infectés, avec les noms et prénoms des filles qui, dans cette maison, se trouvaient saines ou malades; le ton de la lettre qui accompagnait cette liste fit que l'on pria le colonel d'envoyer le chirurgien de son corps pour qu'il pût, avec ceux de l'administration, visiter à l'instant tout le personnel de la maison si bien désignée. Ce que demandait M. Anglès fut exécuté; la visite eut lieu, et le chirurgien suisse déclara, dans un certificat, qu'il avait trouvé toutes les personnes de la maison dans *un état de santé parfaite.*

Comment expliquer cette inexactitude que donnent constamment dans leurs renseignements des hommes qui ont tous les mêmes mœurs et les mêmes habitudes, mais qui diffèrent de position, de pays, jusqu'à un certain point de langage, et qui ne peuvent se concerter ensemble? Elle tient à plusieurs causes, dont voici les principales.

D'abord, et en premier lieu, la honte d'avouer quels sont les lieux où l'on s'est laissé entraîner, l'abjection des individus que l'on fréquente, et les misérables dont on fait sa société.

En second lieu, pour quelques mauvais sujets, la crainte qu'une consigne sévère ne vienne interdire l'entrée d'un lieu dans lequel on a contracté des inclinations, où se trouve une société qui plaît, et où l'on peut satisfaire sans contrôle des goûts et des penchants presque insurmontables.

J'ajouterai, pour certaines honnêtes gens, la crainte de compromettre et de faire arrêter des personnes auxquelles ils sont attachés. Que de blanchisseuses et de domestiques, que de marchandes de pommes, de fleurs et d'autres objets, prennent à Paris des soldats pour amants! que de soldats y rencontrent des *payses!* Or, on sait quel est l'état sanitaire de cette nouvelle population, plus dangereuse sous ce rapport que celle des prostituées, qui cependant ne lui appartient pas, et sur laquelle l'administration ne peut pas sévir.

J'ai dû entrer dans ces détails, parce qu'ils m'ont paru intéressants, et parce qu'ils jettent une grande lumière sur les mœurs et les habitudes des soldats. Quel bien, en effet, pourrait-on opérer sans la connaissance de ces mœurs et de ces habitudes? Elle évitera plus tard des tâtonnements, et suggérera peut-être à ceux qui viendront après moi l'idée de quelques mesures salutaires auxquelles notre génération n'aura pas pensé.

Si ces mesures et ces investigations n'ont pas fait atteindre le but auquel on tendait en les prescrivant, on ne peut pas dire qu'elles soient restées sans résultat utile; examinons ce résultat qui n'est pas sans intérêt.

Quoique les prostituées se trouvent partout, et que la vie du soldat soit la même dans tous les cantonnements, on se persuade qu'il se pervertit à Paris, et qu'il y perd sa santé beaucoup plus aisément que partout ailleurs; en un mot, que les maladies vénériennes sont plus fréquentes à Paris que dans toutes les autres villes; que c'est de la capitale qu'elles se transportent dans les provinces, et que sans Paris la France serait et plus morale et plus salubre; telle est l'opinion générale, mais on peut lui faire les objections suivantes : depuis nombre d'années on a constamment reconnu que chaque fois qu'il se faisait un mouvement considérable dans la garnison de Paris, on voyait à l'instant le chiffre des maladies vénériennes s'élever parmi les prostituées de la dernière classe qui se trouvaient soumises à la surveillance sanitaire. Cette particularité frappa surtout Coutanceau, qui, pour avoir des renseignements, s'étant adressé à plusieurs officiers de la garde royale, apprit par eux qu'en effet la proportion des maladies vénériennes dans chaque régiment de cette garde était généralement moins considérable à Paris que dans les autres garnisons. Un fait, observé assez en grand, va prouver la vérité de cette assertion.

Lors du mariage du duc de Berry, une partie de la garde royale fut envoyée à Lyon pour se trouver au passage de la princesse qui arrivait de Naples; cette garde était parfaitement bien portante lors de son départ de Paris; mais en y rentrant elle se trouva infectée à un tel degré, qu'au lieu de fournir à l'hôpital, dans un espace d'un an, cent vénériens, ce qui était le nombre ordinaire, elle en envoya quatre cent dix, et tous affectés de la manière la plus grave.

Ce fait remarquable, corroboré par les observations que j'ai rapportées plus haut, donna lieu à une mesure qui n'avait jamais été prise et qu'on ne saurait passer sous silence dans un ouvrage spécialement consacré à l'hygiène publique et aux mesures administratives qu'elle réclame.

Le préfet de police s'étant concerté avec le ministre de la guerre, il fut arrêté :

Que toutes les troupes de la garnison seraient soigneusement visitées une fois par semaine par les chirurgiens-majors en présence de l'officier de service de chaque caserne, et que tout individu reconnu ou soupçonné malade serait à l'instant consigné et conduit à l'hôpital ;

Que tous les hommes appartenant aux corps de troupes dirigées sur Paris seraient visités avant d'y entrer, et ceux qu'on reconnaîtrait malades, également conduits à l'hôpital ;

Que pour les militaires voyageant isolément et pour les recrues qui n'avaient pas avec elles d'officiers de santé, les chirurgiens-majors des régiments auxquels ils appartiendraient seraient tenus de les visiter dans les vingt-quatre heures de leur arrivée à Paris ;

Enfin, que les cantinières, blanchisseuses et autres femmes de service qui accompagnaient les régiments, et que l'on pouvait toutes considérer
comme de véritables prostituées, seraient également soumises à une visite régulière.

Les lieux où devait se faire l'inspection sanitaire
des troupes arrivant à Paris furent soigneusement
indiqués : ainsi, Fontainebleau était réservé pour
celles qui arrivaient de Lyon, et Versailles pour celles qui venaient de Beauvais ; la garnison partie de
Soissons devait s'arrêter à Dammartin, et celle de
Lille à Senlis ; enfin, les villes de Brie et Beaumont
étaient réservées, la première pour les troupes venant de Besançon, et la seconde pour celles qui par-
taient de Beauvais ; la seule garnison d'Orléans devait être examinée dans la ville même, avant de la
quitter.

L'ordonnance indiquant toutes ces sages mesures
fut exécutée ; mais combien de temps le fut-elle ?
c'est ce que j'ignore. Elle eut le sort de la plupart
des bonnes institutions qui ne peuvent se soutenir
par elles-mêmes lorsqu'elles gênent et contrarient
ceux qu'elles regardent, et pour lesquelles il faut nécessairement l'intervention active et sans cesse agis-
sante de l'autorité. Il est une vérité, que j'ai déjà
annoncée plusieurs fois et qu'on ne saurait trop répéter, c'est que pour tout ce qui regarde la répression de la prostitution, l'action est de tous les jours

et de tous les instants; c'est un travail dont il est possible d'apercevoir les heureux résultats, mais dont on ne peut jamais espérer de voir la fin. Comment en serait-il autrement, puisque le mal que l'on combat provient d'une cause qui se renouvelle sans cesse, et qu'il est alimenté par une population infatigable, indestructible, n'ayant rien à perdre, et qui se moque des moyens de répression, parce qu'ils ne sauraient aggraver son sort ?

Défendez aux militaires l'entrée de cinq à six lieux de débauche par trop mal composés, vous en ruinerez les propriétaires, leur maison se fermera ; mais, peu de temps après, il s'en établira d'autres à peu de distance et sur un autre point qui attireront en peu de temps toute la clientelle des premiers, et finiront bientôt par être aussi dangereux et plus mal composés que ceux qu'on était parvenu à détruire. Tolérez donc tant que vous pouvez, contentez-vous de remédier aux désordres les plus criants, et gardez-vous, par un zèle mal entendu, de prescrire des mesures dont vous n'êtes pas assuré de pouvoir maintenir l'exécution.

Ce qui se passait en 1818, sous M. Anglès, par rapport à la garnison, se remarque encore aujourd'hui ; ce sont les mêmes mœurs et les mêmes habitudes, et ce qu'il est triste d'ajouter, la même infection chez la classe des prostituées recherchées par les soldats ; car, pendant que les prostituées, surveillées par l'administration, n'ont présenté qu'une malade sur 50, les filles à soldats qui ont été saisies et examinées ont offert 1 malade sur 3, et des maladies bien plus graves que celles observées chez les autres. Je dois faire observer que le nombre de ces femmes qui ont été arrêtées dans le cours de l'été de 1835, soit dans les villages qui ont des garnisons, soit dans le voisinage des casernes de Paris, s'élève à près de *six cents*.

Ce que je viens de dire sur la santé des soldats qui arrivent à Paris des différentes villes de France, où ils ont tenu garnison, doit exciter de notre part de tristes réflexions. Nous y voyons, en effet, combien tout ce qui regarde le système sanitaire est encore incomplet chez nous, et quel espace nous avons encore à parcourir pour approcher, même de loin, d'un état qu'on puisse appeler véritablement satisfaisant. Surveiller les filles publiques à Paris, réduire chez elles le principe contagieux d'une manière admirable et véritablement inespérée, et cela sans s'occuper de celles qui habitent les provinces, n'est-ce pas agir comme un homme qui, gêné par un courant d'eau qui ravagerait ses propriétés, se contenterait de moyens palliatifs, tous pénibles et ruineux, sans songer à remonter à la source de ce courant, pour lui donner un autre direction ou la tarir par un moyen quelconque ?

CHAPITRE XIV.

DE LA PROSTITUTION EXERCÉE HORS DES MURS DE PARIS ET DANS LES VILLAGES QUI L'ENTOURENT.

Lieux où se retirent plus volontiers les prostituées au dehors de Paris. — Lieux qui semblent les repousser. — Raisons qui ont engagé l'administration à refuser des tolérances hors de Paris. — Lacune que présente sur ce point la surveillance sanitaire. — Conduite éclairée de quelques maires de villages. — Ils prennent des mesures pour éloigner de chez eux et faire soigner les filles malades. — Il est à regretter qu'ils ne soient pas imités. — Ce que fait l'administration dans quelques circonstances particulières à l'égard des filles de la dernière classe. — Pourquoi on n'inscrit pas toujours sur les registres des prostituées celles qui sont au-dessus de cette dernière classe. — A quel point toutes ces femmes sont dangereuses sous le rapport sanitaire. — Idée de ce qu'il conviendrait de faire. — Conduite tenue autrefois par le préfet de police Anglès. — Ce qui se passa dans quelques villages après la révolution de 1830.

Ce que j'ai à dire sur la prostitution exercée dans les villages qui entourent Paris ne sera que le complément du chapitre précédent, où j'ai considéré les prostituées dans leurs rapports avec la garnison.

Une classe particulière de ces femmes a, comme on l'a vu précédemment, une tendance particulière à s'établir au-delà des boulevards extérieurs, et surtout dans le voisinage de certaines barrières; elles sont nombreuses sur le boulevard Saint-Ange, à Belleville, à la Courtille, à la Villette, à La Chapelle, et sur la partie inférieure de Montmartre.

On en trouve un assez bon nombre sur le boulevard de la Salpêtrière, dans le hameau d'Austerlitz, et dans un endroit qui porte le nom de Champ-d'Asile; mais nulle part on n'en trouve autant qu'à Vaugirard et dans toutes les parties qui entourent cette localité. Viennent ensuite dans un rayon plus éloigné : Vincennes, Neuilly, Courbevoie, Rueil, Sèvres, Saint-Cloud et Boulogne.

Il est, à l'extérieur de Paris, comme dans l'intérieur de la ville, certaines localités que semblent fuir les prostituées, et dans lesquelles ces femmes ne sauraient s'acclimater; ainsi, on n'en connaît pas une seule dans le village de Batignoles, qui, comme Belleville et Vaugirard, touche à une barrière, et dont la population est de sept à huit mille âmes.

Je dois répéter ici ce que j'ai dit dans le chapitre XIII, que ces femmes n'appartiennent pas aux villages qui les recèlent; qu'elles sont toutes amenées par les garnisons; que très peu sont dans leurs meubles et dans leurs chambres, et qu'elles logent, pour la plupart, dans des trous et des coins de grenier, dont elles ne sortent que pour se rendre dans les cabarets ou vaguer sur la voie publique. J'ai vu une cave, éclairée par un seul soupirail et située à cinq mètres au-dessous du sol, dans laquelle on en accumulait quelquefois jusqu'à trente. Un logeur de Belleville avait fait construire avec des planches, dans une arrière-cour, vingt cellules de deux mètres de long sur un mètre et demi de large, et dans chacun de ces réduits se retiraient au moins deux filles pour y passer la nuit, sur un horrible grabat rempli de vermine et d'ordures. Sur plusieurs autres points, et, en particulier, du côté de la Nouvelle-France et du Mont-Parnasse, on a vu nombre de ces baraques construites en terre, dans des lieux qui souvent n'appartenaient pas à ceux qui les bâtissaient. Enfin, je crois avoir dit quelque part qu'il y avait des filles assez misérables pour être obligées d'aller passer la nuit dans les maisons en construction et dans les fours à plâtre.

Jusqu'ici l'administration s'est opposée à l'établissement de maisons publiques de prostitution hors de l'enceinte de Paris, malgré les demandes sans nombre qui lui ont été faites à ce sujet dans une foule de circonstances; ce refus paraîtra peut-être singulier : examinons les raisons sur lesquelles on a pu le motiver.

On a craint que l'éloignement des postes militaires, et leur absence totale dans quelques localités, ne mît dans l'impossibilité de réprimer le tapage et les désordres qui pourraient s'élever dans ces maisons, et de compromettre ainsi la sûreté des personnes qui s'y rendraient.

La dépense que nécessiterait la surveillance de ces maisons, et surtout les visites sanitaires qu'il faudrait y introduire, sont entrées pour beaucoup dans les motifs de ces refus. Lorsqu'on pense, en effet, à ce qu'ont à faire les médecins chargés de tout ce qui regarde l'intérieur de la ville, on juge aisément qu'il leur serait impossible de se transporter, toutes les semaines, à deux et trois lieues de Paris; il faudrait donc, ou leur adjoindre de nouveaux collègues, ou ajouter à leurs rétributions, ce que ne permettent pas de faire les allocations fournies aujourd'hui par le budget de la ville.

D'un autre côté, il est important de considérer si les mœurs, les habitudes et les allures des prostituées qui se trouvent hors des murs, pourraient se ployer à la discipline d'une maison de prostitution : quel est le logeur qui voudra, dans une commune rurale, renoncer à sa salle de danse, à son restaurant, à son débit de vin et d'eau-de-vie, pour se borner à n'avoir que des filles ? Aucun ne le fera ; ces filles sont trop pauvres et à trop bon marché pour qu'on puisse bénéficier sur elles ; on n'en tire parti que par le débit qu'elles font naître dans les boutiques ; elles sont, d'ailleurs, pour la plupart, d'une telle laideur et à un tel point dégoûtantes, qu'elles ne peuvent séduire que ceux dont la raison est altérée par les fumées du vin, ou qui ne les voient que dans les ténèbres. Or, comme on ne pourrait accorder ces tolérances qu'à des gens qui ne les demandent que pour n'être pas troublés dans l'exercice de leur métier par les visites des agents de l'administration, et pour donner, de cette manière, plus de vogue à leur établissement, il est naturel qu'on n'ait pas jusqu'ici écouté leurs réclamations. Tout semble, en effet, prouver qu'il serait impossible de maintenir cette espèce de femmes dans une maison; que, lorsqu'on le pourrait, personne n'irait les y chercher, et que les habitudes qu'elles ont aujourd'hui leur sont imposées par la force des choses et par une sorte de nécessité.

On ne saurait se le dissimuler, il existe ici une véritable lacune dans le régime des prostituées de la ville de Paris; car qui pourrait nier que celles qui se trouvent dans les villages de la banlieue n'aient une influence immense, non sur la santé des habitants de ces villages, mais sur celle des hommes qui y affluent de l'intérieur de la ville, et dont le nombre est prodigieux? On ne les néglige pas entièrement, il est vrai, mais jusqu'ici rien ne s'est fait, à cet égard, d'une manière régulière et satisfaisante; c'est ce qu'il est facile de prouver.

Dans un village qui a le bonheur de posséder un de ces maires qui s'occupent activement de leurs devoirs et qui en connaissent l'importance, une liste a été faite de toutes les filles qui se livrent à la prostitution; on les surveille avec soin, et tous les quinze jours, il faut qu'elles viennent à la mairie, munies d'un bulletin constatant qu'elles se sont présentées au dispensaire de la Préfecture de police, et qu'elles

y ont été reconnues saines. Dans un autre village,
où se trouve une garnison, l'autorité militaire a
établi un petit dispensaire ; les prostituées qui l'habitent y sont visitées par les chirurgiens du corps,
et, lorsqu'elles sont malades, on les envoie dans les
hôpitaux de Paris. Lorsqu'une fille refuse de se faire
traiter, on envoie un inspecteur qui s'en empare et
la conduit à l'hôpital, mais cela n'a lieu que très
rarement. La même chose s'est pratiquée à peu près
de la même manière dans un autre endroit : le maire
a exigé que toutes les prostituées qui y étaient fussent visitées une fois par semaine par un chirurgien
de Paris, et cela indépendamment des visites que
quelques unes subissaient au dispensaire; ce maire
fit plus, car, pour les retirer des carrières et des
fours à plâtre où elles se retiraient, et les empêcher
de commettre des vols dans les charrettes des paysans
qui viennent toutes les nuits approvisionner Paris,
il prit sur lui de les diriger sur deux ou trois maisons de logeurs qu'il leur désigna et dans lesquelles
il exigea une certaine propreté. Je tiens de ce maire
que cette nouvelle inscription eut un effet très remarquable : non seulement elle fit disparaître chez ces
filles les maladies cutanées, entretenues par *une malpropreté sans exemple;* elle leur prouva de plus
qu'en sortant des barrières de Paris elles n'étaient
pas soustraites à toute surveillance, qu'elles étaient
sous la dépendance de l'autorité du lieu où elles se

trouvaient, et qu'on avait sans cesse les yeux fixés sur leur conduite.

Cet ordre de choses, il est pénible de le dire, n'existe pas partout; on ne néglige pas, il est vrai, les prostituées de la banlieue, mais cette surveillance est-elle bien ce qu'elle devrait être? Je vais mettre mes lecteurs à même d'en juger.

A des intervalles de plusieurs mois, et particulièrement lorsqu'il survient des plaintes de la part des maires ou des chefs de corps, l'administration charge un officier de paix de s'entendre d'avance avec les autorités d'un endroit, et, à un jour donné, cet officier, accompagné de ses agents, secondés eux-mêmes par ceux de la localité, fait une *battue*, une véritable *presse* dans tous les garnis, cabarets, estaminets et autres lieux où l'on sait que se réfugient ces femmes, et on les amène à la Préfecture de police; là, elles sont visitées, mises en liberté si elles sont saines, et conduites à l'hôpital lorsqu'on reconnaît chez elles l'existence d'une maladie contagieuse. Dans toutes ces opérations, c'est le maire de l'endroit qui signe l'ordre d'envoi à la Préfecture de police, et qui y ajoute quelques détails sur l'état civil, sur les habitudes et les antécédents de chaque prostituée.

Cette manière un peu brusque d'opérer ne s'emploie qu'à l'égard de la dernière classe des filles, de celles qui vivent dans la fange; on use de quelques ménagements pour les filles qui ont une chambre, qui travaillent, et qui se distinguent par des habitudes moins crapuleuses et moins abjectes; on avertit ces dernières de ce qu'elles ont à faire, et il est rare qu'elles ne se conforment pas aux injonctions qu'elles reçoivent.

Autrefois toutes les filles saisies de cette manière étaient conduites à la prison, où elles restaient quelquefois plusieurs jours. Il n'en est plus de même aujourd'hui : elles sont visitées peu de temps après leur arrestation, et mises en liberté immédiatement après, s'il y a lieu.

Il faut observer qu'on ne force pas toutes ces femmes qui restent au-dehors de Paris à se faire inscrire sur le livre destiné à celles qui demeurent dans la ville; car on a remarqué qu'il était bien plus facile d'en venir à bout par ce ménagement, et, par suite, de les retrouver; on n'inscrit que celles qui en font la demande.

Deux mots suffiront pour faire connaître l'état sanitaire de ces femmes et l'importance des mesures prises à leur égard : dans l'été de 1834, plus de quatre cents arrestations ont eu lieu, et la proportion des malades a été de *une* sur *deux et demie*, tandis qu'à la même époque elle n'était que de *six* sur *quarante-neuf* parmi les prostituées de Paris. J'ajouterai que, depuis vingt ans, cette effrayante proportion s'est toujours trouvée la même sur les filles arrêtées dans la banlieue.

Est-il rien de plus remarquable qu'un pareil résultat? Pourrait-on douter d'après cela de l'efficacité que doivent avoir sur la santé publique les soins dont les prostituées sont l'objet? Et qui oserait, en présence de pareils faits, refuser à l'administration le tribut de reconnaissance qui lui est dû à tant de titres? Mais ce même résultat ne nous apprend-il pas aussi que le bien opéré par cette administration reste incomplet, et qu'il est à désirer qu'on lui fournisse promptement les moyens d'agir sur les communes rurales avec autant de force et d'énergie que dans l'intérieur de la ville? il le faut pour le bien de la garnison et pour celui de la population la plus crapuleuse, population qui n'est pas à dédaigner, malgré son abjection, puisqu'il est probable que c'est elle qui rapporte et qui entretient dans la ville le mal dont elle va puiser le germe au-delà des barrières.

Jamais la surveillance sanitaire, ainsi que la police des prostituées, n'a été faite dans les communes rurales qui environnent Paris avec autant de soins que sous l'administration du préfet de police Anglès; il s'entendit plusieurs fois avec le préfet de Seine-et-Oise pour faire arrêter toutes les filles qui se trouvaient, soit à Versailles, soit à Saint-Germain-en-Laye; il en fit arrêter souvent quinze et vingt dans cette dernière ville, et par l'entremise de la gendar-

merie on les conduisait à Paris. Dans ces sortes d'o-
pérations on venait facilement à bout des pierreuses; quant aux filles d'un ton plus élevé, on ne put
que rarement sévir contre elles, à cause de la protection que leur accordaient quelques officiers de
la garnison. Dans plus d'une circonstance la crainte
du tapage qu'auraient pu faire naître de la part de
ces militaires des mesures de rigueur, fit que le
commissaire de police s'opposa même à toutes les
recherches qu'auraient voulu faire les agents de
l'autorité.

On a vu, dans quelques circonstances, l'administration locale porter la prudence jusqu'à faire arrêter les filles la veille des fêtes patronales de certains villages, pour les empêcher d'occasionner du
désordre dans les réunions où elles se seraient trouvées. Ceci s'est pratiqué plusieurs fois pour Vaugirard, la veille de Saint-Lambert; on rendait à ces
filles leur liberté après vingt-quatre heures de séjour dans le dépôt de la Préfecture.

Je terminerai ce que j'ai à dire sur la prostitution exercée dans les communes rurales, en faisant
observer que les prostituées se transporteront partout où elles trouveront des réunions d'hommes, et
que la classe qui les composera sera toujours en
harmonie avec la fortune et la position sociale de
ceux qui les rechercheront ; et pour preuve de ce
que j'avance, je ne citerai qu'un seul fait.

En 1830, on établit à Saint-Cloud une maison de convalescence pour ceux qui avaient été blessés dans les combats de juillet, et deux chirurgiens célèbres, Dupuytren (1) et M. Jobert, furent chargés de leur donner des soins. Bientôt ces blessés, auxquels l'argent ne manquait pas et qui vaguaient tout le jour dans le parc et dans le village, furent pour la plupart affectés de maladies vénériennes d'une gravité extrême, de sorte que la maison de Saint-Cloud pouvait être considérée moins comme une maison de convalescence que comme une succursale de l'hospice du Midi. Le mal devint si grand et si général, que Dupuytren crut devoir en avertir le préfet de police, en lui faisant observer que, dans l'impossibilité d'interdire aux blessés la sortie de la maison, il fallait nécessairement faire sortir de Saint-Cloud une grande quantité de femmes infectées qui étaient venues s'y établir, ou les assujettir à une visite régulière.

On écrivit à l'instant au maire de Boulogne de faire arrêter toutes ces femmes qu'il trouverait dans sa commune, et de les faire conduire à la Préfecture, et que, s'il le jugeait convenable, on lui enverrait pour cette recherche quelques uns des inspecteurs du service sanitaire; on pria en même

(1) *Traité des blessures par armes de guerre* rédigé d'après les leçons cliniques de Dupuytren, et publié sous sa direction, par A. Paillard et Marx. Paris, 1834, 2 vol. in-8.

temps Dupuytren de faire connaître par les malades eux-mêmes les maisons où ils avaient été infectés.

Cette recherche eut lieu, mais elle fut sans résultat; le maire annonça dans une lettre que ces femmes ne se réunissaient dans aucune maison spéciale; qu'elles arrivaient le matin de Paris ou d'autres lieux; qu'elles passaient la journée, soit dans le parc, soit en tête à tête avec les blessés, dans les meilleurs restaurants des villages voisins, et qu'elles disparaissaient après l'heure à laquelle ces blessés devaient être rentrés dans la maison où ils étaient reçus. On apprit depuis que, parmi ces femmes qui savaient si bien se soustraire aux regards de la police, se trouvait un bon nombre de celles qui s'étaient sauvées de l'hospice des Vénériens lorsque leurs souteneurs vinrent forcer cette maison dans la journée du 29 juillet.

Je n'ajouterai rien à ces considérations; elles me paraissent suffisantes pour faire connaître ce qui regarde la prostitution dans les communes qui entourent Paris, et pour indiquer ce qui reste à y faire pour compléter le système général d'assainissement que l'on poursuit avec tant de succès dans l'intérieur de Paris.

FIN DU TOME PREMIER.

TABLE DES MATIÈRES

DU PREMIER VOLUME.

FIN DE LA TABLE DU TOME PREMIER.

www.ingramcontent.com/pod-product-compliance
Lightning Source LLC
LaVergne TN
LVHW010557180726
843502LV00001B/63